Cirurgia Estética Genital Feminina

Conceitos, Classificação e Técnicas

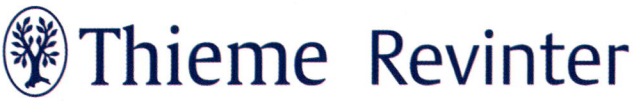

Acesse o conteúdo de vídeo suplementar *on-line* em MediaCenter.Thieme.com!

> Simplesmente visite a página MediaCenter.Thieme.com e, quando solicitado durante o processo de registro, digite o código abaixo para começar hoje.
>
> 74CK-49P6-552Q-92RW

	WINDOWS	MAC	TABLET
Navegador(es) Recomendado(s)**	Versões mais recentes de navegador nas principais plataformas e qualquer sistema operacional móvel que suporte reprodução de vídeo HTML5 **todos os navegadores devem estar habilitados para JavaScript*		
Plugin Flash Player	Flash Player 9 ou Superior* *usuários de Mac: ATI Rage 128 GPU não suporta o modo de tela cheia com escalonamento do equipamento		Tablet, PCs com Android e OS suportam Flash 10.1
Recomendado para melhor aproveitamento	Resoluções do monitor: • Normal (4:3) 1024 x 768 ou Superior • Panorâmico (16:9) 1280 x 720 ou Superior • Panorâmico (16:10) 1440 x 900 ou Superior Conexão à internet via DSL/Cabo a uma velocidade mínima de 384.0 kbps ou mais rápida WiFi 802.11 b/g preferível		Tablets de 7 e 10 polegadas na resolução máxima Conexão WiFi é necessária

Conecte-se conosco nas redes sociais

Cirurgia Estética Genital Feminina

Conceitos, Classificação e Técnicas

Editado por
Christine A. Hamori, MD, FACS
Board-Certified Plastic Surgeon
Founder and Director, Cosmetic Surgery and Skin Spa
Boston, Massachusetts

Paul E. Banwell, BSc(Hons), MB BS, FRCS(Eng), FRCS(Plast)
Consultant Plastic, Reconstructive and Aesthetic Surgeon
The Banwell Clinic
The McIndoe Centre
East Grinstead, West Sussex, United Kingdom

Red Alinsod, MD, FACOG, FACS
Director, South Coast Urogynecology and
Alinsod Institute for Aesthetic Vulvovaginal Surgery
Laguna Beach, California

Com Ilustrações de
Brenda L. Bunch, MAMS
Amanda Yarberry Behr, MA, CMI
Craig Durant, Dragonfly Media
Andrea Hines

Thieme
Rio de Janeiro • Stuttgart • New York • Delhi

Dados Internacionais de Catalogação na Publicação (CIP)

H228c
    Hamori, Christine A.
    Cirurgia Estética Genital Feminina: Conceitos, Classificação e Técnicas/Christine A. Hamori; Paul E. Banwell & Red Alinsod; tradução de Mônica Regina Brito – 1. Ed. – Rio de Janeiro – RJ: Thieme Revinter Publicações, 2018.
    292 p.: il; 21,3 x 27,7 cm.
    Título Original: *Female Cosmetic Genital Surgery: Concepts, Classification and Techniques*
    Inclui Referências e Índice Remissivo
    ISBN 978-85-67661-77-3

    1. Procedimentos Cirúrgicos Ginecológicos – Métodos. 2. Genitália, feminina – Cirurgia. 3. Procedimentos Cirúrgicos Reconstrutivos – Psicologia. 4. Tópicos de Terminologia. I. Banwell, Paul E. II. Alinsod, Red. III. Título.

                                  CDD: 618
                                  CDU: 617-089:618

Tradução:
MÔNICA REGINA BRITO
Médica Veterinária e Tradutora, SP

Revisão Técnica:
JOÃO BRITO JAENISCH
Graduação em Medicina pela Faculdade Federal de Ciências Médicas de Porto Alegre (FFCMPA)
Treinamento em Laparoscopia Ginecológica pela Cleveland Clinic – Ohio, EUA
Membro da American Association of Gynecologic Laparoscopy (AAGL)

Nota: O conhecimento médico está em constante evolução. À medida que a pesquisa e a experiência clínica ampliam o nosso saber, pode ser necessário alterar os métodos de tratamento e medicação. Os autores e editores deste material consultaram fontes tidas como confiáveis, a fim de fornecer informações completas e de acordo com os padrões aceitos no momento da publicação. No entanto, em vista da possibilidade de erro humano por parte dos autores, dos editores ou da casa editorial que traz à luz este trabalho, ou ainda de alterações no conhecimento médico, nem os autores, nem os editores, nem a casa editorial, nem qualquer outra parte que se tenha envolvido na elaboração deste material garantem que as informações aqui contidas sejam totalmente precisas ou completas; tampouco se responsabilizam por quaisquer erros ou omissões ou pelos resultados obtidos em consequência do uso de tais informações. É aconselhável que os leitores confirmem em outras fontes as informações aqui contidas. Sugere-se, por exemplo, que verifiquem a bula de cada medicamento que pretendam administrar, a fim de certificar-se de que as informações contidas nesta publicação são precisas e de que não houve mudanças na dose recomendada ou nas contraindicações. Esta recomendação é especialmente importante no caso de medicamentos novos ou pouco utilizados. Alguns dos nomes de produtos, patentes e *design* a que nos referimos neste livro são, na verdade, marcas registradas ou nomes protegidos pela legislação referente à propriedade intelectual, ainda que nem sempre o texto faça menção específica a esse fato. Portanto, a ocorrência de um nome sem a designação de sua propriedade não deve ser interpretada como uma indicação, por parte da editora, de que ele se encontra em domínio público.

Título original:
Female Cosmetic Genital Surgery: Concepts, Classification, and Techniques
Copyright © 2017 by Thieme Medical Publishers, Inc.
ISBN 9781626236493

© 2018 Thieme Revinter Publicações Ltda.
Rua do Matoso, 170, Tijuca
20270-135, Rio de Janeiro – RJ, Brasil
http://www.ThiemeRevinter.com.br

Thieme Medical Publishers
http://www.thieme.com

Impresso no Brasil por Intergraf Indústria Gráfica Eireli.
5 4 3 2 1
ISBN 978-85-67661-77-3

Todos os direitos reservados. Nenhuma parte desta publicação poderá ser reproduzida ou transmitida por nenhum meio, impresso, eletrônico ou mecânico, incluindo fotocópia, gravação ou qualquer outro tipo de sistema de armazenamento e transmissão de informação, sem prévia autorização por escrito.

DEDICATÓRIA

À minha Mãe e meu Pai.

Christine A. Hamori

Para Jo, Seb, Belle e Enzo.

Paul E. Banwell

Este livro é dedicado com carinho a meus pais, Nap e Erlinda, por proporcionarem um alicerce em minha vida e meu amor por Deus. Minha esposa, Robyn, e filhos, Samantha, Dillon, Matthew e James, que são minhas fontes de entusiasmo todos os dias. Meu irmão Arr e minha irmã DG, que permaneceram ao meu lado com sorrisos e vigor. E para as funcionárias do meu consultório: Diane, Maria, Marisol, Cindy e Eunice – são vocês que me trazem alegria e sorriso todos os dias.

Red Alinsod

COLABORADORES

Red Alinsod, MD, FACOG, FACS
Director, South Coast Urogynecology and Alinsod Institute for Aesthetic Vulvovaginal Surgery, Laguna Beach, California

Paul E. Banwell, BSc(Hons), MB BS, FRCS(Eng), FRCS(Plast)
Consultant Plastic, Reconstructive and Aesthetic Surgeon, The Banwell Clinic, The McIndoe Centre, East Grinstead, West Sussex, United Kingdom

Nicolas Berreni, MD
Surgical Gynecologist and Obstetrician, Genital Restoration Center, Karis Institut, Perpignan, France; Researcher, Medical Imaging Department, ENSEEIHT Polytechnic School, Toulouse, France

Christine A. Hamori, MD, FACS
Board-Certified Plastic Surgeon; Founder and Director, Cosmetic Surgery and Skin Spa, Boston, Massachusetts

Kharen Ichino
Premedical Student, University of Texas at Austin, Texas; Medical Assistant to Dr. Jennifer L. Walden, Private Practice of Dr. Jennifer L. Walden, Austin, Texas

Evgenii Leshunov, MD
Department of Urology and Andrology, Russian Medical Academy of Postgraduate Study; Scientific Coordinator, Association of Gender Medicine, Moscow, Russia

Colin C. M. Moore, FRCS, FRACS, FACCS, FAMLC
Associate Professor, Faculty of Medicine, Monash University, Melbourne, Victoria, Australia; Associate Professor, Director of Surgery, Australian Centre for Cosmetic Surgery, Sydney, New South Wales, Australia

Marco A. Pelosi II, MD, FACS, FACOG, FICS, FAACS
Director, Pelosi Medical Center, Bayonne, New Jersey

Marco A. Pelosi III, MD
Chairman, Obstetrics and Gynecology, International College of Surgeons–United States Section; Associate Director, Pelosi Medical Center, Bayonne, New Jersey

Otto J. Placik, MD, FACS
Assistant Professor of Clinical Surgery–Plastic, Department of Surgery, Northwestern University Feinberg School of Medicine, Chicago, Illinois

Neal R. Reisman, MD, JD, FACS
Clinical Professor, Department of Plastic Surgery, Baylor College of Medicine; Chief, Department of Plastic Surgery, CHI Baylor St. Luke's Medical Center, Houston, Texas

Charles Runels, MD
American Cosmetic Cellular Medicine Association, Fairhope, Alabama

Clara Santos, MD
Medical Doctor, Department of
Dermatology, Red Cross Hospital,
São Paulo, São Paulo, Brazil

Lina Triana, MD
Plastic Surgeon, Clinica Corpus y
Rostrum, Cali, Valle, Colombia

Jennifer L. Walden, MD, FACS
Owner and Medical Director, Jennifer
L. Walden, MD, PLLC and Walden
Cosmetic Surgery and Laser Center,
Austin, Texas

INTRODUÇÃO

Estou muito feliz por ter sido convidado para escrever uma introdução para este novo livro, *Cirurgia Estética Genital Feminina: Conceitos, Classificação e Técnicas*, que fornece uma orientação essencial aos cirurgiões que realizam procedimentos de rejuvenescimento genital para suas pacientes. Felicito calorosamente a Drª. Hamori, seus coeditores e todos os colaboradores desta contribuição abrangente, bela, extremamente necessária e oportuna à nossa literatura médica.

A primeira descrição puramente estética da labioplastia, fornecida pelos Drs. Darryl Hodgkinson e Glen Hait, apareceu em uma revista médica há mais de 30 anos (*Plastic and Reconstructive Surgery*, 1984). De acordo com as estatísticas da American Society for Aesthetic Plastic Surgery, cerca de 9.000 pacientes foram submetidas a procedimentos de labioplastia nos Estados Unidos, em 2015, representando um aumento de 16% comparado a 2014. Estas estatísticas são apenas para labioplastia e não incluem procedimentos associados, como estreitamento vaginal. Em 2015, em razão do rápido crescimento e da demanda para rejuvenescimento genital, combinado com a necessidade de informações válidas revisadas por pares, o *Aesthetic Surgery Journal* adicionou uma Seção de Rejuvenescimento Genital em reconhecimento à importância destes procedimentos.

Indicações para os procedimentos são físicas e psicossociais. Estudos já foram publicados na literatura, validando a eficácia do rejuvenescimento genital em atender a necessidades físicas e psicossociais de pacientes que buscam tais tratamentos.

A procura e o crescimento constante desses procedimentos tornam o momento do livro da Drª. Hamori particularmente apropriado. Os conteúdos foram cuidadosamente organizados e abrangem tópicos essenciais, como consentimento informado, questões psicossociais e "qual a anatomia normal", antes de uma discussão sobre as diferentes opções cirúrgicas, desde os procedimentos-padrão de ressecção linear curvilínea e ressecção em cunha até a himenoplastia e inovações, como o tratamento com preenchedores de gordura e lipoenxertia, representando uma riqueza de experiências de cirurgiões do mundo todo. Há um capítulo dedicado à prevenção e tratamento de complicações. A seção Avanços explora os tratamentos em desenvolvimento, como radiofrequência e *lasers* fracionados. O livro é bem escrito e bem ilustrado. Vídeos bem produzidos, claros e instrutivos dos principais procedimentos cirúrgicos acompanham vários capítulos.

Este novo livro abrangente é um recurso inestimável para cirurgiões do mundo todo que possuem como objetivo ajudar mulheres que buscam estes procedimentos, operando-as com segurança para alcançar os melhores resultados possíveis. Estou confiante de que esta será a fonte "para toda hora" de rejuvenescimento vaginal e tenho o imenso prazer de recomendá-la.

Foad Nahai, MD, FACS, FRCS
Maurice J. Jurkiewicz Chair in Plastic Surgery
and Professor of Surgery
Department of Surgery
Emory University
Atlanta, Georgia

INTRODUÇÃO

Para mim é uma honra ser convidado para escrever uma introdução para *Cirurgia Estética Genital Feminina: Conceitos, Classificação e Técnicas*. Os Drs. Christine Hamori, Paul Banwell e Red Alinsod organizaram um volume abrangente que examina as várias técnicas de cirurgias estética e funcional genitais femininas. Os capítulos que lidam com as questões psicossociais e consentimento informado são os mais bem-vindos nesta área da cirurgia de contorno corporal, relativamente nova e em desenvolvimento.

Conhecimento da anatomia perineal é, certamente, fundamental para qualquer médico que esteja considerando uma abordagem cirúrgica na área genital feminina. Paul Banwell revisou este tópico cuidadosamente, e sua revisão de anatomia patológica, provavelmente, representa a primeira vez que a maioria dos cirurgiões plásticos encontrará este tópico desde suas aulas de anatomia na faculdade de medicina. Com a exceção sendo os cirurgiões que realizam coxoplastia, que também requer um conhecimento dos aspectos vasculares e neurológicos, importantes da área genital feminina. Além de conhecer a anatomia, é imperativo que o cirurgião compreenda, também, os objetivos estéticos da paciente.

Quando Glen Hait e eu escrevemos nossa revisão de labioplastia (*Plastic and Reconstructive Surgery*, 1984), não poderíamos ter previsto que o procedimento se tornaria tão aceito e adotado por tantos de nossos colegas em apenas algumas décadas. Naquela época, a cirurgia não era vista como é hoje – como um procedimento estético – portanto, nosso artigo também revisou a circuncisão feminina, discutindo as tradições sociológicas, religiosas e históricas daquele procedimento.

Se a aceitação crescente dos procedimentos genitais femininos pelos cirurgiões nos últimos 30 anos foi alimentada pelo aumento na demanda ou vice-versa, é certo que quaisquer tabus referentes à cirurgia genital feminina não existem mais em muitas partes do mundo. Tendências sociais e a aceitação da nudez na mídia, especialmente na Internet, encorajam as mulheres a buscar cirurgia estética genital para melhorar sua autoimagem e imagem sexual. O desejo de se sentir mais feminina e, em muitos casos, usar roupas mais justas e roupas de banho, é um fator motivador principal na busca pela consulta.

Em 1993, as coisas eram diferentes, e as pacientes que se apresentavam tinham sintomas relacionados com o desconforto e higiene. Naquela época, eu estava trabalhando em Tidewater, Virgínia, um lugar extremamente úmido no verão, tornando a higiene um problema para muitas mulheres com pequenos lábios grandes. Dr. Hait, que era do Arizona, ajudava as pacientes que se queixavam de desconforto quando sentavam em uma sela durante a equitação. Ambos os nossos grupos de pacientes apresentavam-se predominantemente com problemas funcionais. Atualmente, três décadas depois, em uma época em que a depilação brasileira e a modificação do pelo pubiano são comuns, existe um conhecimento muito maior dos contornos e formas da genitália feminina em geral e da possibilidade para sua modificação cirúrgica.

Cirurgia Estética Genital Feminina: Conceitos, Classificação e Técnicas é um livro oportuno e bem estruturado que apresenta as técnicas atualizadas, usadas pelos principais colaboradores à literatura. Satisfação a longo prazo, com as várias técnicas de desbaste, individualização e aumento, é revisada em detalhes. À medida que a tecnologia avançou para nossas opções não cirúrgicas em tantas áreas de rejuvenescimento da face e corpo, também contribuiu para uma nova era de rejuvenescimento vaginal.

O futuro da cirurgia genital feminina está garantido, e este livro será referência de grande utilidade para todos os cirurgiões preparados para trabalhar com suas pacientes no alcance de resultados funcional e esteticamente satisfatórios.

Darryl J. Hodgkinson, MB BS(Hons), FACS,
FRCS(C) plastic surgery, FACCS
Private Practice
Sydney, Australia

PREFÁCIO

"Toda verdade passa por três estágios. No primeiro, ela é ridicularizada. No segundo, é rejeitada com violência. No terceiro, é aceita como evidente por si própria".

Arthur Schopenhauer

Durante o final da década de 1990, quando eu tinha recém-terminado minha residência em cirurgia plástica, conheci uma jovem que solicitou uma redução de seus pequenos lábios. Ela se sentia desconfortável em suas roupas e estava constrangida com a ideia de uma relação íntima. Meu primeiro pensamento foi que ela tivesse algum distúrbio corporal dismórfico. Por que alguém iria querer alterar uma área escondida por pelos e que era primariamente funcional? Após examiná-la, compreendi sua preocupação. Seus pequenos lábios eram grandes e protuberantes, e isto era acentuado pelo fato de que ela tinha uma quantidade muito pequena de pelos pubianos.

Concordei em realizar uma labioplastia, e fui totalmente honesto com a paciente dizendo que esta seria a primeira vez que eu realizaria este tipo de cirurgia. Ela consentiu e eu pesquisei na literatura para orientação. Existia apenas um pequeno parágrafo sobre o procedimento em *McCarthy's Plastic Surgery*, bem como um punhado de relatos de casos sobre hipertrofia grave dos lábios. Em 1998, quando estava prestes a realizar este procedimento, Gary Alter (um cirurgião plástico treinado em urologia) publicou sua técnica de ressecção em cunha para a redução de pequenos lábios hipertróficos.

Eu realizei a ressecção em cunha com a assistência de um colega urologista. A paciente se recuperou bem e retornou anos depois declarando sua gratidão pelo meu desempenho neste procedimento enriquecedor. Ela agora queria realizar uma mamoplastia de aumento. Esta experiência me ajudou a perceber o quão importante a aparência genital é para as mulheres, e não hesitei em ajudá-las para melhorar esta área. Mais mulheres me procuraram com hipertrofia labial e me tornei proficiente neste tratamento. No entanto, este procedimento tabu demorou a ganhar força na comunidade de cirurgia plástica.

Seria de esperar que, à medida que a popularidade da labioplastia aumentava, o procedimento científico adequado precederia o *marketing* agressivo. Infelizmente, os pioneiros ginecológicos no campo engajaram-se na promoção dos procedimentos do nicho e exaltaram os benefícios do "rejuvenescimento vaginal a *laser*". Em 2007, uma declaração foi publicada pelo American College of Obstetrics and Gynecology questionando tais procedimentos por causa da escassez de pesquisa baseada em evidências corroborando sua segurança e benefícios. Novamente, em face desta declaração, a validade do campo de cirurgia estética feminina foi questionada.

Ao longo da década seguinte, minha prática diversa cresceu, assim como meu interesse e minha experiência na cirurgia estética vaginal. Para o desgosto de meu pai, um europeu da velha-guarda, comecei a lecionar e publicar nesta área, e fui rotulada como especialista no campo. Os benefícios fisiológicos e psicológicos da labioplastia foram descobertos e publicados nas revistas de cirurgia plástica revisadas por pares. Séries cirúrgicas demonstraram alta satisfação das pacientes e baixas taxas de complicação.

Avance outra década, e agora tenho mais de 400 labioplastias nas costas (desculpem o trocadilho), conduzidas, em parte, por uma mudança em direção à aparência púbica nua. Fiquei feliz quando fui abordada pela editora para escrever um livro sobre cirurgia estética genital feminina. Acredito que o campo esteja finalmente abordando a validação na comunidade de cirurgia plástica. Junto com a ajuda de cirurgiões plásticos, ginecologistas e urologistas, fui capaz de criar um recurso abrangente para o campo de cirurgia estética vaginal feminina. Nosso livro aborda primeiro os princípios, incluindo um capítulo detalhado sobre a anatomia e o tópico importante de questões de consentimento. Isto é seguido por uma orientação passo a passo para o desempenho de diferentes procedimentos, incluindo mais de 350 imagens coloridas e ilustrações cirúrgicas belas e individualizadas. Para ajudar ainda mais na compreensão, o livro inclui mais de 10 videoclipes inteiramente narrados, mostrando detalhes da cirurgia. Espero que jovens especialistas entrando neste campo, em crescimento, considerem este livro uma inspiração para expandir ainda mais a especialidade.

Christine A. Hamori

AGRADECIMENTOS

Gostaria de agradecer a Jean Sidoti por seu suporte inesgotável em encontrar tempo para mim e para a criação deste livro.

Christine A. Hamori

Gostaria de agradecer à minha família, professores, alunos e amigos por suas inspirações e leal apoio ao longo dos anos. Menção especial vai para o Professor Michael Morykwas e Richard Parker, grandes líderes. Grandes mentes e grandes amigos.

Por último, e mais importante, gostaria de agradecer a Jo, Seb, Belle e Enzo. Amor e risos nunca morrem. Vocês são a minha razão de ser.

Paul E. Banwell

Este livro não seria possível sem a visão dos Gigantes. Primeiro, agradeço a David Matlock pelas muitas questões que resolveu em nosso nome. Agradeço a Pelosi por seu brilhantismo organizacional e cirúrgico, ao grupo de Miklos e Moore pela sua paixão e dedicação a esse "novo" campo, e Michael Goodman, Christine Hamori e Paul Banwell pela forte amizade. Por fim, ao meu fiel amigo desde o 1º dia, Otto Placik. Você sempre me deu mérito.

Red Alinsod

SUMÁRIO

Parte I Introdução

1 Anatomia e Classificação da Genitália Feminina – Implicações no Tratamento Cirúrgico   3
Paul E. Banwell

2 Aspectos Psicológicos e Costumes Sociais na Cirurgia Estética Genital Feminina – O que é Normal?   23
Kharen Ichino ◊ Jennifer L. Walden

3 Consentimento Informado e Responsabilidade na Cirurgia Estética Genital   31
Neal R. Reisman

Parte II Técnicas

4 Redução Labial – Técnica Cirúrgica em Cunha   41
Christine A. Hamori

5 Cirurgia de Redução dos Pequenos Lábios – Ressecção Linear Curvilínea   59
Red Alinsod

6 Cirurgia de Redução dos Grandes Lábios – Labioplastia dos Grandes Lábios   75
Red Alinsod

7 Técnicas de Redução do Capuz do Clitóris 89
Otto J. Placik

8 Aumento dos Grandes Lábios Vaginais com Lipoenxertia 113
Lina Triana ◊ Paul E. Banwell

9 Aumento dos Grandes Lábios Vaginais com Preenchedores 125
Nicolas Berreni

10 Complicações da Cirurgia Estética Genital Feminina 143
Christine A. Hamori

11 Perineoplastia e Vaginoplastia 161
Marco A. Pelosi III ◊ Marco A. Pelosi II

12 Himenoplastia 181
Otto J. Placik

13 Procedimentos Auxiliares 205
Clara Santos ◊ Red Alinsod

Parte III Avanços

14 Futuras Possibilidades e Avanços 221
Colin C. M. Moore

15 O-Shot® 237
Charles Runels

16 Radiofrequência Transcutânea com Temperatura Controlada para Rejuvenescimento Vulvovaginal 249
Red Alinsod

17 *Laser* de *Erbium* Fracionado para Rejuvenescimento Vaginal 257
Evgenii Leshunov

Créditos 265

Índice Remissivo 267

ÍNDICE DE VÍDEOS

4-1 Animação da Labioplastia
Christine A. Hamori

4-2 Labioplastia – Marcação
Christine A. Hamori

4-3 Labioplastia em Cunha Estendida
Christine A. Hamori

4-4 Labioplastia – Opções de Fechamento da Cunha Anterior
Christine A. Hamori

5-1 Labioplastia de Barbie
Red Alinsod

6-1 Labioplastia dos Grandes Lábios com Excisão do Corpo Adiposo
Red Alinsod

9-1 Aumento com Preenchedores
Nicolas Berreni

11-1 Perineoplastia
Marco A. Pelosi III, Marco A. Pelosi II

11-2 Combinação de Vaginoplastia e Labioplastia
Red Alinsod

12-1 Himenoplastia
Otto J. Placik

13-1 Dermoeletroporação
Red Alinsod

16-1 ThermiVa
Red Alinsod

Parte I
Introdução

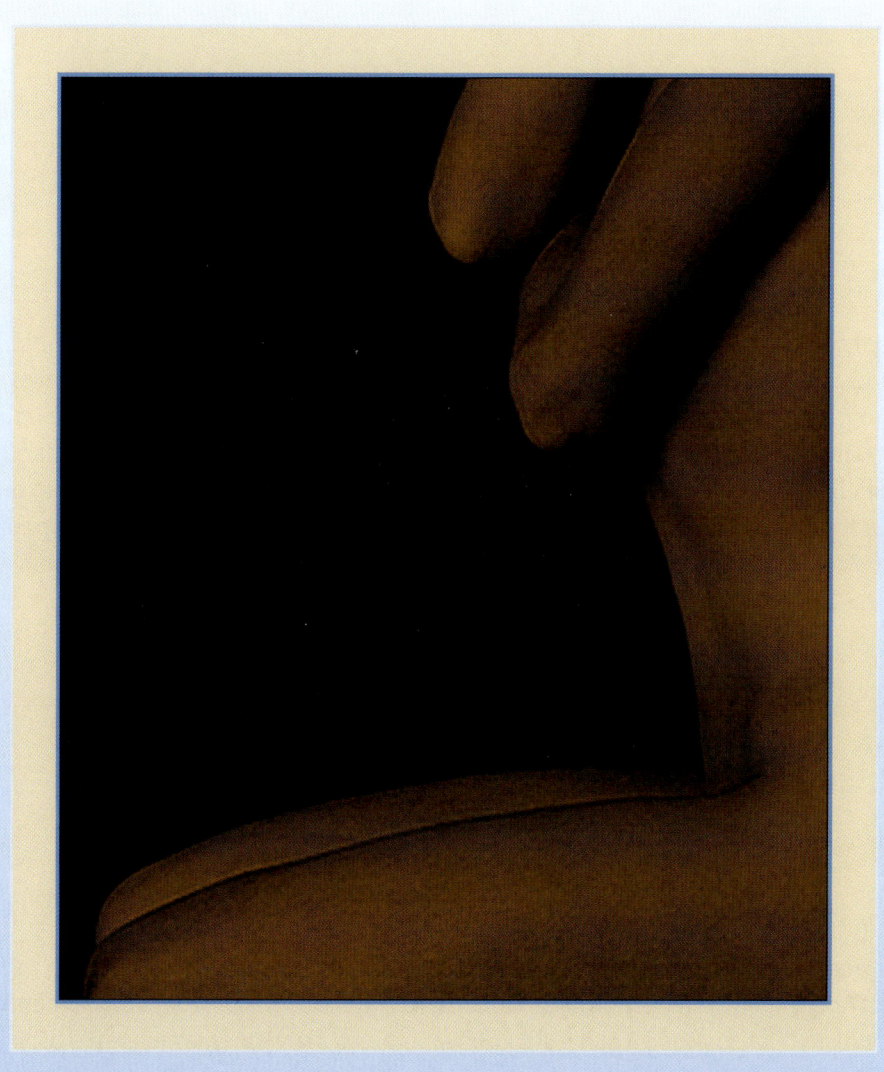

CAPÍTULO 1

Anatomia e Classificação da Genitália Feminina – Implicações no Tratamento Cirúrgico

Paul E. Banwell

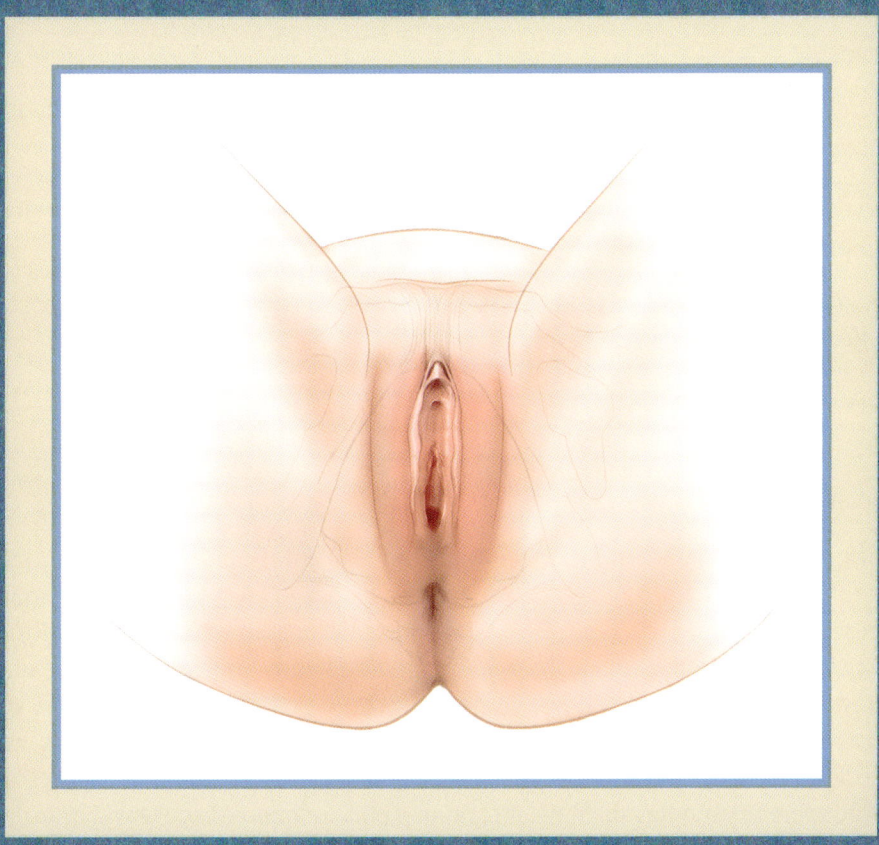

Pontos-Chave

- Compreensão da anatomia da genitália feminina é fundamental para o planejamento e técnica cirúrgica na cirurgia estética desta área.

- Exame sistemático do monte de Vênus (mons pubis), grandes lábios, clitóris e pequenos lábios (região vulvar) é essencial.

- Existem amplas variações na anatomia da região vulvar.

- A estética ideal de Hodgkinson e Hait de pequenos lábios que não se projetam para além dos grandes lábios é o objetivo da maioria das pacientes.[1]

- Em paralelo com a estética facial e harmonia facial, os cirurgiões devem considerar o conceito de harmonia genital.

- Literatura recente da anatomia vascular dos pequenos lábios pode influenciar a escolha da técnica.

- A classificação de Motakef[2] descreve o grau de protrusão dos pequenos lábios para além dos grandes lábios.

- A classificação de Banwell[3] descreve variações no formato e morfologia da anatomia labial que não foram previamente documentadas.

- O complexo capuz do clitóris-pequenos lábios em particular varia amplamente em aparência e é potencialmente uma área problemática para os cirurgiões.

- Documentação meticulosa do tamanho e formato dos lábios e do complexo labioclitoriano (de acordo com Motakef e Banwell) é essencial.

À medida que a popularidade da cirurgia íntima feminina em nossa área aumenta, observa-se um aumento paralelo na publicação de experiência clínica, técnicas cirúrgicas disponíveis e dados crescentes na literatura científica defendendo os benefícios físicos e não físicos de tais procedimentos. Como será explorado neste livro mais adiante, têm-se atualmente uma forte evidência da alta satisfação das pacientes, mínimas taxas de complicação e excelentes perfis de segurança, bem como evidência publicada sobre os benefícios psicológicos. No entanto, até a presente data, há poucas tentativas de classificar a genitália externa feminina, uma escassez de informação sobre as variantes anatômicas comuns e pouca exploração ou reavaliação da anatomia em relação às técnicas operatórias, planejamento cirúrgico e resultados do tratamento.

Uma compreensão profunda da anatomia atual e conhecimento das variações anatômicas previamente não reconhecidas na genitália feminina podem, portanto, ajudar os cirurgiões a aperfeiçoar uma abordagem individualizada e oferecer novas percepções sobre os cuidados com as pacientes.

Anatomia Aplicada para Cirurgiões

A anatomia da genitália feminina externa foi bem descrita[4] (Fig. 1-1). Consiste na parte superior (púbis/monte de Vênus), o clitóris com seu capuz do clitóris sobrejacente, os grandes lábios e os pequenos lábios. Coletivamente, a maioria dos textos anatômicos se refere a isto como *região vulvar*. No entanto, grande parte da variação na disposição anatômica não foi previamente reconhecida ou descrita; a compreensão destas variações é relevante para o planejamento cirúrgico.[5]

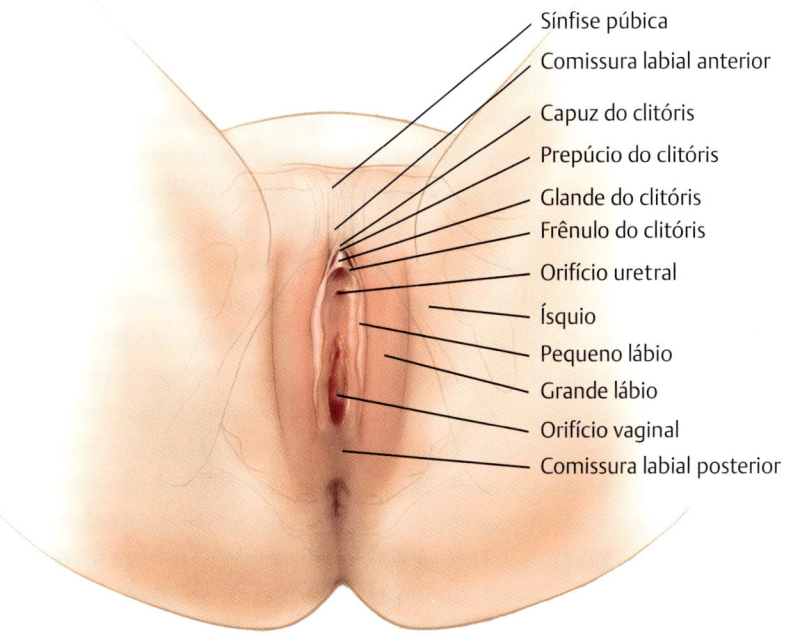

Fig. 1-1 Anatomia macroscópica básica da genitália externa feminina.

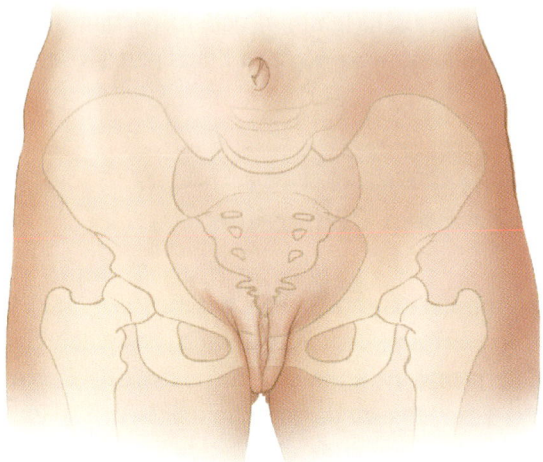

Fig. 1-2 A relação entre um monte juvenil e os ramos púbicos.

Monte Púbico

O monte de Vênus é uma elevação triangular de tecido adiposo situado anterior à sínfise púbica (Fig. 1-2). Este tecido adiposo pode aumentar durante a puberdade ou com o ganho de peso, mas também diminui com a perda de peso significativa e após a menopausa. O monte de Vênus é anatomicamente coberto por pelos pubianos, que também diminuem com a idade durante o período da perimenopausa. A proeminência da área do monte de Vênus pode variar enormemente, não apenas por causa da deposição crescente de gordura, como também por causa do ângulo dos ramos pubianos; ambos são importantes referências anatômicas para redução cirúrgica desta área.

Grandes Lábios

Os grandes lábios (lábios externos) são duas pregas cutâneas que se estendem posteriormente a partir do monte púbico em direção à região perineal (Fig. 1-3). Eles possuem uma face externa (lateral) pilosa e uma face interna sem pelos. Cada um dos grandes lábios é preenchido por tecido fibroadiposo subcutâneo em graus variados, mas pode variar de "cheio" e "firme" para "flácido" e "murcho", como as pacientes geralmente o descrevem (Fig. 1-4). Nossa prática comum é, contudo, documentar uma aparência frouxa e larga como tecidos "vazios" ou "redundantes".

Envelopado (em graus variados) e medial aos grandes lábios estão o clitóris e o capuz do clitóris, e os pequenos lábios. Os grandes lábios são geralmente separados dos pequenos lábios por um sulco profundo; isto é tipicamente bem definido e uma referência cirúrgica útil entre a pele não pilosa e a pele pilosa (Fig. 1-5). Raramente, as inserções verticais subcutâneas profundas deste sulco são tênues ou até mesmo ausentes, resultando em uma continuidade menos definida entre os grandes e pequenos lábios. Em tais casos, se uma redução dos grandes lábios for considerada, então a cicatriz pode potencialmente se tornar mais visível, e isto deve ser discutido em detalhes com a paciente no pré-operatório.

Capítulo 1 ■ Anatomia e Classificação da Genitália Feminina... 7

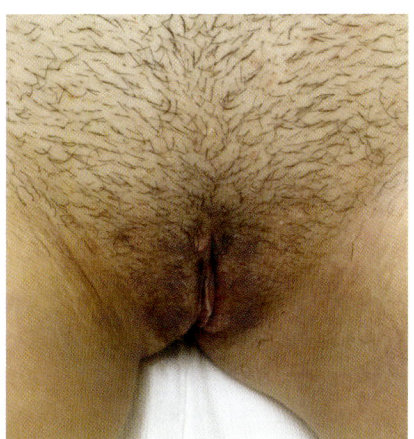

Fig. 1-3 Grandes lábios juvenis.

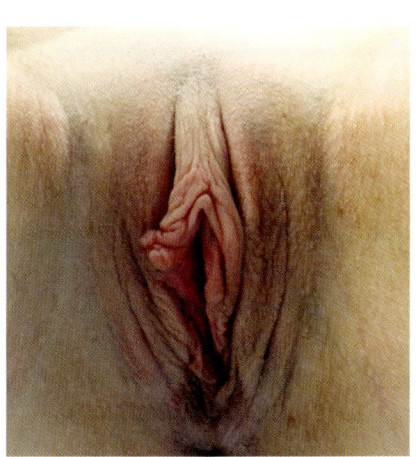

Fig. 1-4 Grandes lábios vazios, comumente descritos pelas pacientes como "murchos". A pele é redundante e vazia. Esta paciente se apresentou para redução dos grandes lábios e cirurgia de revisão dos pequenos lábios. O procedimento original foi realizado em outro local.

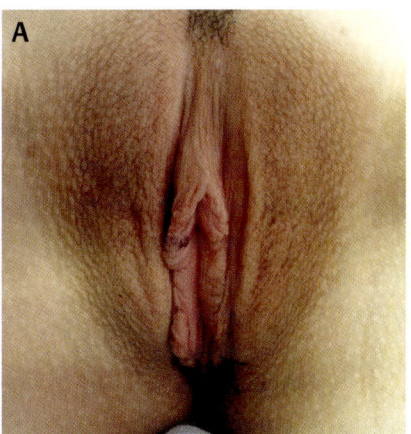
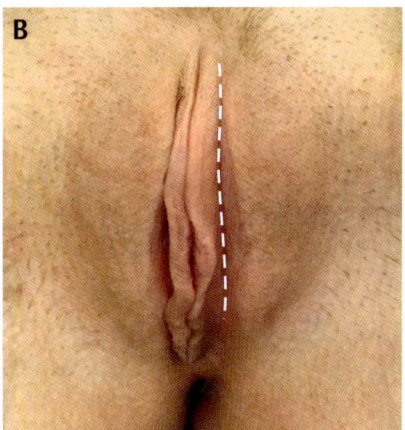

Fig. 1-5 A, Esta paciente foi encaminhada à cirurgia de redução dos grandes lábios e de revisão de cirurgia dos pequenos lábios, realizada previamente por um colega. A pigmentação do tecido não é incomum. **B,** Peles pilosa e não pilosa. A *linha pontilhada* representa o sulco dos grandes lábios e a fronteira entre as peles pilosa e não pilosa. Esta é uma referência cirúrgica útil para a marcação medial para redução dos grandes lábios (ver Capítulo 6: Cirurgia de Redução dos Grandes Lábios – Labioplastia dos Grandes Lábios).

O Clitóris

O clitóris (corpo do clitóris) superiormente está localizado sob um capuz do clitóris (prepúcio) que se divide em um frênulo em cada lado do introito (cúpula vaginal) (Fig. 1-6). De acordo com os textos anatômicos clássicos, o frênulo geralmente se insere na face externa do terço superior dos pequenos lábios (Fig. 1-6, *A*), mas como observado ao longo deste livro e explorado em mais detalhes mais adiante neste capítulo, esta disposição varia amplamente. O corpo do clitóris propriamente dito também pode variar significativamente em tamanho, e geralmente, um corpo do clitóris maior está associado a uma pele mais abundante do capuz do clitóris. Uma segunda prega cutânea pode estar presente lateral ao capuz do clitóris, que se funde com os pequenos lábios (Fig. 1-6, *G* e *H*) ou permanece dominante e em continuidade com os pequenos lábios (Fig. 1-6, *I*). Por último, no ápice do frênulo, o meato uretral pode geralmente ser encontrado.

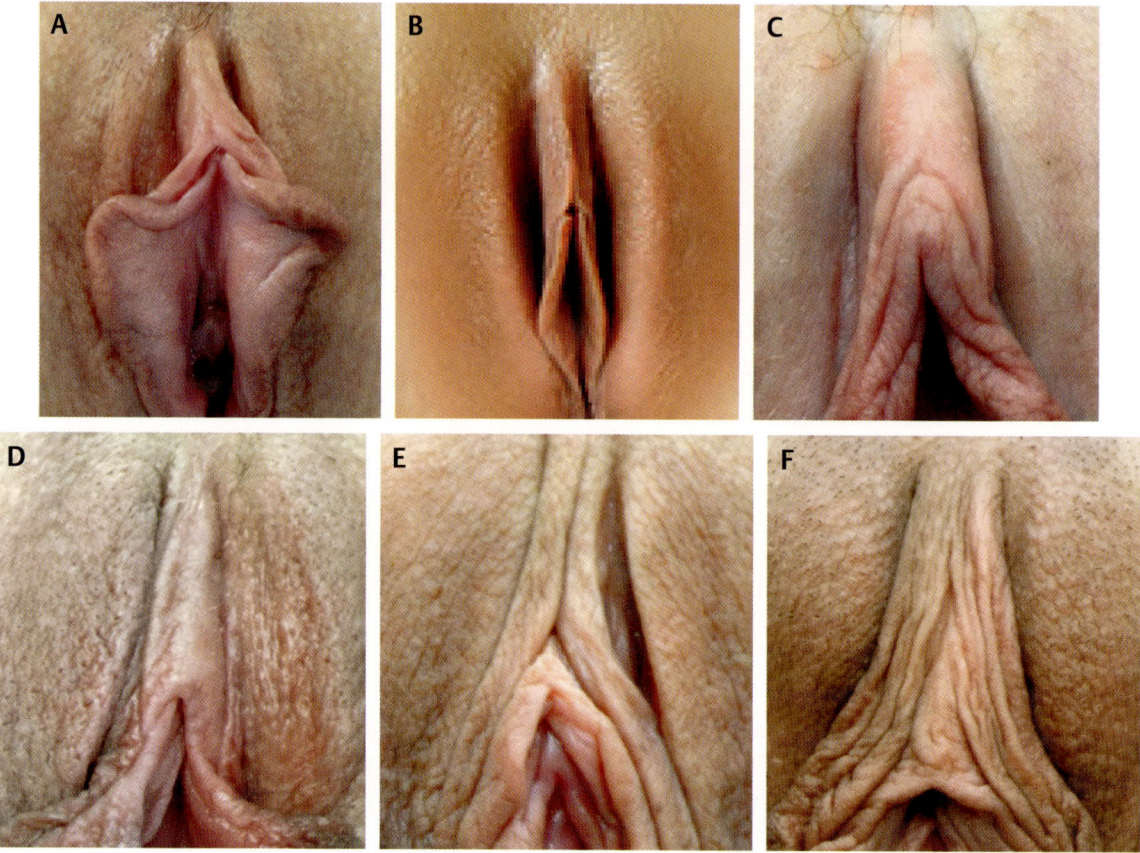

Fig. 1-6 **A,** Uma disposição anatômica comum observada na área do clitóris, como exibida nos textos anatômicos mais clássicos. O capuz do clitóris e a face superior dos pequenos lábios se unem. A variação nesta junção tem implicações sobre os resultados clínicos e expectativas das pacientes e deve ser considerada ao escolher uma técnica cirúrgica. **B,** Um capuz clitoriano pequeno, contínuo com os pequenos lábios. **C,** Um capuz clitoriano abundante. **D,** Um capuz clitoriano pequeno. O frênulo é contínuo com os pequenos lábios. O lado direito demonstra prega lateral pequena. **E,** Uma prega clitoriana dupla lateral. **F,** Múltiplas pregas clitorianas laterais.

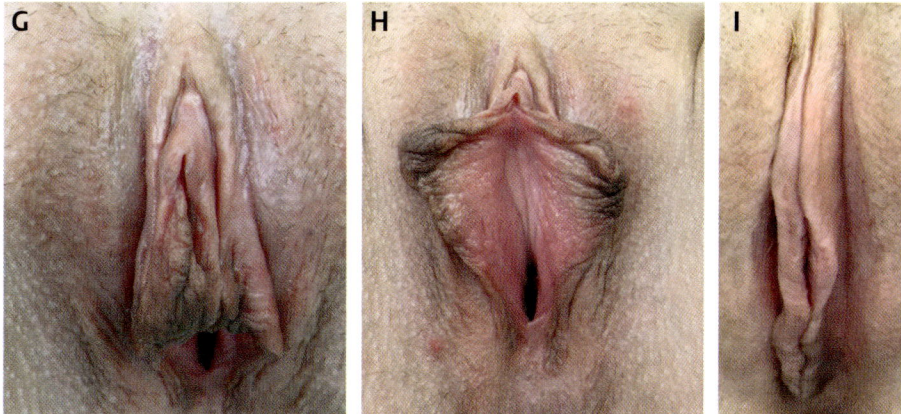

Fig. 1-6, Cont. **G** e **H,** Uma prega clitoriana dupla inserindo-se na face lateral dos pequenos lábios. **I,** Uma prega dupla lateral que é dominante e contínua com os pequenos lábios. O corpo e o capuz do clitóris estão escondidos.

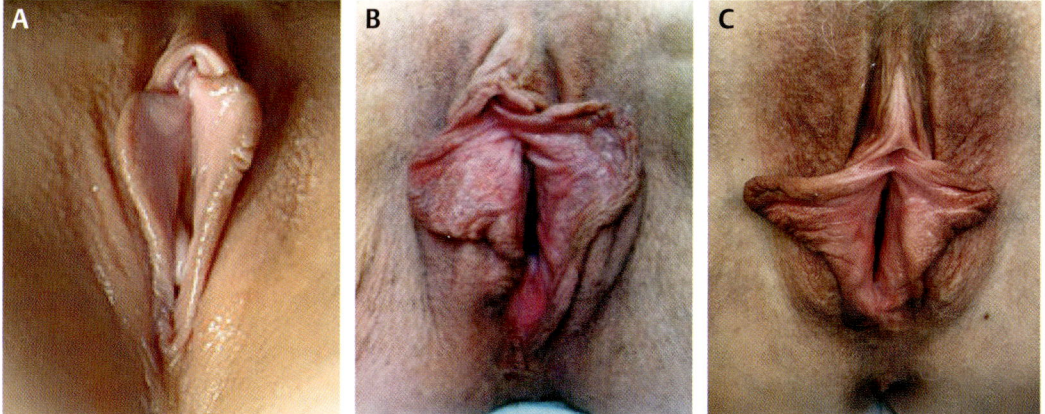

Fig. 1-7 **A,** Pequenos lábios firmes e pequenos. **B,** Pequenos lábios frouxos e rugosos. **C,** Assimetria nos pequenos lábios. A borda lateral tem tecidos frouxos e rugosos, e pigmentação.

Pequenos Lábios

Os pequenos lábios continuam posteriormente a partir da área clitoriana em direção ao corpo perineal, unindo-se para formar a forquilha posterior ou permanecendo separados e se inserindo no períneo (Fig. 1-7). A aparência e formato dos pequenos lábios têm muitas variações; assimetrias são extremamente comuns, e médicos cirurgiões especializados em cirurgia íntima feminina rapidamente tomam conhecimento de que a variação anatômica pode ser muito diversa. Além disso, a qualidade da pele pode variar. Os cirurgiões notarão que algumas pacientes têm lábios juvenis e firmes (ver Fig. 1-7, *A*), mas, geralmente, as pacientes se apresentam para esta cirurgia com tecidos muito frouxos e rugosos (Fig. 1-7, *B*). Pigmentação é frequentemente observada. Algumas das variações mais comuns da morfologia dos pequenos lábios serão discutidas mais adiante neste capítulo.

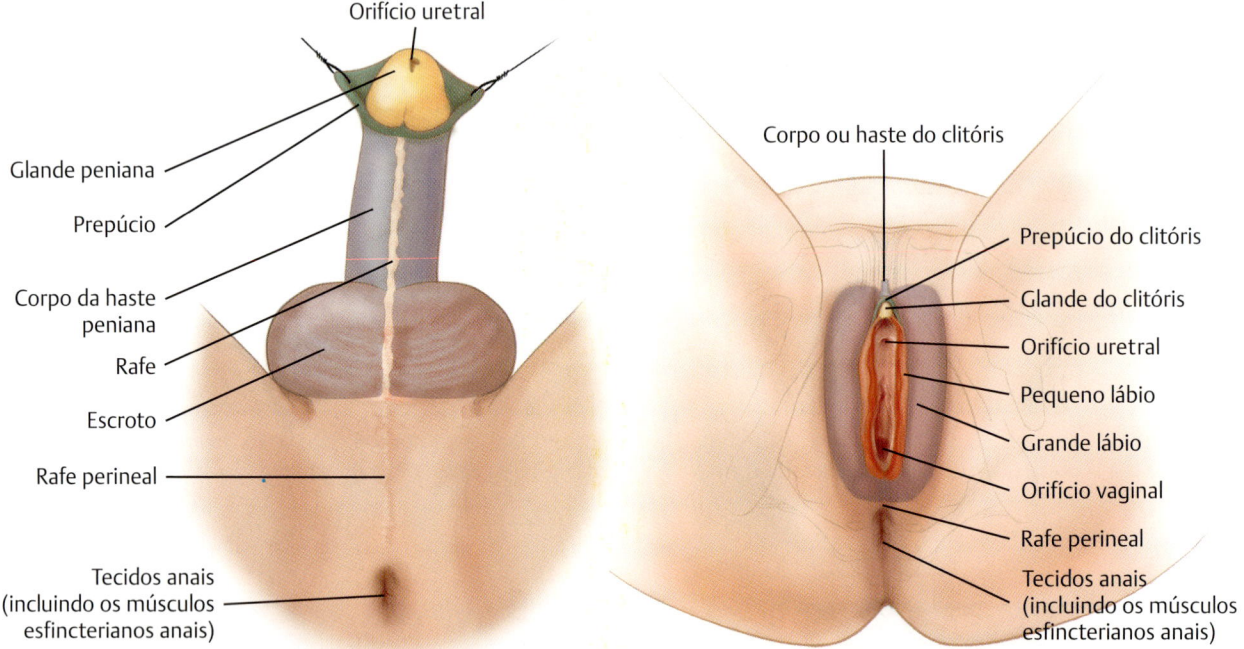

Fig. 1-8 Os grandes lábios são análogos ao escroto. Os pequenos lábios se unem nos homens (rafe perineal). Os ductos de Wolff se desenvolvem nos homens, e os ductos de Müller se desenvolvem nas mulheres. As diferenças se desenvolvem aproximadamente na 9ª semana de gestação. Na mulher, um sulco profundo se forma ao redor do falo. As laterais do falo crescem na direção dorsal na forma das pregas labioescrotais, que, por fim, formam os grandes lábios nas mulheres. Os pequenos lábios, em contraste, surgem a partir do crescimento contínuo dos lábios do sulco sobre a face inferior do falo; o restante do falo forma o clitóris. A glande imatura torna-se a glande do clitóris. No homem, a porção pélvica da cloaca sofre um desenvolvimento muito maior, empurrando a porção fálica para frente. As pregas labioescrotais estendem-se ao redor e entre a porção pélvica e o ânus, formando uma área escrotal. Durante as mudanças associadas à descida dos testículos, esta área escrotal é protraída para formar os sacos escrotais. O pênis é desenvolvido a partir do falo. Como na mulher, a membrana urogenital sofre absorção, formando um canal sobre a face inferior do falo; este canal se estende frontalmente apenas até a coroa da glande.

Embriologia

Embriologicamente, os grandes lábios em mulheres derivam das saliências genitais que, no feto masculino, se desenvolvem no escroto (Fig. 1-8). Em contraste, os pequenos lábios se desenvolvem a partir das pregas genitais, que, no feto masculino, se unem para formar a rafe mediana.

Suprimento Sanguíneo

O suprimento sanguíneo para os pequenos e grandes lábios consiste nas artérias labial posterior e perineal, ambas são ramos da artéria pudenda interna. De modo similar, a artéria pudenda interna, encoberta pela membrana perineal, também origina a artéria dorsal do clitóris.

No entanto, Georgiou *et al.*[6] forneceram uma visão adicional detalhada da anatomia vascular dos pequenos lábios com base em seus recentes estudos cadavéricos com injeção arterial. Eles também forneceram reflexões sobre a escolha da técnica para redução dos pequenos lábios: eles sugeriram que a principal complicação das diferentes técnicas cirúrgicas de redução é a deiscência da linha de sutura, e que a anatomia vascular pode nem sempre ser respeitada, especialmente, talvez, com as técnicas de retalho (Fig. 1-9). No estudo, eles identificaram uma artéria central dominante (artéria C), duas artérias posteriores (P1 e P2) e uma artéria anterior pequena (A) (Fig. 1-10). Eles confirmaram uma conexão entre o sistema anterior da artéria pudenda externa e o sistema posterior da artéria pudenda interna. Eles concluíram que isto pode ajudar os cirurgiões na orientação das excisões em cunha. Seus estudos anatômicos também confirmaram que o método de excisão curvilínea é o mais seguro, com o suprimento sanguíneo mais robusto.

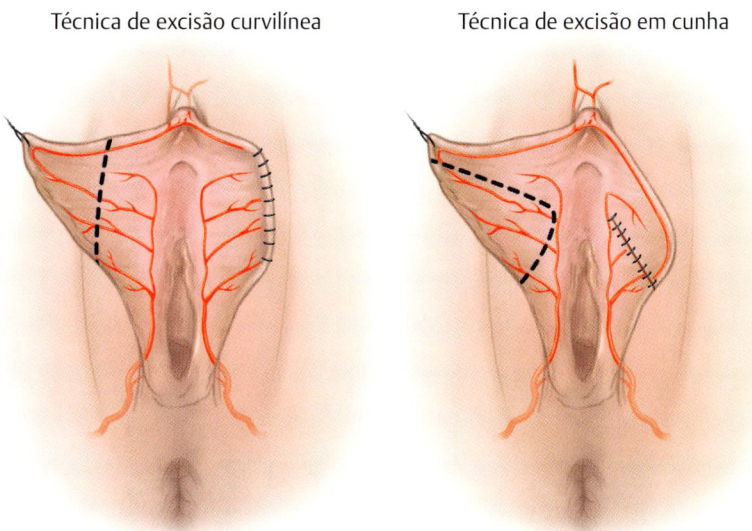

Fig. 1-9 O suprimento sanguíneo em relação às técnicas de excisão curvilínea e em cunha.

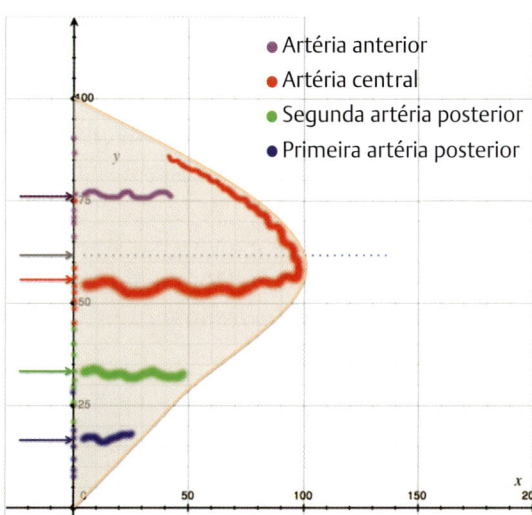

Fig. 1-10 Mapeamento das artérias labiais demonstrando as artérias A, C e P.

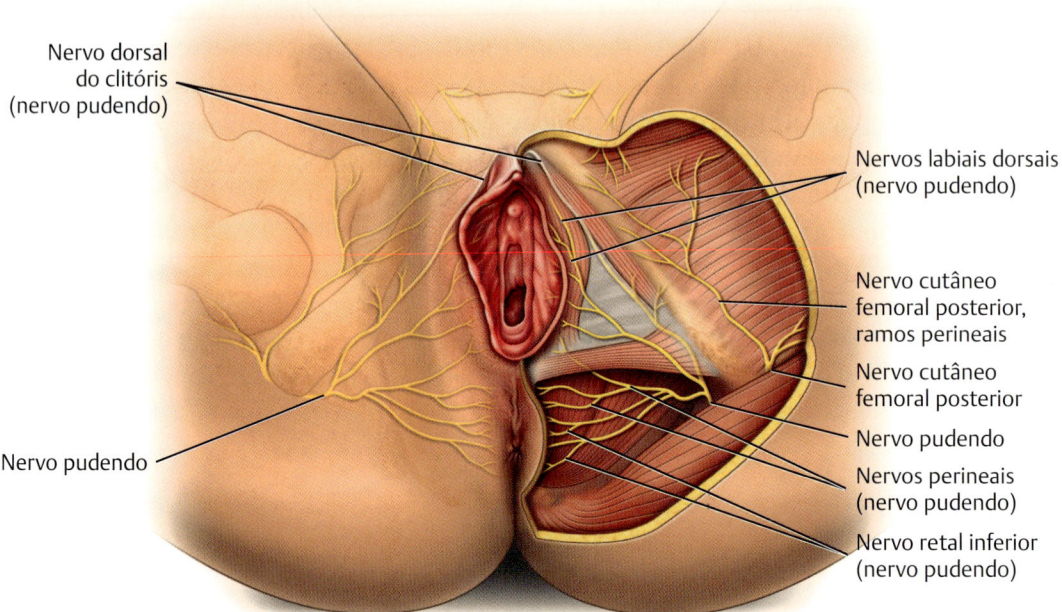

Fig. 1-11 Os nervos pudendo e dorsal do clitóris.

Inervação

A inervação para a genitália externa feminina é dada pelo nervo pudendo (Fig. 1-11). Este se divide, no músculo transverso superficial do períneo, em nervos perineais superficial e profundo. O ramo superficial se torna o nervo labial posterior, e o ramo profundo se torna o nervo dorsal do clitóris.

Classificações da Anatomia Genital Feminina

De acordo com Lloyd *et al.*,[7] as dimensões genitais nas mulheres variam consideravelmente; portanto, o espectro da normalidade é amplo. Em seu estudo observacional transversal, eles mensuraram uma variedade de parâmetros, incluindo o comprimento e largura labial, o tamanho e cor do clitóris e a rugosidade da pele labial. Eles notaram uma vasta gama de valores para cada medida (até 5 cm para largura labial), e não encontraram uma associação estatisticamente significativa à idade, paridade, etnia, uso hormonal ou histórico de atividade sexual. Este ponto é importante, pois é fundamental que os cirurgiões tranquilizem as paci-

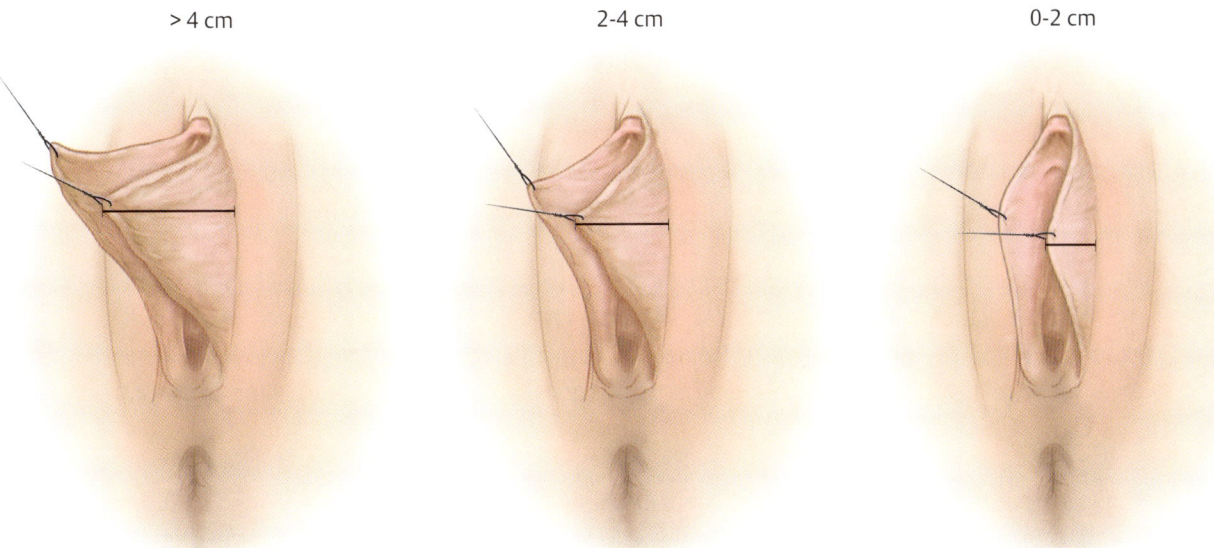

Fig. 1-12 Classificação de Motakef da protrusão labial, que classifica o grau de protrusão dos pequenos lábios para além dos grandes lábios. Classes I (0 a 2 cm), II (2 a 4 cm) e III (superior a 4 cm) podem ser suscetíveis a diferentes paradigmas de tratamento. Um "A" é adicionado para assimetria e um "C" para envolvimento do capuz do clitóris.

entes que desejam ter suas genitálias cirurgicamente modificadas de que suas genitálias estão dentro dos limites normais.

Alguns autores documentaram suas abordagens à avaliação da projeção dos lábios (pequenos), mas não existe um consenso com relação à melhor forma de classificar a aparência da genitália feminina. Motakef *et al.*[2] recentemente realizaram uma metanálise das publicações sobre labioplastia e destacaram a escassez de informação para os cirurgiões praticantes com relação a uma classificação adequada (Fig. 1-12). Fala-se sobre "hipertrofia" e "aumento" labial, mas algumas pacientes com lábios de tamanho "normal" ainda desejam uma aparência mais esculpida.

Um dos sistemas de classificação mais amplamente utilizados, descrito pela primeira vez por Franco e Franco,[8] em 1993, classifica hipertrofia labial em quatro tipos: tipo I, inferior a 2 cm; tipo II, de 2 a 4 cm; tipo III, de 4 a 6 cm; e tipo IV, superior a 6 cm. Os autores mediram a distância (em centímetros) da base dos pequenos lábios (o introito vaginal) até o ponto labial mais externo. Eles também constataram que os pequenos lábios variam em comprimento, espessura, simetria e protuberância. Em outro estudo, foi constatado que a largura média dos pequenos lábios era de 2,5 cm, com uma variação de 0,7 a 5 cm.[9]

Em contraste, Chang et al.[10] sugeriram uma classificação simplificada baseada no tamanho e localização da protrusão genital. Classe 1 é a anatomia normal; os grandes e pequenos lábios são praticamente equivalentes. Na classe 2, os pequenos lábios ultrapassam os grandes lábios. Na classe 3, o capuz do clitóris está presente. Na classe 4, os pequenos lábios se estendem até o períneo. Os autores sugeriram que diferentes classes sejam abordadas com o uso de diferentes técnicas.

Mais recentemente, Motakef et al.[2] propuseram um sistema de classificação elegante para a protrusão labial com base na distância da borda lateral dos pequenos lábios daquela dos grandes lábios, em vez do introito. De acordo com esse sistema, a protrusão labial pode, então, ser classificada como classe I (0 a 2 cm), classe II (2 a 4 cm) ou classe III (superior a 4 cm) (ver Fig. 1-13).

Nosso grupo concorda com esta abordagem e desenvolveu ideias similares ao longo da última década, com base nos resultados das medidas do sulco lateral até o ponto mais proeminente. Talvez mais importante, Motakef et al.[2] também indicaram que diferentes classes de protrusão labial podem ser suscetíveis a diferentes paradigmas de tratamento – uma abordagem individualizada à redução labial usando diferentes métodos deve, portanto, ser considerada. Esta filosofia é corroborada pelos estudos anatômicos vasculares descritos previamente.[6]

Também constatou-se que a conduta de uma abordagem objetiva, com a mensuração (e documentação) das dimensões labiais, ajuda ao discutir o grau de redução desejada pela paciente. Em vez de usar mais palavras nebulosas, como *esculpida* ou *elegante*, ou discutir *hipercorreção* ou *subcorreção*, uma abordagem mais objetiva envolvendo porcentagens pode ser adotada. A realização de uma redução superior ou inferior a 50% se torna bastante simples, pois esta pode ser precisamente medida na marcação pré-operatória e facilita as discussões referentes aos resultados desejados.[11] Visto que a documentação na cirurgia estética se torna cada vez mais importante, não apenas de uma perspectiva médico-legal, como também no auxílio de estratégias terapêuticas, encorajamos todos os cirurgiões a documentar aparência e o tamanho dos lábios. Cirurgiões reconstrutivos e estéticos devem prestar particular atenção às medidas e aparências preexistentes ao planejar a cirurgia plástica das mamas, por exemplo, e a labioplastia requer o mesmo grau de atenção.

Documentação e Classificação das Variantes Anatômicas

A classificação de Banwell da anatomia labial[5] foi desenvolvida para representar as apresentações anatômicas previamente não reconhecidas que os cirurgiões podem encontrar durante a consulta de futuras pacientes solicitando redução labial. Isto tem ajudado a educar as pacientes, auxiliando no planejamento cirúrgico e facilitando discussões entre os colegas médicos.

Essencialmente, o esquema documenta a aparência e disposição anatômica específica dos pequenos lábios e origem perineal. Também leva em consideração qualquer disposição em prega dupla do frênulo entre o clitóris e os pequenos lábios. Consideramos que a documentação destas variações e as medidas anatômicas dos lábios devem ser exigidas de todos os cirurgiões.

Morfologia dos Pequenos Lábios

Variações no formato dos pequenos lábios devem ser anotadas (Fig. 1-13). Convenientemente, proeminência do ponto mais lateral nos pequenos lábios pode ocorrer nos terços superior, médio ou inferior da cúpula vaginal. Estes são classificados como tipo I, tipo II e tipo III, respectivamente. A consistência e rugosidade dos lábios devem ser anotadas, assim como a pigmentação.

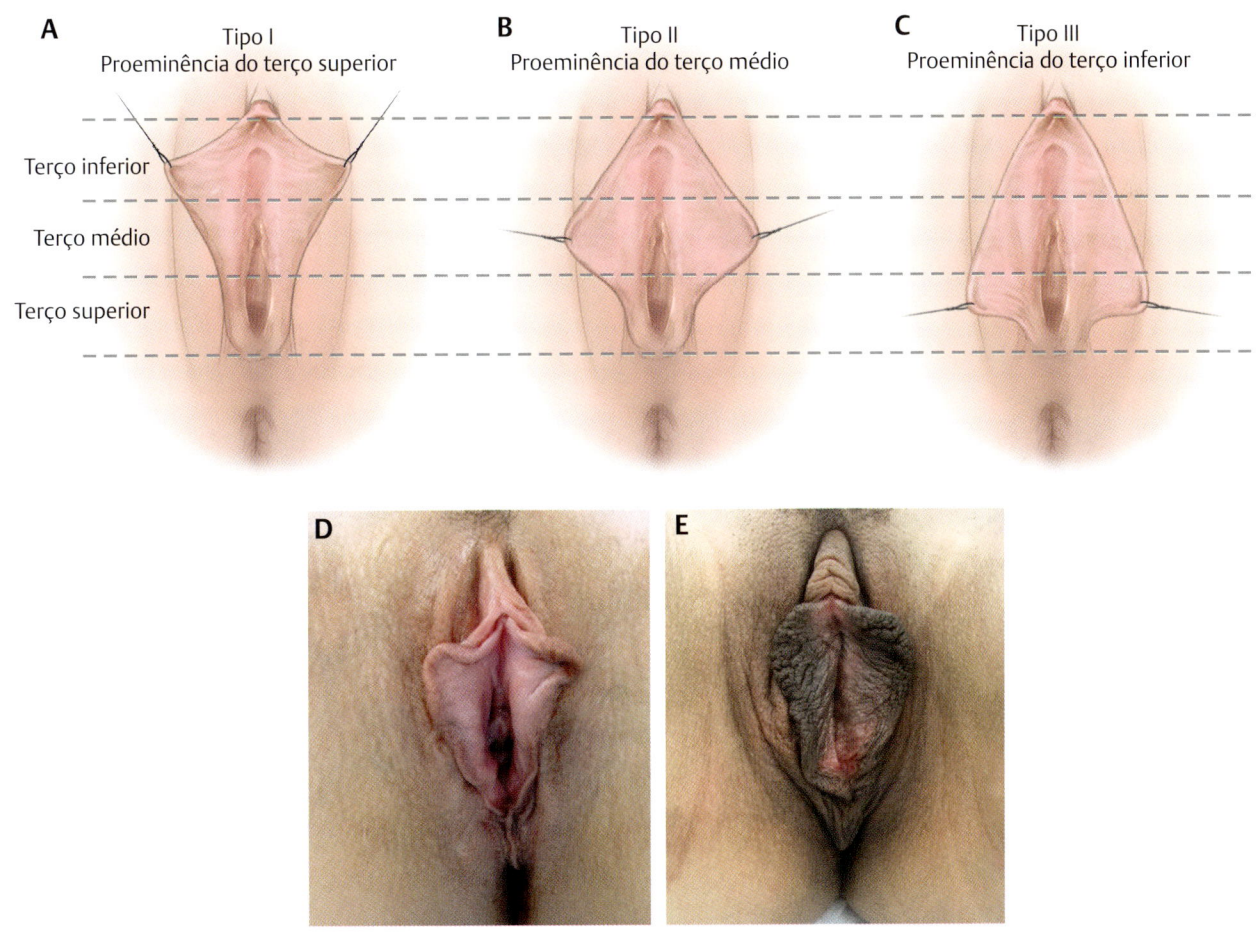

Fig. 1-13 Classificação de Banwell da morfologia dos pequenos lábios. **A,** Tipo I: Aumento do terço superior (tipo asa). **B,** Tipo II: Aumento do terço médio. **C,** Tipo III: Aumento do terço inferior. **D,** A disposição mais comum é o tipo I, com proeminência do terço superior. **E,** Tipo I: Aumento do terço superior. A pigmentação nos lábios deve ser anotada e mencionada às pacientes, pois apresenta implicações na combinação das bordas quando a técnica em cunha é utilizada (ver Capítulo 4: Redução Labial: Técnica Cirúrgica em Cunha).

Assimetria labial

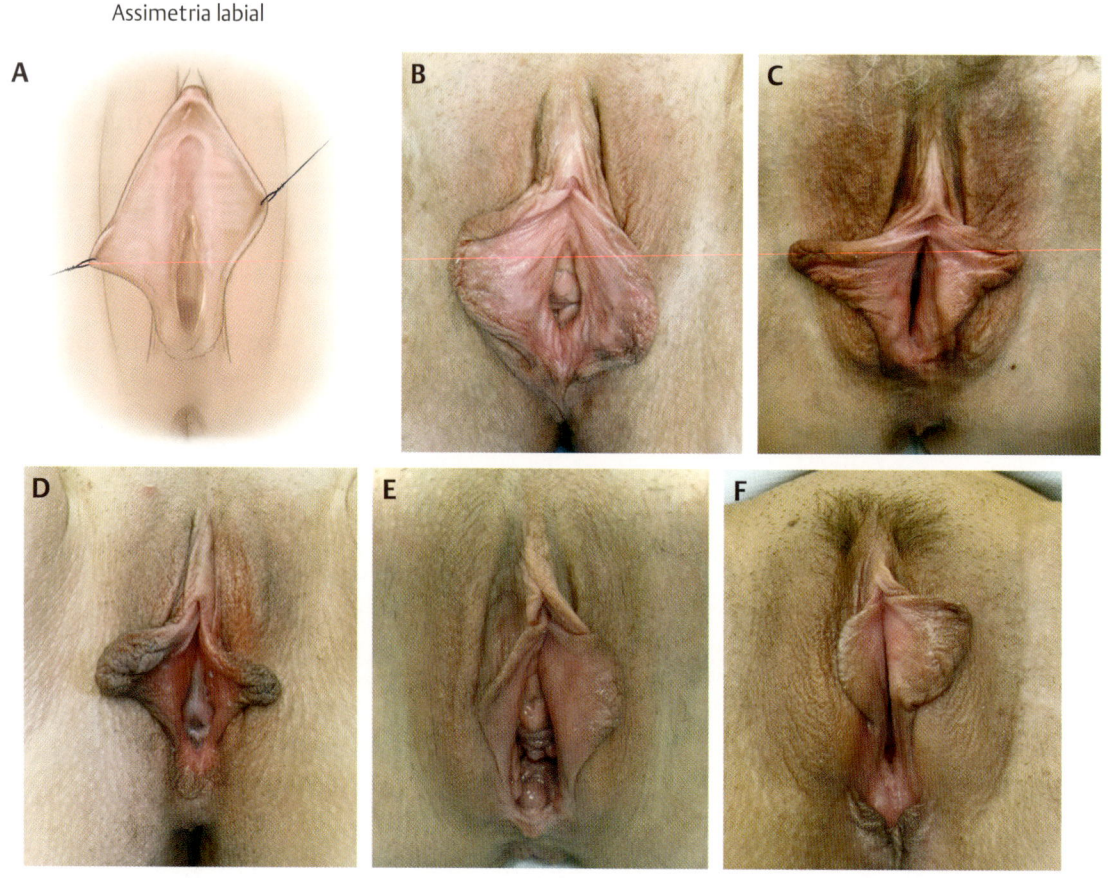

Fig. 1-14 A, Classificação de Banwell da simetria e assimetria labiais. **B,** Tipos II (terço médio à direita) e III (terço inferior) à esquerda, associados à pigmentação. **C,** Tipo I (terço superior), aumento com assimetria (lado direito maior que o esquerdo). **D,** Assimetria Tipo I, lado esquerdo; assimetria tipo II, lado direito (lado direito maior que o esquerdo). **E,** Assimetria labial tipo II (terço médio, bilateralmente), em que o lado esquerdo é maior que o direito. **F,** Assimetria tipo II (lado esquerdo maior que o direito).

Simetria e Assimetria Labial

Assimetria labial é extremamente comum e, assim como em outras cirurgias estéticas (p. ex., das mamas e orelhas), deve ser documentada detalhadamente e mostrada (ver) para as pacientes (Fig. 1-14). Assimetrias podem ocorrer nas dimensões absolutas da mesma variação anatômica, ou assimetrias podem envolver diferentes variações anatômicas.

Origem Labial Perineal

As inserções posteriores dos pequenos lábios também variam, e isto é chamado de "origem labial perineal". Tal como com a morfologia labial, isto também tem implicações no planejamento cirúrgico (Figs. 1-15 e 1-16). Estas inserções são convenientemente divididas em baixa (mais próximo ao períneo), média e alta. Exemplos de cada uma são mostrados adiante. Algumas pacientes com uma origem perineal baixa também podem ter uma forquilha posterior conectada que é particularmente pertinente com as técnicas cuneiformes (ver Capítulo 4: Redução Labial: Técnica Cirúrgica em Cunha).

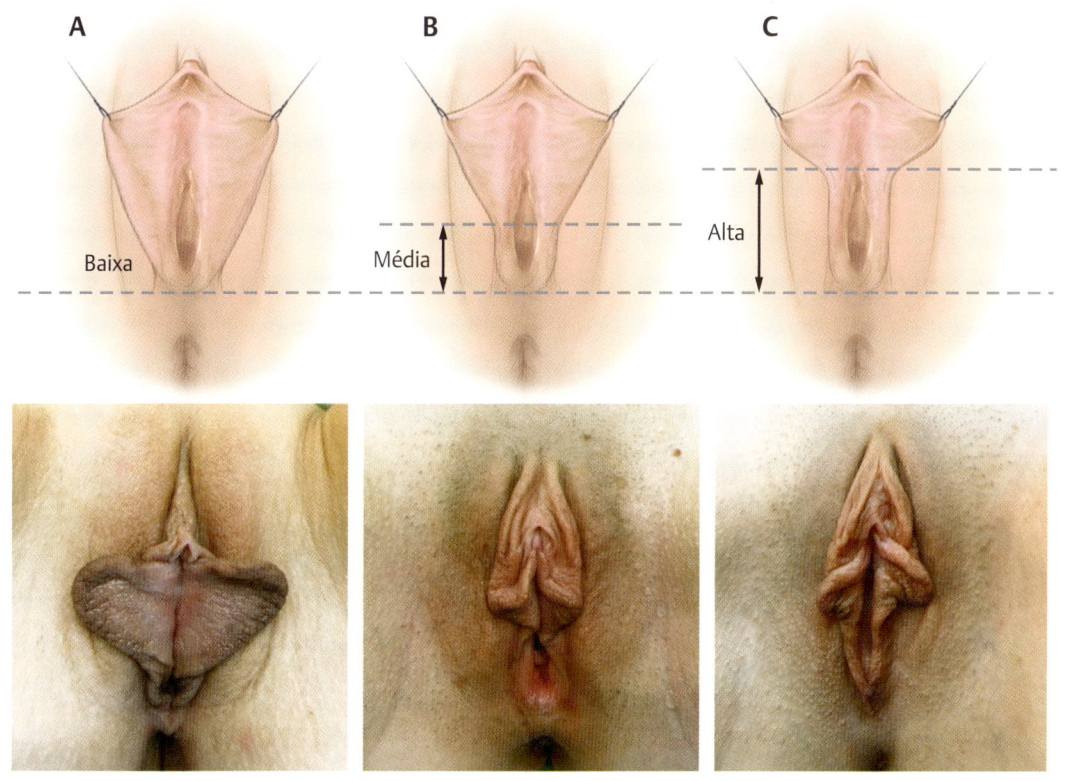

Capítulo 1 ■ Anatomia e Classificação da Genitália Feminina... 17

Fig. 1-15 A origem perineal dos pequenos lábios. **A,** Origem baixa. **B,** Origem média. **C,** Origem alta.

Origem perineal assimétrica

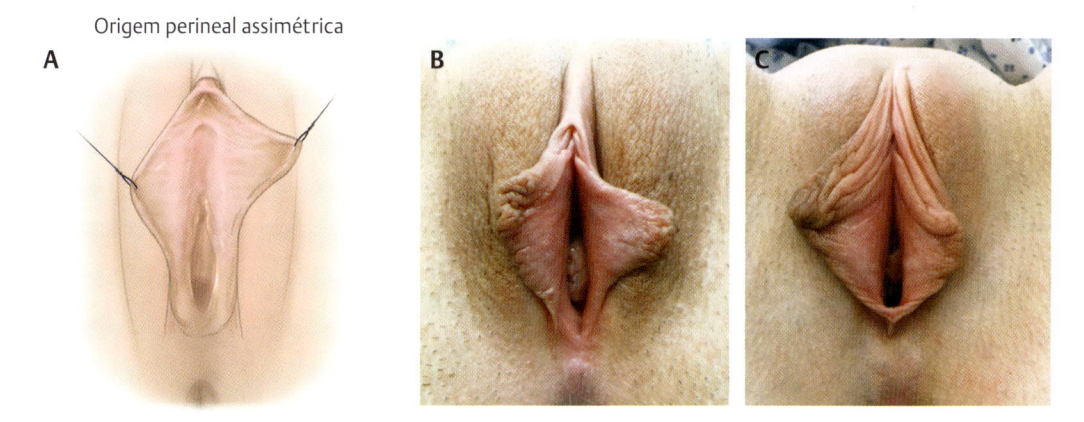

Fig. 1-16 A, Origem perineal assimétrica. Uma mulher pode ter aumento labial e uma origem perineal assimétricos. **B,** Assimetria labial na dimensão, morfologia e origem perineais: Tipo I (terço superior) no lado direito e tipo II (terço médio) no lado esquerdo. A origem perineal também é assimétrica. **C,** Aumento tipo II (terço médio) no lado direito, aumento tipo III (terço inferior) no lado esquerdo e uma prega clitoriana tripla. Esta paciente também tem uma forquilha posterior conectada, que é importante observar nas técnicas em cunha.

Região Labioclitoriana: Mons Púbis Juvenil

Não é surpresa que a região labioclitoriana também esteja sujeita a variações significativas na anatomia e tamanho. Nos textos anatômicos tradicionais, o corpo e o capuz do clitóris são pequenos, porém ambos podem ser hiperplásicos e até mesmo desproporcionais em relação aos lábios. Geralmente, um frênulo bilateral se projeta de um capuz do clitóris pequeno e se insere na face posterior dos pequenos lábios (Fig. 1-17).

Em outras pacientes, observa-se que o capuz do clitóris é quase vestigial, e uma prega clitoriana dupla *lateral* pode estar presente. Nestas situações, a pele clitoriana lateral cria uma disposição de dupla prega mais significativa, e irá se unir de forma variável com os pequenos lábios. Isto geralmente cria um padrão labial dominante ou clitoriano dominante (Fig. 1-18). Variações deste tema são exibidas na Figura 1-19 e devem ser anotadas detalhadamente, pois podem influenciar na escolha da técnica cirúrgica.

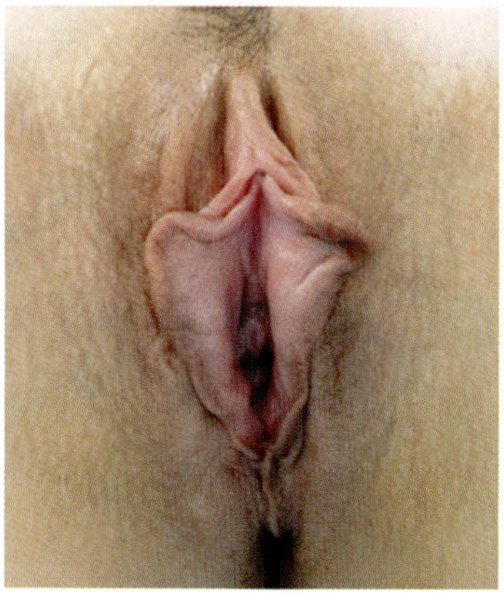

Fig. 1-17 A disposição tradicionalmente conhecida com um capuz pequeno e frênulo se inserindo na face posterior dos pequenos lábios.

A Clitoriana dominante   **B** Labial dominante

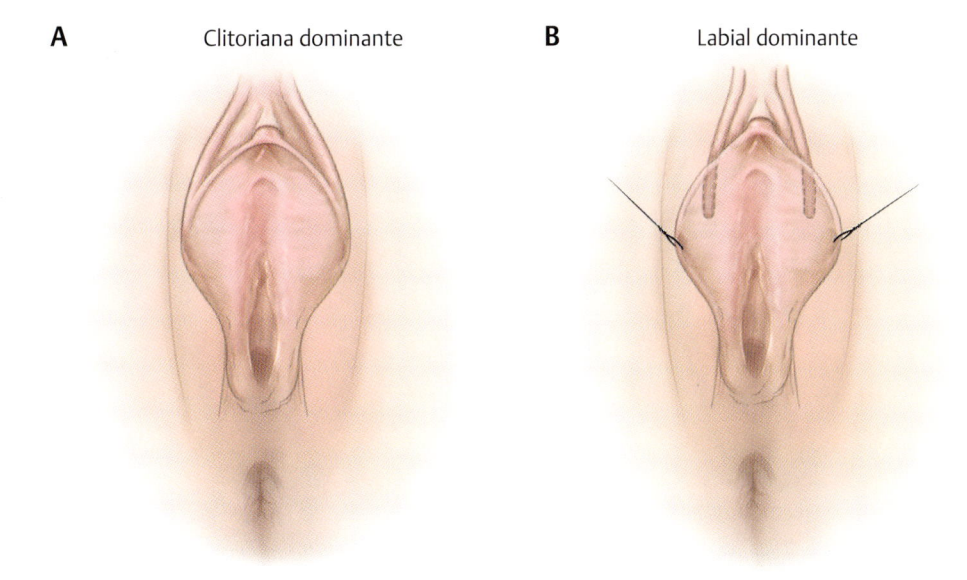

Fig. 1-18 Anatomia da dupla prega clitoriana. O destaque e documentação de tais disposições anatômicas são fundamentais. **A,** Dominância clitoriana. A aparência de acordo com os textos anatômicos tradicionais. O frênulo do clitóris se une aos pequenos lábios para criar uma dupla prega. **B,** Dominância labial com uma dupla prega que é capuz clitoriano dominante. Os pequenos lábios têm uma origem vestigial.

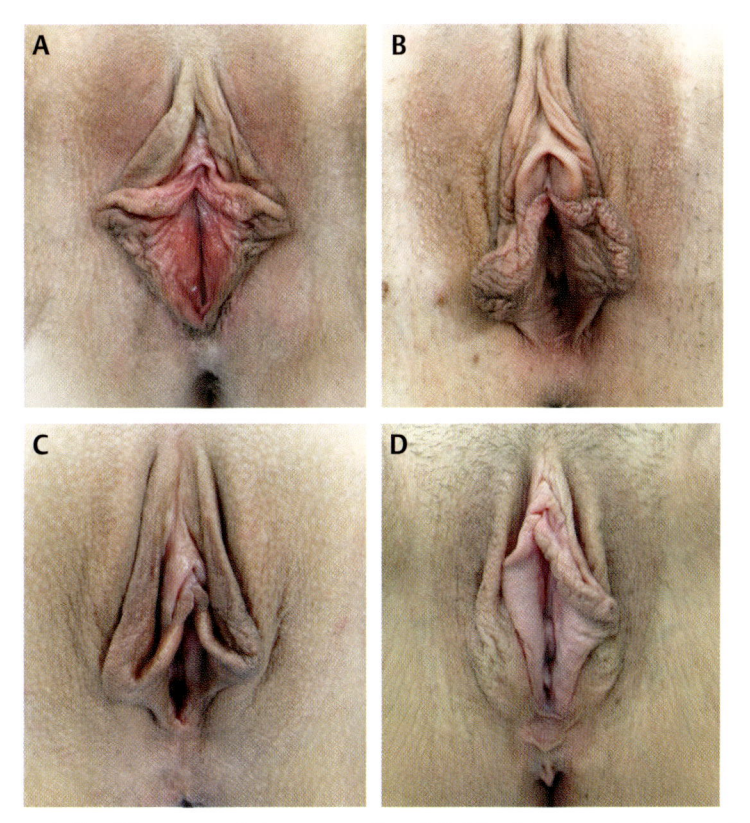

Fig. 1-19 **A,** Aumento tipo I (terço superior) com uma disposição lateral da prega dupla (dominância clitoriana). O capuz do clitóris é quase vestigial. **B,** Aumento tipo II (terço médio), dupla prega clitoriana lateral com dominância labial. **C,** Aumento tipo III (terço médio). Esta é uma disposição muito rara, com uma prega dupla e uma dominância labial e clitoriana equivalente. **D,** Assimetria tipo II, lado esquerdo; assimetria tipo I, lado direito (lado esquerdo maior que o direito). Uma prega dupla com dominância labial.

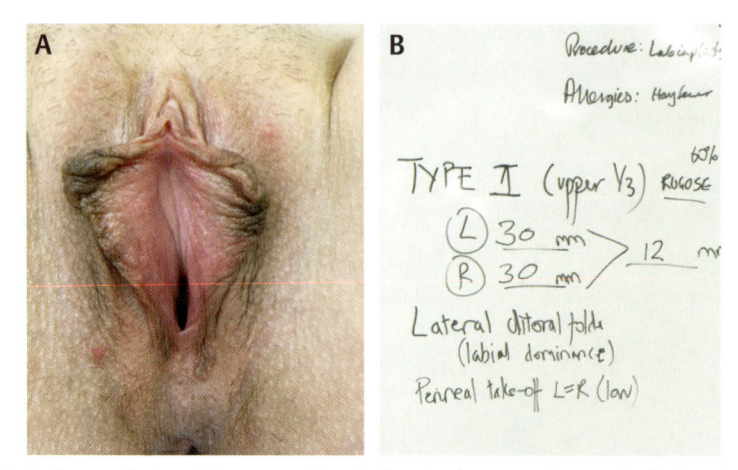

Fig. 1-20 **A,** Achados anatômicos intraoperatórios. **B,** Os achados anotados na sala de cirurgia pelo cirurgião.

Documentação da Anatomia

Como parte de nossa prática normal, anotamos nossos achados clínicos no pré-operatório e os documentamos no quadro cirúrgico em nota cirúrgica. Tal como demonstrado na Figura 1-20, a morfologia labial foi confirmada (tipo I), assim como a presença de uma prega clitoriana lateral, a origem perineal e a natureza rugosa dos tecidos. As dimensões dos pequenos lábios foram anotadas (de acordo com Motakef) em milímetros. No pré-operatório, a paciente e o cirurgião concordaram em uma porcentagem de redução de 60%, e isto foi medido e marcado de acordo.

Ideais Estéticos

O conceito de *ideais estéticos* recentemente ganhou um poder crescente com referência específica ao formato ideal da mama.[12] Analogias foram feitas em outras áreas da cirurgia plástica. Atualmente, não existe uma estética ideal estabelecida com relação à aparência dos pequenos lábios, embora na primeira descrição da técnica de labioplastia, Hodgkinson e Hait,[1] em seu artigo de referência, sugeriram que pequenos lábios que se projetam para além dos grandes lábios sejam, talvez, esteticamente e funcionalmente insatisfatórios.

Corroborando com este conceito, Hamori[13,14] e outros argumentaram convincentemente que as tendências sociais têm influenciado nossos conceitos de ideais estéticos. A ubiquidade da depilação brasileira, modelos na mídia em roupas translúcidas sem exibição labial e o anonimato da pornografia na internet podem contribuir com um novo padrão de beleza vulvar. Além dos pequenos lábios, os grandes lábios foram analisados em favor de um perfil liso e cheio.

Além disso, Placik e Arkins[15] examinaram a fotografia da página central da revista Playboy e sugeriram uma mudança sutil, com a visibilidade e proeminência da genitália feminina como sendo o ponto focal das fotografias populares de nudez, em vez dos seios.

Embora um número crescente de pacientes deseje estes ideais e aspectos em evolução, não são metas aceitas universalmente. Garantir que nossas pacientes tenham expectativas realistas é essencial; não se pode prometer o alcance dessas aparências em todas as pacientes em razão da enorme variação das apresentações anatômicas, como visto neste capítulo. Portanto, em um esforço para individualizar o tratamento de nossas pacientes, o conceito de *harmonia genital* (ou proporção) como uma meta mais desejada, dentro do contexto da anatomia de um indivíduo, é emergente. Talvez este termo implique em uma abordagem mais quantificada, envolvendo discussões sobre o equilíbrio e a harmonia (como na arena da estética facial), em vez de tentar alcançar uma estética ideal.

Conclusão

Cirurgiões executando cirurgia íntima feminina devem entender que a região vulvar possui amplas variações anatômicas. Estas foram reconhecidas e incorporadas em novos sistemas de classificação. O tamanho e formato da genitália devem ser considerados com muita cautela ao escolher a técnica cirúrgica apropriada; recomendamos que os procedimentos sejam, portanto, individualizados de acordo com a anatomia.

O conceito de ideais estéticos está evoluindo; entretanto, os resultados cirúrgicos devem ter como meta a harmonia genital no contexto da anatomia de uma paciente. Por fim, e talvez mais importante, sugerimos que uma abordagem objetiva, com documentação e medidas detalhadas da genitália externa, seja obrigatória para os cirurgiões que realizam cirurgia estética genital feminina.

Referências

1. Hodgkinson DJ, Hait G. Aesthetic vaginal labioplasty. Plast Reconstr Surg 74:414, 1984.
2. Motakef S, Rodriguez-Feliz J, Chung MT, et al. Vaginal labiaplasty: current practices and a simplified classification system for labial protrusion. Plast Reconstr Surg 135:774, 2015.
3. Banwell PE. Classification and anatomical variations of the female genitalia: implications for labiaplasty surgery. J Plast Reconstr Aesthetic Surg (submitted for publication).
4. Standring S, ed. Gray's Anatomy: The Anatomical Basis of Clinical Practice, ed 41. Philadelphia: Elsevier, 2016.
5. Banwell PE. Labiaplasty: anatomy, techniques and new classification. Clinical Cosmetic & Reconstructive Expo, Olympia, London, Oct 2013.
6. Georgiou CA, Benatar M, Dumas P, et al. A cadaveric study of the arterial blood supply of the labia minora. Plast Reconstr Surg 136:167, 2015.
7. Lloyd J, Crouch NS, Minto CL, et al. Female genital appearance: "normality" unfolds. BJOG 112:643, 2005.

8. Franco T, Franco D. Hipertrofia de ninfas. J Bras Ginecol 103:163, 1993.
9. Dobbeleir JM, Landuyt KV, Monstrey SJ. Aesthetic surgery of the female genitalia. Semin Plast Surg 25:130, 2011.
10. Chang P, Salisbury MA, Narsete T, et al. Vaginal labiaplasty: defense of the simple "clip and snip" and a new classification system. Aesthetic Plast Surg 37:887, 2013.
11. Banwell PE. Latest advances in labiaplasty: ideas and ideals. Keynote address. Cosmetex, Melbourne, Australia, Apr 2013.
12. Mallucci P, Branford OA. Population analysis of the perfect breast: a morphometric analysis. Plast Reconstr Surg 134:436, 2014.
13. Hamori CA. Aesthetic surgery of the female genitalia: labiaplasty and beyond. Plast Reconstr Surg 134:661, 2014.
14. Hamori CA. Discussion: Vaginal labiaplasty: current practices and a simplified classification system for labial protrusion. Plast Reconstr Surg 135:789, 2015.
15. Placik OJ, Arkins JP. Plastic surgery trends parallel Playboy magazine: the pudenda preoccupation. Aesthet Surg J 34:1083, 2014.

CAPÍTULO 2

Aspectos Psicológicos e Costumes Sociais na Cirurgia Estética Genital Feminina – O que é Normal?

Kharen Ichino ◊ *Jennifer L. Walden*

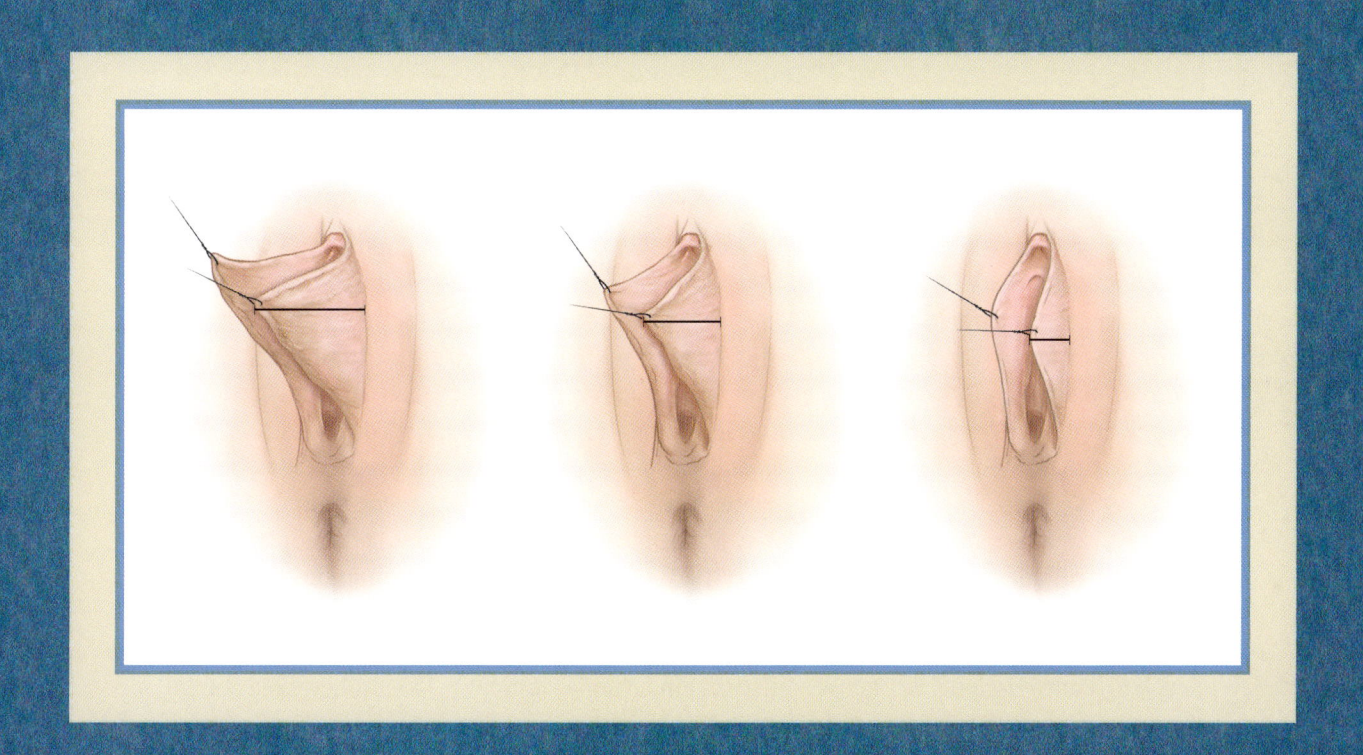

Pontos-Chave

- Não existe um consenso em relação ao que constitui uma aparência externa normal da genitália feminina.

- O ideal ocidental contemporâneo de "vagina perfeita" é frequentemente descrito como sem pelos e rosada, com pequenos lábios que não se projetam para além dos grandes lábios.[1]

- Estudos mostram uma ampla variedade de tamanho para cada parte da genitália, dificultando a descrição das medidas normais.[2]

- Melhoras psicológicas são bem descritas em mulheres submetidas a cirurgias íntimas femininas por razões estéticas e funcionais.[3,4]

- O tópico altamente controverso de mutilação genital feminina (FGM) ou corte genital feminino (FGC) – excisão de partes dos genitais femininos por crenças tradicionais ou religiosas – ainda é praticado em países subdesenvolvidos e constitui seus padrões da beleza genital feminina.[5]

- O padrão de beleza é completamente subjetivo para cada paciente e deve ajudar a melhorar os estados psicológico, físico e sexual, mesmo em casos de cirurgia estética genital.

Assim como a tecnologia e a moda, as percepções de beleza estão evoluindo constantemente. Até a década de 1950, a cirurgia plástica estética ocorria em segredo e era considerada um tema tabu para sequer ser mencionada.[6] Hoje, em razão da organização das sociedades nacionais de cirurgia plástica ao redor do mundo, milhões de procedimentos de cirurgia estética são realizados. Por exemplo, a American Society for Aesthetic Plastic Surgery (ASAPS), consistindo em cirurgiões plásticos estéticos experientes e devidamente qualificados, publicou dados sugerindo que aproximadamente 16 milhões de cirurgias estéticas foram realizadas nos Estados Unidos, em 2014.[7] Os procedimentos mais populares, como mamoplastia de aumento e lipoaspiração, são familiares para muitos e equiparam-se às definições da beleza moderna. Labioplastia, que tem sido realizada desde o final da década de 1970,[3] está rapidamente aumentando em número. As mulheres ainda não se sentem muito confortáveis discutindo este procedimento abertamente, apesar do aumento da conscienciação em todos os canais de comunicação. De acordo com a ASAPS, (Banco Nacional de Dados Estatísticos em Cirurgia Plástica), 8.745 mulheres realizaram labioplastia (excluindo rejuvenescimento vaginal) em 2015 nos Estados Unidos.[8] Este número pode parecer pequeno quando comparado aos outros procedimentos populares mencionados, porém teve um aumento de 44% desde 2013 – evidência de uma tendência que provavelmente continuará a subir de modo significativo[9] (P. Banwell, comunicação pessoal, 2016).

O desejo crescente por labioplastia no mundo todo implora algumas perguntas: Existe uma vagina "perfeita" e o que é considerado normal? Este capítulo aborda as diferentes definições culturais da beleza genital feminina e as amplas variantes do normal. Não só as melhorias físicas, mas também as psicológicas, que a cirurgia íntima feminina pode proporcionar, serão discutidas, bem como as associações e implicações da FGM na sociedade contemporânea.

O Aumento da Labioplastia: Influências Sociais

A elevação na demanda de labioplastia por razões estéticas e funcionais aumentou de forma significativa na cultura ocidental. Labioplastia é praticada desde a década de 1970, quando, mesmo então, as mulheres achavam que os pequenos lábios não deveriam se projetar para além dos grandes lábios por satisfações estética e funcional.[3] Suspeita-se que o aumento gradual nesta tendência resulte da facilidade no acesso de imagens e informações pela Internet, como as vaginas perfeitamente expostas, vistas nas fotos pornográficas e editadas de celebridades em roupas justas, *lingerie* e roupas de banho. Roupas justas, como calças *legging* ou de *yoga*, tornaram-se tendências da moda que levaram as mulheres a serem mais prudentes com a forma com que suas genitálias são contornadas.[10] Conversas sobre sexo são mais proeminentes entre as mulheres jovens liberais, mas suas genitálias são raramente discutidas em detalhes. Ao contrário dos homens, mesmo quando as mulheres estão completamente nuas em frente de outras mulheres, os detalhes genitais geralmente não são expostos. Esta ambiguidade previne que muitas mulheres se conscientizem de todos os tamanhos, formatos e variações de cor; portanto, imagens vistas em pornografia ou livros didáticos são referidas como *normal*.

Em alguns estudos, a maioria das mulheres descreveu uma vagina bonita como sem pelos e rosada, com os pequenos lábios muito pequenos ou inexistentes.[1] Em um recente documentário escrito por Lisa Rogers, intitulado "A Vagina Perfeita",[1] mulheres a partir dos 16 anos de idade estavam preocupadas com a aparência de suas vaginas. Uma garota de 16 anos de idade achava que seu namorado não se sentiria atraído por ela após ver sua genitália, e decidiu realizar cirurgia em uma idade relativamente precoce. Em outro caso, uma mulher de 21 anos de idade foi caçoada pela própria irmã por ter um "negócio pendurado", e verbalmente caçoada por seus amigos homens que nunca tinham nem sequer visto sua genitália. Ela estava muito envergonhada para se apresentar na frente de profissionais médicos, então deixou de ir aos seus exames ginecológicos anuais, o que poderia ter resultado em problemas de saúde mais graves. Nestes dois casos, opiniões do sexo oposto exerceram um papel, embora estudos culturais tenham demonstrado que 98% dos homens heterossexuais nunca ligaram para a aparência de uma vagina, ao contrário do que a pornografia moderna na Internet faz muitos pensarem.[10] Apesar da indiferença do sexo oposto, algumas mulheres se autocriticam, comparando-as às imagens das vaginas perfeitas.

A Visão Ocidental

Em países, como os Estados Unidos, Reino Unido e Austrália, onde as opiniões culturais e religiosas são diversas, os ideais de beleza genital feminina são muito subjetivos. A educação sexual e a função da genitália são ensinadas na escola, mas mulheres jovens geralmente não são informadas em muitos detalhes sobre a variedade de tamanhos, formatos e cores. A falta desta informação leva muitas jovens a perguntar-se se a aparência externa de suas vaginas é normal. Lloyd *et al.*[2] conduziram um estudo, em 2004, para responder a essa questão. Eles mediram diferentes partes da vagina – incluindo o clitóris, grandes lábios e pequenos lábios – e a variação de cores de 50 mulheres diferentes, com idades entre 18 e 50 anos e de diferentes etnias. No geral, as mulheres descreveram uma vagina ideal como tendo todas as partes pequenas. No entanto, os resultados mostraram que o tamanho do clitóris variou de 5 a 35 mm, o comprimento dos grandes lábios de 7 a 12 cm, o comprimento dos pequenos lábios de 20 a 100 mm e a largura dos pequenos lábios de 7 a 50 mm. Essas variações foram muito amplas para determinar uma tendência para medidas vaginais normais. Mesmo na literatura médica, poucas descrições são fornecidas de uma aparência externa normal da genitália feminina, provavelmente porque não existe um normal. Se os pequenos lábios são visíveis quando uma mulher está de pé é uma questão subjetiva. A maioria considera a genitália feminina como adequada e normal se a mesma funciona apropriadamente. Para enfatizar que genitálias normais vêm em todas as aparências, o artista Jamie McCartney do Reino Unido criou uma escultura de parede feita com moldes de gesso de genitálias de 400 mulheres diferentes, que é exibida no Triennale Museum em Milão, em galerias em *shoppings* de Londres e outras exposições.[11]

Sharp *et al.*[12] encontraram, em um dos primeiros estudos qualitativos publicados, envolvendo pacientes de labioplastia, achados que sugeriram que a mídia *on-line* e comentários negativos de colegas exercem um papel importante nas decisões das mulheres em realizar a labioplastia. As mulheres geralmente ficam satisfeitas com os resultados de suas labioplastias e, portanto, com os bem-estares psicológico e sexual. Entretanto, as expectativas das mulheres em seus relacionamentos sexuais nem sempre foram satisfeitas, como seria de esperar.

A Visão Não Ocidental

Ao contrário das atitudes liberais nos países previamente mencionados, onde muitas realizam procedimentos genitais por razões funcionais ou estéticas, o Sudeste Asiático e muitas partes da África têm padrão, normas culturais completamente diferentes para a genitália feminina. Nestas áreas do mundo, motivos religiosos são fornecidos para conduzir procedimentos genitais.

FGM ou FGC é considerado altamente controverso e ilegal nas sociedades ocidentais.[5] Muitas mulheres em países do terceiro mundo vivem em comunidades extremamente religiosas e/ou tradicionais, onde tudo que a comunidade faz é realizado em conjunto e não questionado. Muitas muçulmanas que seguem os ensinamentos do Corão acreditam que a excisão de partes de seus lábios, do capuz do clitóris, ou mesmo do clitóris inteiro é um sinal de pureza e mais desejável em uma esposa.

Meninas jovens geralmente não podem optar por realizar ou não este procedimento, mas fazem por ser o normal a ser feito. Frequentemente, as meninas não são informadas que serão submetidas a uma excisão, sendo afastadas para ter um procedimento doloroso e inesperado. Todas as mulheres dessas comunidades que foram submetidas a uma FGM e indagadas se sabiam o motivo deste processo responderam "não", mas, por todas terem sido submetidas ao procedimento, elas o consideravam como normal e não fizeram perguntas.[5]

A ideia de ter cirurgia sem um motivo ou escolha está longe de ser compreensível para muitas pessoas ocidentalizadas que possuem autoridade total sobre o que é feito em seus corpos. Como muitos ocidentais pensam, pequenos lábios não salientes definem a beleza genital, enquanto que mulheres submetidas à FGM acham que esta alteração define a beleza. O espectro do que torna a genitália feminina normal é amplo; portanto, como esta parte mais íntima do corpo é tratada, e sua aparência, é decisão de cada mulher. Não importa o que outros dizem, a perspectiva sobre si mesma deve ser uma prioridade.

Ramificações Psicológicas da Cirurgia Estética Genital Feminina

Melhoras psicológicas foram observadas em mulheres que pessoalmente escolhem realizar procedimentos vaginais rejuvenescedores e, em contrapartida, naquelas que sofreram FGM sem escolha.[5,13] Das 258 mulheres que foram submetidas a um procedimento por razões estéticas, aproximadamente 92% ficaram satisfeitas com os resultados.[13] Satisfação sexual, embora uma avaliação subjetiva, aumentou de forma significativa nas mulheres e seus parceiros. Isto pode ter sido o resultado do efeito psicológico em saber que a cirurgia foi realizada, em vez da sensação, visto que a cirurgia afeta os nervos cutâneos sensoriais. Outras observaram efeitos estéticos positivos não relacionados com a função ou intercurso sexual. A mulher de 21 anos de idade anteriormente mencionada, que foi caçoada por sua irmã, relatou que estava satisfeita consigo mesma logo que seus lábios foram cirurgicamente aparados. Apesar do desconforto e dor inevitáveis no pós-operatório, ela explicou o quão transformador o procedimento tinha sido.[1] Embora nenhum de seus amigos homens que caçoaram dela tinha visto sua genitália antes da cirurgia, e estudos demonstraram que a maioria dos homens heterossexuais não prestam atenção na aparência dos genitais,[10] ela ganhou autoconfiança. Assim como qualquer tipo de procedimento cirúrgico estético em qualquer parte da anatomia humana, esta autoimagem subjetiva pode ser transformadora não importa o quão diferente outros a consideram.

Mutilação Genital Feminina e Valores Culturais

FGM é um tópico controverso discutido por décadas e banido nos países modernizados, ainda assim ocorrem nas áreas rurais não ocidentalizadas, como na África e no Sudeste Asiático.[14] Todas as mulheres submetidas ao processo disseram que estavam com dor, mas não com medo, e ficaram "muito felizes" quando realizaram o procedimento.[5] A aceitação de suas comunidades e familiares superaram o medo e a dor. Medo pode ser a causa principal de determinadas ações humanas e, para elas, o maior medo era decepcionar seus familiares e a comunidade, o que compensou a dor física. Em tais comunidades, passar por uma FGM é obrigatório e menos estressante do que questionar os costumes de seus ancestrais. Muitas dessas mulheres questionaram pessoas que não passaram por esse processo e as consideraram uma vergonha.[5]

Infibulação é um tipo de FGM, em que grande parte do clitóris, pequenos lábios e, às vezes, grandes lábios de uma mulher é excisada, e a vulva suturada de forma a cobrir a vagina, exceto por um pequeno orifício que permite a passagem de sangue menstrual e urina. Esta é uma medida extrema para garantir castidade, em que apenas na presença do marido a vagina pode ser reaberta para o intercurso sexual, sendo suturada de volta em sua ausência. A infibulação é tradicional em algumas culturas da África Subsaariana, porém também altamente controversa. É um ato de opressão às mulheres, que nascem para serem esposas e conceber o maior número de filhos possível. Sem qualquer liberdade pessoal, incluindo liberdade para trabalhar, a única finalidade dessas mulheres é satisfazer seus maridos e serem aceitas pela comunidade. Neste sentido, o procedimento é um sinal de ser uma ótima esposa e uma garantia da lealdade matrimonial. Muitas pessoas não acreditam nesta prática e a consideram irracional; contudo, sob a perspectiva dos membros da comunidade, aquelas que não são mutiladas são consideradas anormais. Esta prática vai contra a maioria dos costumes ocidentais, porém para aquelas culturas, as mulheres são capazes e determinadas a passar este ritual para suas filhas. Em uma comunidade com opiniões extremamente homogêneas, tentar mudá-las pode causar mais trauma e tensão indesejável entre as pessoas.[14]

De modo similar, mulheres jovens em algumas culturas do Oriente Médio voluntariamente buscam a himenoplastia. Visto que algumas religiões estritamente exigem que as mulheres jovens permaneçam virgens até o casamento, as mulheres que já tiveram relações sexuais decidem ter seus himens restaurados. O hímen é uma membrana que parcialmente ou completamente recobre a abertura vaginal. A maioria das pessoas acha que é isto que se rompe durante seu primeiro intercurso e o descrevem como sua "cereja sendo estourada".[13] Uma garota muçulmana, por exemplo, queria restaurar o hímen antes de seu casamento arranjado, pois ela sabia que seria banida de sua família se eles descobrissem que não era virgem.[1] Ela afirmou que seus pais iriam preferir se matar a serem conhecidos pelos outros como os pais da moça que perdeu a virgindade antes do casamento. Quando interrogados sobre suas opiniões em casar com uma garota que tivesse perdido a virgindade antes do casamento, homens e mulheres da mesma religião responderam que era inaceitável sob quaisquer circunstâncias.[1] A repulsão do sexo oposto e a crença de que a morte seja uma melhor perspectiva do que a perda da virgindade antes do casamento causam grande estresse e tensão entre as mulheres nesta cultura. Muitas pessoas ocidentalizadas podem se opor à decisão desta garota, mas para ela, ter o hímen restaurado significa alívio psicológico. Estas jovens muçulmanas buscam um procedimento que beneficiará suas vidas e suas comunidades, independente se a decisão seja oposta às opiniões pessoais.

Principais Diferenças entre a Cirurgia Estética Genital e a Mutilação Genital Feminina

Quatro princípios éticos diferenciam a FGM da cirurgia estética genital: (1) a autonomia da paciente, (2) não maleficência, (3) beneficência e (4) justiça.[13] Estes princípios ajudam a garantir que as pacientes, que desejam ser submetidas ao procedimento, o façam por escolha com um cirurgião adequadamente qualificado, com suporte de maneira não coerciva e com consentimento informado apropriado. A FGM é tradicionalmente realizada sem aviso ou consulta, ao passo que nos procedimentos estéticos genitais ocidentalizados, a operação proposta, seus riscos, benefícios, potenciais complicações e cuidado pós-operatório são discutidos em detalhes no pré-operatório.

Conclusão

Se existe um padrão para a genitália feminina externa é discutível, mas muitas pacientes têm melhoras psicológicas após a cirurgia estética genital feminina.[4] Por causa da ampla gama de medidas para cada parte da genitália, é difícil a determinação de medidas *normais* específicas. Esta variabilidade e constante acesso a imagens na sociedade contemporânea explicam o porquê a cirurgia estética da genitália feminina está crescendo em popularidade, e porque a cirurgia de labioplastia por si só proporciona uma alta satisfação geral à paciente.[3,4] A literatura de psicologia e medicina sexual estabeleceu uma correlação entre os níveis de conforto que as mulheres têm com as áreas íntimas de seus corpos e como estes níveis afetam positivamente as funções sexuais.[3,15] Após este tipo de cirurgia, as mulheres relatam uma melhora na percepção do corpo, confiança sexual e vida sexual geral, com uma redução no desconforto.

Referências

1. Leach H. (Director), Rogers L. (Writer). The Perfect Vagina [Video file]. Top Documentary Films. Available at *http://topdocumentaryfilms.com/perfect-vagina/*.
2. Lloyd J, Crouch NS, Minto CL et al. Female genital appearance: "normality" unfolds. BJOG 112:643, 2005.
3. Hamori CA. Aesthetic surgery of the female genitalia: labiaplasty and beyond. Plast Reconstr Surg 134:661, 2014.
4. Miklos JR, Moore RD, Chinthakanan O. Overall patient satisfaction scores, including sexual function, following labiaplasty surgery: a prospective study comparing women with a history of prior cosmetic surgery to those with none. Plast Reconstr Surg 134:124, 2014.
5. Walker A, Parmar P. Warrior Marks: Female Genital Mutilation and the Sexual Blinding of Women. San Diego: Harcourt Brace, 1993.

6. American Society of Plastic Surgeons. American Society of Plastic Surgeons reports cosmetic procedures increased 3 percent in 2014. Available at *http://www.plasticsurgery.org/news/2015/plasticsurgery-statistics-show-new-consumer-trends.html*.
7. American Society for Aesthetic Plastic Surgery. Press Center. ASAPS looks back on 35 years of cosmetic surgery. Available at *http://www.surgery.org/media/news-releases/asaps-looks-back-on-35-yearsof-cosmetic-surgery*.
8. American Society for Aesthetic Plastic Surgery. Cosmetic Surgery National Data Bank Statistics, 2015. Available at *http://www.surgery.org/sites/default/files/Stats2015.pdf*.
9. American Society for Aesthetic Plastic Surgery. Press Center. Statistics, Surveys, & Trends. Labiaplasty and buttock augmentation show marked increase in popularity. Available at *http://www.surgery.org/media/news-releases/labiaplasty-and-buttock-augmentation-show-marked-increase-inpopularity*.
10. Holloway K. The labiaplasty boom: why are women desperate for the perfect vagina? Alternet. Available at *http://www.alternet.org/news-amp-politics/labiaplasty-boom-why-are-women-desperateperfect- vagina*.
11. McCartney J. The Great Wall of Vagina. Available at *http://www.jamiemccartney.com/main/works/C9*.
12. Sharp JM, Mattiske J, Vale KI. Motivations, expectations, and experiences of labiaplasty: a qualitative study. Aesthetic Surg J 2016 Feb 23. [Epub ahead of print]
13. Dobbeleir JM, Landuyt KV, Monstrey SJ et al. Aesthetic surgery of the female genitalia. Semin Plast Surg 25:130, 2011.
14. Amnesty International. Infibulation in Africa. Available at *http://www.witchhazel.it/female_genital_mutilation.htm*.
15. Goodman M, ed. Sexual and psychological ramifications. In Goodman M, ed. Everything You Ever Wanted to Know About Women's Genital Plastic & Cosmetic Surgery. Pressbooks.com, 2013. Available at *http://drgoodman.pressbooks.com/chapter/chapter-3sexual-and-psychological-ramifications/*.

CAPÍTULO 3

Consentimento Informado e Responsabilidade na Cirurgia Estética Genital

Neal R. Reisman

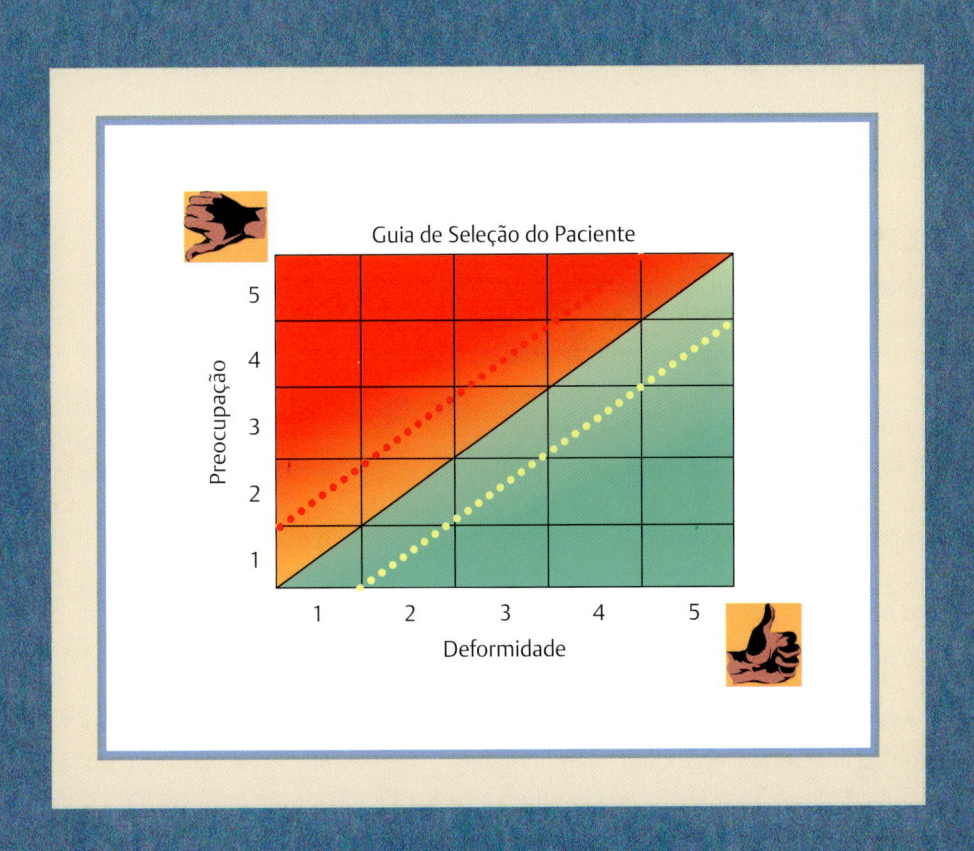

> ## Pontos-Chave
>
> - *Expectativas apropriadas da paciente são essenciais.*
> - *Os objetivos da paciente devem ser realistas para o procedimento.*
> - *Consentimento informado é um processo, NÃO o papel assinado.*
> - *Cirurgiões devem ser honestos na divulgação sobre os resultados de novos procedimentos.*

Questões Médico-Legais Básicas

As questões médico-legais básicas incluem elementos de um delito civil, consentimento informado, a definição de *danos*, e questões financeiras e de garantias específicas. A maioria das pacientes que busca a cirurgia estética de suas genitálias o faz por opção. Isto tem um impacto na responsabilidade civil, que estabelece quatro elementos para um processo civil:

- Um dever de tratar a paciente.
- Uma violação daquele dever.
- Causa próxima.
- Danos.

O primeiro elemento a ser estabelecido em um processo de negligência médica é o dever de tratar a paciente. Este dever pode começar quando a paciente é aceita no consultório. Portanto, expectativas realistas e tempo apropriado de cirurgia são essenciais. O segundo elemento constitui uma violação deste dever. Isto pode incluir o que foi descrito como *batalha dos especialistas*. Um padrão de cuidados é definido com dificuldade e sugere o nível apropriado de assistência que um médico sensato usaria para tratar uma paciente. Um padrão de cuidados compreende muitos métodos, todos dos quais são aceitáveis, embora diferentes médicos possam selecionar diferentes métodos. Ao escolher os procedimentos e um plano de tratamento, é sempre útil considerar os procedimentos aceitos por colegas. Se um novo procedimento ou método for contemplado, o mesmo deve ser completamente discutido com a futura paciente, de modo que não seja interpretado como um experimento em uma nova área. O terceiro elemento, causa próxima, estabelece que a violação da ação ou inação é diretamente responsável pelos danos. Isto também é conhecido como o elemento "não fosse pela", em que *não fosse pela* ação ou inação, os danos não teriam ocorrido. O último elemento é danos. Este pode ser confuso para os médicos, em que complicações da recuperação podem-se resolver sem a ocorrência de cicatrização residual adicional, mas mesmo assim danos são alegados. Danos, dependendo das leis estaduais e jurisdições, podem incluir dor e sofrimento, dano à união conjugal, cirurgia secundária ou adicional e cicatrização tardia, só para citar alguns. Pode ser seguro presumir que danos estarão presentes, caso ocorra uma violação dos cuidados. Quanto mais eletiva a cirurgia, mais cuidadoso o médico deve ser em aceitar pacientes cujas expectativas e objetivos sejam sensatos e alcançáveis.

Falha em atingir as expectativas e considerações financeiras são os principais motivos pelos quais processos judiciais são movidos. Cabe ao médico reservar uma quantidade de tempo apropriada explicando, demonstrando e fornecendo recursos visuais para ajudar as pacientes a tomar uma decisão informal sobre o procedimento. Sempre sugeri que os médicos, quando possível, aceitem pacientes de que "gostem" e em quem sejam capazes de proporcionar um resultado desejado. Isto pode ser difícil de alcançar após apenas uma consulta. Futuras pacientes devem ser aceitas apenas depois de pelo menos duas consultas, e após decisões cirúrgicas terem sido realizadas.

Questões Médico-Legais Inerentes à Cirurgia da Genitália Feminina

Cirurgia nesta área anatômica apresenta muitos riscos inerentes e possíveis complicações, que podem ocorrer após o fornecimento dos melhores cuidados. O consentimento geral basicamente deve incluir cicatrização, infecção, sangramento, dispareunia, não cicatrização, a possível necessidade de cirurgia adicional e revisões, e resultados inferiores ao desejável. Uma tendência das pleiteantes é a de iniciar um processo judicial decorrente de um risco inerente, como uma cicatriz ou uma complicação conhecida. Os cirurgiões devem ter cuidado, começando na consulta inicial e durante toda a assistência, para não insinuar, "Isto não acontecerá com você, mas eu tenho que falar sobre o assunto". É essencial avaliar e compreender os riscos adicionais às pacientes que possam interferir com os cuidados. Estes incluem tabagismo, alterações nutricionais provocadas por dieta ou procedimentos de perda de peso, os efeitos de suplementos isentos de prescrição, e a não adesão às instruções pós-operatórias e restrições de atividades. As pacientes devem ser informadas sobre os riscos da não adesão. Os cirurgiões podem dizer, "Não posso mais ser responsável pelo seu resultado se você não seguir as instruções recomendadas". Todas as pacientes devem assinar uma política de revisão. O consentimento deve afirmar claramente a necessidade do cumprimento das instruções pré e pós-operatórias, e explicar que as pacientes não aderentes serão responsáveis pelo custo de qualquer cirurgia adicional. Por exemplo, pacientes de labioplastia que fumam antes ou após a cirurgia correm um risco muito elevado de complicações da ferida. Estas pacientes devem assinar uma política de revisão afirmando que deverão pagar por qualquer cirurgia de revisão.

Cirurgiões que descrevem uma complicação com antecedência são geralmente considerados como sendo muito espertos; no entanto, a mesma informação fornecida após a ocorrência da complicação é frequentemente vista como uma desculpa e não é bem-aceita. O melhor conselho que posso oferecer é discutir os benefícios de um procedimento *versus* os riscos inerentes e complicações que podem ocorrer, simultaneamente assegurando que os objetivos da paciente sejam realistas. Este processo deve ser realizado ao longo do curso de várias consultas.

Consentimento informado é um componente crucial de um processo judicial e essencial para a felicidade da paciente. Gestores de risco mencionam o consentimento informado, reconhecendo sua importância, contudo, o mesmo é raramente a única base de um processo judicial bem-sucedido. Estudos cardiovasculares sugeriram que os pacientes compreendem e retêm aproximadamente 35% do que é discutido em uma consulta.[1] No entanto, estes dados são antigos e, ao apresentar a informação de forma que acomode os principais estilos de aprendizagem dos pacientes – visual, auditivo e cinestésico – as taxas de retenção podem ser muito mais elevadas. Através de um esforço colaborativo do cirurgião, coordenador, enfermeiro e outros, uma clínica pode- se beneficiar com a apresentação de uma história de expectativas para aprendizes auditivos, diagramas e fotografias para aprendizes visuais, e exemplos específicos de possíveis interações para aprendizes cinestésicos. Quanto mais recursos dos três tipos forem incluídos no processo de consentimento informado, melhor a compreensão de um cirurgião das expectativas da paciente e a capacidade de alcançá-las, e maior a compreensão da paciente dos riscos e complicações aceitáveis.

O processo de consentimento informado deve ser documentado em um estilo educacional, e não em um estilo "juridiquês". Uma quantidade de tempo apropriada deve ser concedida para perguntas e respostas, e para confirmar que a paciente compreenda o que pode e, especialmente, o que não pode ser alcançado, e que nenhum resultado pode ser garantido. Isto não pode ser realizado em uma consulta, no final da qual a paciente assina o documento de reflexão, que é o consentimento informado, refletindo o que foi discutido nesse "processo". Algumas pacientes nunca entendem o processo de consentimento informado, enquanto outras entendem após a segunda interação com o médico. Para aquelas que não compreendem, cirurgiões sábios não agendarão a cirurgia, mas sim continuarão a fornecer informações "não comerciais", ajudando a futura paciente a balancear seus objetivos e compreensão. O processo deve ser explicado em parte pelo cirurgião que realizará a cirurgia. O enfermeiro ou coordenador pode auxiliar, mas não pode discutir profundamente e responder questões cirúrgicas.

Por causa da anatomia variada da área genital, novos procedimentos ou, mais comumente, variações das técnicas- padrão são necessários para alcançar os melhores resultados estéticos. As pacientes precisam ser informadas das incisões assimétricas, como daquelas realizadas para uma dupla prega unilateral dos pequenos lábios. Uma revisão das fotos pré-operatórias (tiradas com a paciente em uma posição de litotomia) é uma etapa importante a ser realizada com todas as pacientes de cirurgia estética genital. A possível localização de cicatrizes deve ser indicada para as pacientes antes da cirurgia.

Antes de realizar um novo procedimento ou uma variação de uma técnica- padrão, um cirurgião experiente pode dizer à paciente, "Estou me baseando em minha experiência clínica e treinamento." Esta é uma declaração aceitável, mesmo que o procedimento seja um comumente realizado. Geralmente, esses novos procedimentos são variações de procedimentos aceitáveis comumente realizados que adicionam um nível de conforto ao cirurgião e à paciente. No entanto, cirurgiões devem informar que este procedimento é novo. Uma declaração sugerida é: "Este é um procedimento novo e aceitável, mas certamente dentro de meu treinamento cirúrgico." O procedimento deve ser baseado em artigos e conhecimento sólido, revisado e aceito por colegas. Discutivelmente, um procedimento totalmente novo deve proporcionar a segurança da paciente de um Conselho de Revisão Institucional. Variações de procedimentos com o uso de uma técnica cirúrgica aceitável podem não necessitar do envolvimento do IRB. Entretanto, isto não remove a necessidade de uma discussão adequadamente documentada do procedimento, da experiência relacionada com o procedimento, dos riscos, perigos, objetivos realistas e alternativas. Falha em incluir esta discussão pode resultar em uma paciente, agora uma pleiteante, dizendo, "Eu nunca teria concordado com o procedimento se eu soubesse que era experimental e que o médico não tinha experiência."

Os motivos e objetivos da paciente devem ser discutidos. Expectativas fracassadas, um motivo comum de processos judiciais, podem surgir quando uma paciente não impede o caso extraconjugal de seu marido, não reaviva o romance ou não conquista a felicidade conjugal. Através de discussões honestas e abertas durante o processo de consentimento informado, tais desejos podem ser revelados. Raramente, uma intervenção cirúrgica ajusta ou corrige problemas conjugais ou de relacionamento. Se uma paciente revela que o motivo para querer a cirurgia é de melhorar seu relacionamento sexual conjugal e de intimidade geral, e nada é documentado para desfazer tal objetivo, uma garantia implícita pode inadvertidamente ser criada. Uma vez que os cirurgiões ou os membros da equipe escutem informações sobre uma expectativa que pode não ser alcançada, eles têm a responsabilidade de declarar "que pode não acontecer", e não há garantias relativas ao comentário. Fracasso em desfazer a expectativa declarada pode criar uma garantia implícita. Os cirurgiões devem ser cuidadosos ao defender este novo campo cirúrgico empolgante; seleção apropriada da paciente com objetivos apropriados alcançáveis é essencial.

Problemas adicionais relacionados com o consentimento informado incluem as considerações financeiras. É necessário um acordo financeiro explícito, claramente escrito, que resuma os custos, incluindo as taxas do cirurgião, taxas do centro médico, taxas de anestesia, custos do laboratório de patologia, e outros custos esperados e inesperados. É aconselhável uma política de revisão, abrangendo um período de tempo finito, aceita com antecedência pela paciente. Recomendo que nenhuma taxa cirúrgica adicional seja incluída para revisões necessárias dentro de um período de 1 ano após a cirurgia, desde que a paciente cumpra com todas as consultas agendadas e instruções de acompanhamento. Taxas adicionais para o centro médico e anestesia podem ser necessárias. Isto varia com cada clínica. O importante é que, mesmo quando um cirurgião renuncia os custos de revisão, a paciente pode ter taxas adicionais. Pacientes que não seguem as instruções faltam às consultas, fumam contra o aconselhamento médico e criam riscos adicionais, não irão se beneficiar dessa política de revisão.

Cirurgiões podem-se beneficiar com a compreensão dos problemas de garantia. Dois tipos de garantia podem ser estabelecidos: expressa e implícita. Uma *garantia expressa* é uma exibição, como uma fotografia, desenho ou algo demonstrativo incluso no registro. Estabelece o que uma paciente acha que será seu resultado esperado. Quando este resultado não é alcançado, esta porção expressa do registro médico possivelmente cria uma violação da garantia. Portanto, cautela é necessária ao utilizar recursos visuais para descrever incisões, cicatrizes e abordagem de questões, a fim de evitar que o resultado esperado seja insinuado. Ao discutir as fotografias e diagramas esquemáticos dos resultados, os cirurgiões não devem insinuar que aqueles mostram como todas as pacientes se recuperam e os resultados que todas as pacientes alcançam.

Diagramas esquemáticos exibindo uma variação de resultados e cicatrizes devem ser discutidos com as pacientes para ajudá-las a entender os possíveis resultados, em vez de insinuar resultados específicos.

Uma *garantia implícita* pode ser estabelecida se uma paciente revelar um objetivo ou desejo específico, e o cirurgião sabe que o mesmo pode ser difícil de ser alcançado. Por exemplo, uma paciente revela que tem uma viagem de negócios muito importante para um resort de praia 2 semanas após a cirurgia. Ao escutar esse objetivo e não documentar uma discussão com a paciente da dificuldade de alcançá-lo e a necessidade de reagendar a cirurgia pode estabelecer uma garantia implícita de que a paciente será capaz de participar desse encontro de negócios. Violação da garantia geralmente não é coberta pelo seguro geral contra erro médico e não requer negligência para uma ação judicial bem-sucedida. O requisito é que a garantia tenha sido estabelecida e não cumprida. Pelo menos com a ação por negligência médica, o acusado tem a oportunidade de provar que o tratamento não foi negligente. Uma garantia não deveria ser estabelecida, porque apenas a falha da garantia é necessária para provar a alegação.

Expectativas e objetivos são fundamentais para entender os desejos de uma paciente longe da influência de parceiros e outros. Esta cirurgia envolve um grande componente emocional. Uma discussão com as pacientes sobre suas razões em buscar este tipo de cirurgia ajuda a determinar suas possíveis reações, caso áreas de não cicatrização ou cicatrização adicional ocorram. Os cirurgiões devem ser bastante cuidadosos com as pacientes que demandam procedimentos ou resultados que sejam pouco realistas ou fora de uma gama aceitável. Aceitar uma paciente, receber o dinheiro da paciente e operar a paciente para o que pode ser um resultado inadequado, somente porque a paciente queria, não é aceitável. Tenho frequentemente afirmado que uma paciente não pode consentir um procedimento negligente. A responsabilidade e o dever de um cirurgião são, algumas vezes, de proteger as pacientes delas mesmos. Ocasionalmente, uma paciente jovem de labioplastia solicitará uma labioplastia mesmo quando apresenta pequenos lábios pequenos no exame físico. Estas pacientes não devem ser submetidas à cirurgia, pois a cicatrização e os riscos superam a potencial melhora estética. Isto pode até resultar na não aceitação de pacientes, independente de seus graus de determinação e exigência. Ganhamos nosso sustento por meio de pacientes que nos importamos e nossa reputação por meio daquelas que não nos importamos.

Os cirurgiões devem ficar atentos para ter sempre um acompanhante presente durante um exame. Isto até se aplica a cirurgiões plásticos do sexo feminino e pacientes femininas. Um membro da família da paciente, do sexo feminino ou masculino, não é aceitável. Caso qualquer queixa anormal ou falsa surja, o caso se torna a palavra delas contra a sua.

Problemas muito maiores de privacidade e comunicação surgiram com respeito à proteção dos dados de informação da paciente e confidencialidade. Um acordo de comunicação que resume como as pacientes podem ser contatadas, incluindo via e-mail, telefone residencial, telefone comercial, celular e/ou rede social, é essencial. Este consentimento para comunicação deve ser atualizado frequentemente e os requisitos da paciente obedecidos. Se o resultado de uma paciente for adequado para mostrar para futuras pacientes, não apenas um consentimento geral HIPAA é necessário, como também um consentimento HIPAA comercial. Este consentimento comercial deve descrever especificamente onde a fotografia será usada, em qual contexto e por quanto tempo. É absolutamente necessário que os dados inclusos na fotografia sejam apagados, evitando qualquer conhecimento interno da identidade da paciente. Questões de privacidade regulares devem ser aplicadas em todo o consultório, incluindo todos os funcionários que protegem o registro médico, e até mesmo em público, caso uma paciente seja encontrada em um cenário social. Eu falo para minhas pacientes que não serei grosseiro, mas que não irei admitir que as conheço para proteger sua privacidade.

Existem riscos em todas as áreas da cirurgia plástica. Gorney e Martello[2] escreveram extensivamente sobre o equilíbrio entre a deformidade e os riscos. Seu "Gorneygrama" na Figura 3-1 demonstra os maiores riscos do tratamento de pacientes com mínimas deformidades. Futuras pacientes com deformidades maiores e menor preocupação (representadas no lado direito inferior do gráfico) tendem a ser pacientes muito melhores do que as pacientes que enxergam sua deformidade mínima como enorme (representada na área esquerda superior do gráfico). Cautela é sugerida ao tratar pacientes cujo balanço da deformidade e preocupação se encontre nesta área esquerda superior. Isto deve ser considerado ao aconselhar e tratar pacientes buscando uma melhora estética da genitália feminina. Embora pacientes possam ter pressões emocionais subjacentes significativas, o procedimento apropriado, com resultados melhorados, pode ser mais satisfatório.

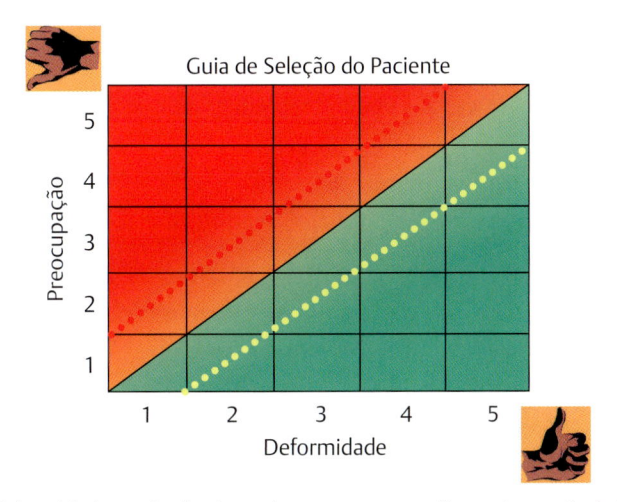

Fig. 3-1 A relação da deformidade no eixo horizontal com a preocupação no eixo vertical ajuda a esclarecer as expectativas da paciente. Uma paciente com um nível de deformidade 2 e um nível de preocupação 4 pode nunca ficar satisfeita ou encontrar qualquer resultado aceitável. É necessário cautela! No entanto, uma paciente com um nível de deformidade 4 e um nível de preocupação 2 geralmente conquista um resultado aceitável e gratificante. Considerar o Quasimodo, o Corcunda de Notre Dame (nível de deformidade 5). Ele busca melhorar a corcunda e afirma que qualquer melhora será ótima, pois ele compreende que sempre terá sua corcunda (nível de preocupação 2). Este é um paciente aceitável e realista. No entanto, uma paciente com uma cicatriz pouco perceptível no pescoço (nível de deformidade 1), mas que se recusa a sair de casa sem uma blusa de gola alta para cobrir a cicatriz (nível de preocupação 5) pode não ser uma paciente realista ou aceitável. Pacientes cujo perfil esteja na área entre as *linhas pontilhadas* podem ser aceitáveis para assistência e tratamento, porém somente após uma seleção muito cautelosa. Por exemplo, uma paciente cujo perfil esteja na *área vermelha*, porém entre as linhas pontilhadas, pode ser uma candidata para cirurgia após muitas discussões.

Conclusão

Este capítulo destina-se a orientar e auxiliar no tratamento de pacientes consideradas ou sendo submetidas à cirurgia da genitália feminina. Um número muito maior de questões financeiras e psicológicas está envolvido. A abordagem da equipe de um consultório responsivo e atencioso pode ajudar as pacientes mais apropriadamente e fornecer uma experiência gratificante a todos os envolvidos.

Referências

1. Falagas ME, Korbila IP, Giannopoulou KP et al. Informed consent: how much and what do patients understand? Am J Surg 198:420, 2009.
2. Gorney M, Martello J. Patient selection criteria. Clin Plast Surg 26:37, 1999.

Leitura Sugerida

American Society of Plastic Surgeons. Informed consent documents, edited by N. Reisman, 2012.

Parte II
Técnicas

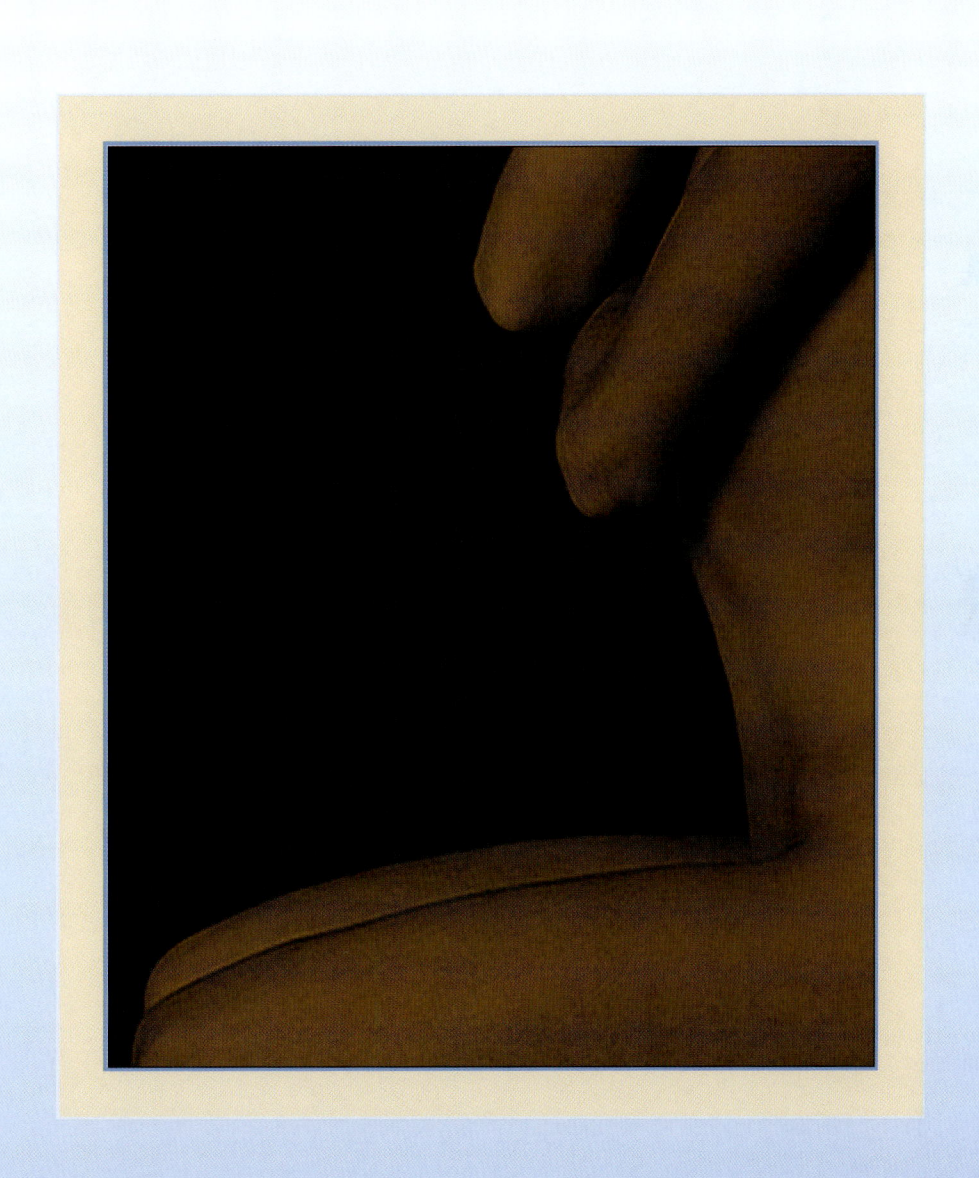

CAPÍTULO 4

Redução Labial – Técnica Cirúrgica em Cunha

Christine A. Hamori

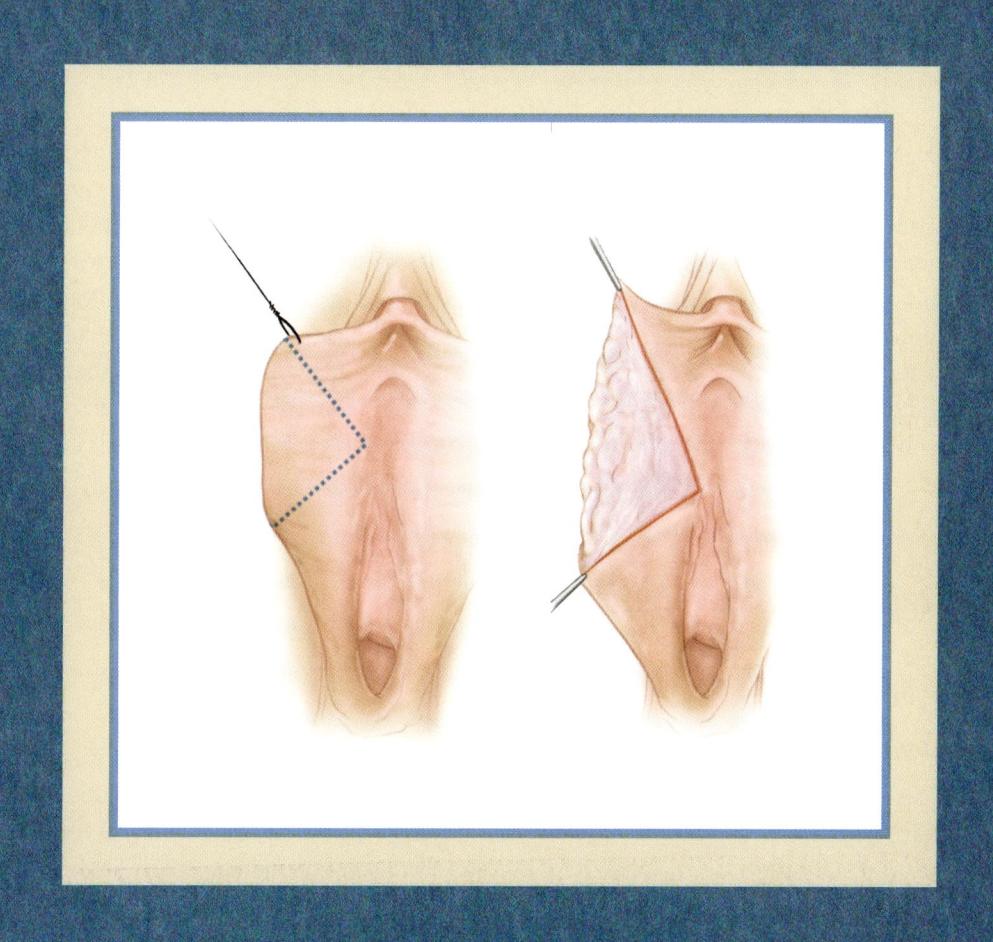

> **Pontos-Chave**
>
> - *Labioplastia por redução cuneiforme é um procedimento seguro e eficaz.*
> - *Ressecção em cunha cria uma pequena cicatriz horizontal que é quase imperceptível após a resolução.*
> - *A remoção do excesso dos pequenos lábios com uma técnica em cunha poupa os nervos críticos e preserva o suprimento arterial.*
> - *As pacientes toleram bem o procedimento com anestesia local; geralmente, leva menos de uma hora para ser realizado.*
> - *O uso de ablação por radiofrequência de plasma à baixa temperatura pode ajudar na cicatrização da ferida e recuperação precoce.*
> - *Complicações, como entalhe da borda, deiscência e hematoma, são raras (ver Capítulo 10: Complicações da Cirurgia Estética Genital Feminina).*

Alteração cirúrgica dos pequenos lábios é o procedimento estético vaginal mais frequentemente realizado.[1] Muitas técnicas publicadas descrevem a redução do tamanho dos pequenos lábios. Os dois tipos mais comuns são os procedimentos de ressecção linear (trim) da borda e ressecções em cunha. Em 1998, Alter[2] descreveu pela primeira vez a técnica cuneiforme como uma cunha central removida da porção mais protuberante dos pequenos lábios. As vantagens incluem preservação da arquitetura natural da borda, uma cicatriz mais curta e sensibilidade da cicatriz reduzida. Em 2008, Alter[3] revisou sua experiência de 2 anos com 407 labioplastias em cunha estendida. A modificação da técnica causou o estreitamento do capuz do clitóris e minimizou o defeito em "orelha de cachorro" criado com a técnica somente em cunha. A incidência de complicações foi baixa, e a taxa de satisfação das pacientes foi alta.

Indicações e Contraindicações

Indicações

Alongamento Radial dos Pequenos Lábios

As técnicas em cunha são mais adequadas para pacientes com alongamento radial dos lábios e pigmentação contínua das bordas (Fig. 4-1). Basicamente, uma simples "cunha" de tecido em sua espessura total é ressecada da porção mais protuberante dos pequenos lábios, e as bordas da submucosa e mucosa são reaproximadas. Esta ressecção em cunha diminui a circunferência, reduzindo, consequentemente, a protrusão dos pequenos lábios para além dos grandes lábios (Fig. 4-2).

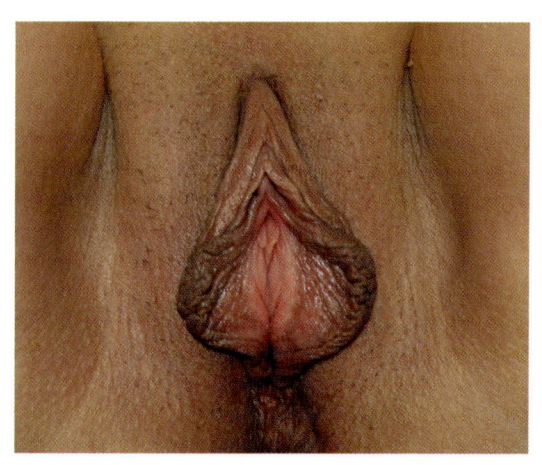

Capítulo 4 ▪ Redução Labial – Técnica Cirúrgica em Cunha   43

Fig. 4-1   Esta paciente de 49 anos de idade possui um capuz do clitóris ampliado e excesso dos pequenos lábios.

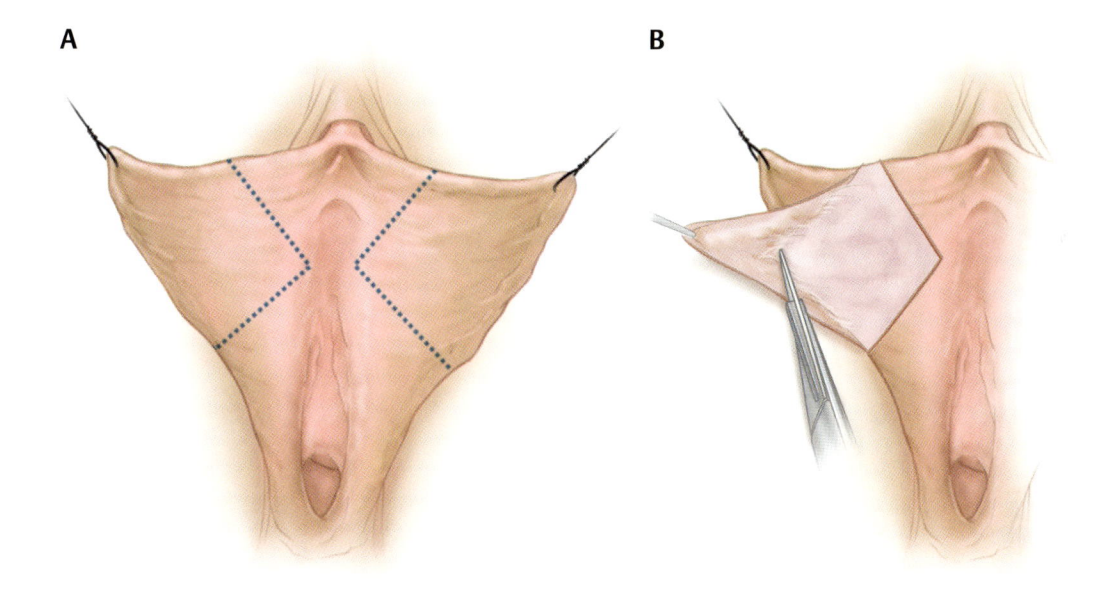

Fig. 4-2   **A,** Marcações da ressecção em cunha dos pequenos lábios. **B,** Excisão de um defeito em cunha com preservação da submucosa subjacente.

Pequenos Lábios Espessados

Lábios mais espessos causados pela redundância da mucosa ou submucosa são adequados para ressecções em cunha (Figs. 4-3 e 4-4). A ressecção da borda em tais patentes é difícil, pois a remoção da submucosa necessita de uma quase amputação dos lábios. Isto resulta em remanescentes labiais bastante curtos que carecem da arquitetura natural da borda (Fig. 4-5). O procedi-

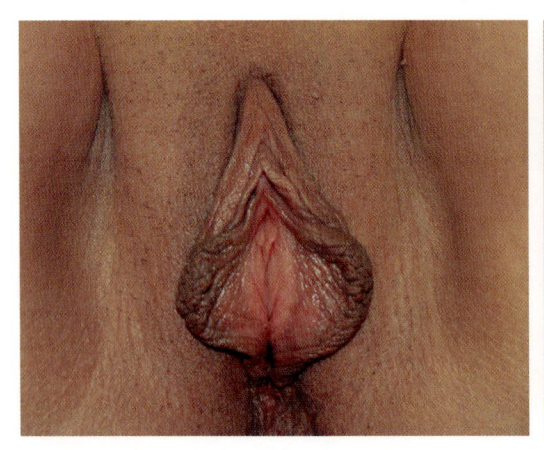

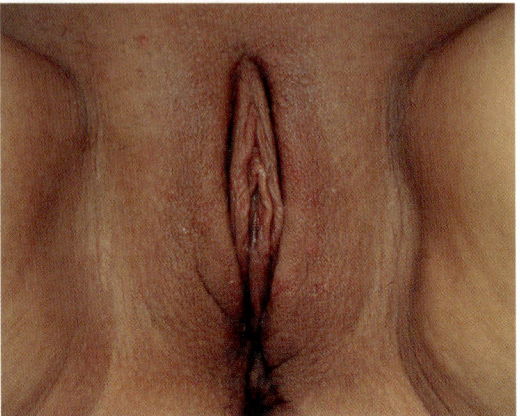

Fig. 4-3 Esta mulher de 49 anos de idade é demonstrada antes e 3 meses após uma labioplastia em cunha estendida.

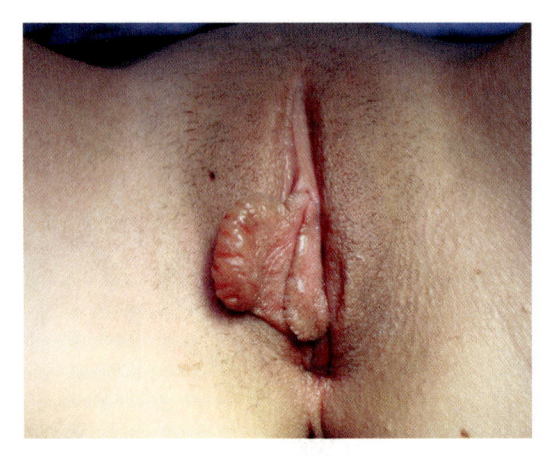

Fig. 4-4 Esta mulher de 27 anos de idade apresenta hipertrofia unilateral dos pequenos lábios (espessamento da submucosa).

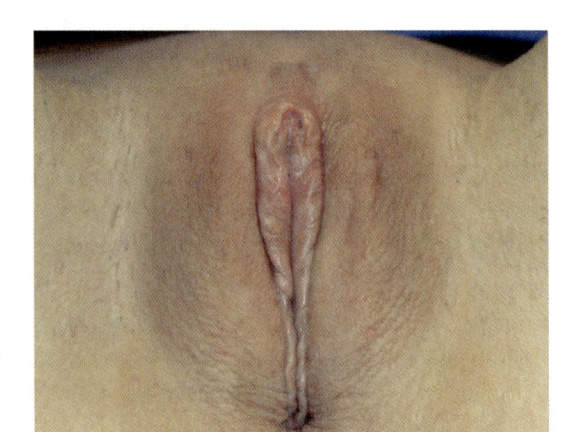

Fig. 4-5 Esta mulher de 46 anos de idade é demonstrada 10 meses após ser submetida a uma labioplastia pela técnica de ressecção em cunha.

mento em cunha possibilita o ajuste da quantidade de ressecção da submucosa, facilitando a remoção completa da submucosa em pacientes com lábios muito volumosos. No entanto, em pacientes com lábios finos ou atróficos, a submucosa é preservada no tecido residual após uma ressecção em cunha (Figs. 4-6 e 4-7). Pacientes com mínima submucosa também são adequadas para ressecção em cunha.

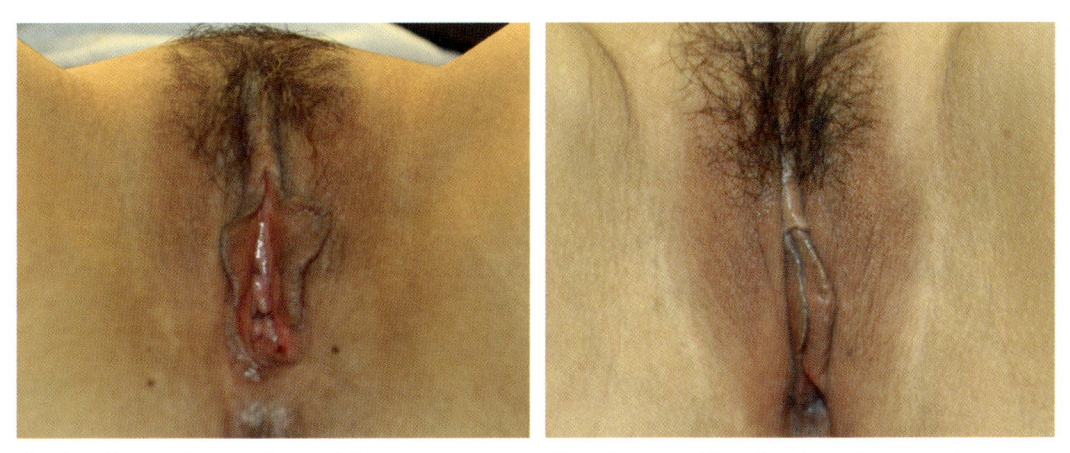

Fig. 4-6 Esta mulher de 44 anos de idade com pequenos lábios finos e atróficos (mínima submucosa) é demonstrada antes e após uma ressecção cuneiforme em "L" por remoção da mucosa.

EXCISÃO EM CUNHA DE ESPESSURA TOTAL   REMOÇÃO EM CUNHA DA MUCOSA

Fig. 4-7 Uma ressecção em cunha de espessura total para lábios espessos *versus* remoção da mucosa para lábios finos e atróficos.

Variante Ondulada

Pacientes com excesso do comprimento AP no plano sagital, ou uma variante ondulada, são candidatas apropriadas para uma série de pequenas excisões em cunha ao longo do comprimento dos lábios (Fig. 4-8). Isto reduz o comprimento e, consequentemente, a ondulação e volume para fornecer um resultado mais estético (Fig. 4-9). Uma única cunha mais obtusa pode ser suficiente; no entanto, a tensão seria maior no ponto de fechamento da cunha, deixando tecido dobrado

Fig. 4-8 Esta paciente de 40 anos de idade apresenta excesso ondulado dos pequenos lábios no plano sagital.

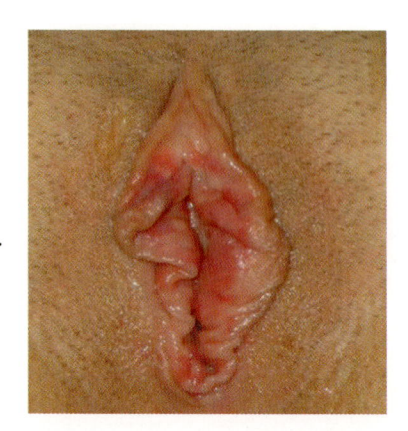

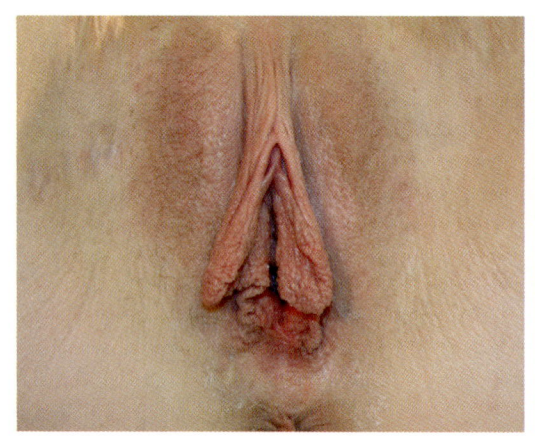

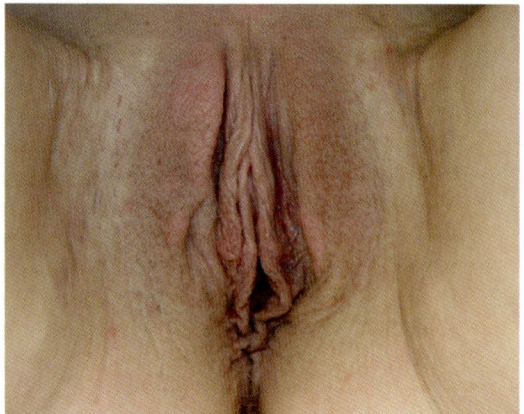

Fig. 4-9 Esta paciente de 37 anos de idade tinha pequenos lábios redundantes no plano sagital. Sua foto é mostrada antes e após a labioplastia em cunha.

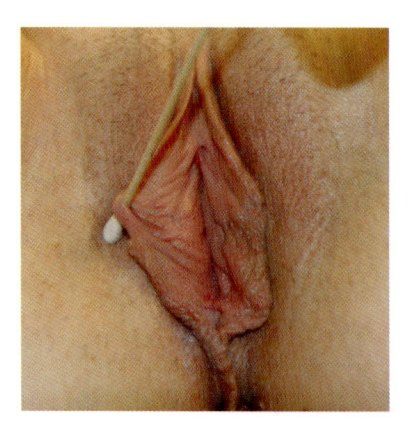

Fig. 4-10 Esta mulher de 32 anos de idade com pequenos lábios finos apresenta fenestrações 8 semanas após a labioplastia em cunha.

e redundante em ambos os lados da cunha. Lábios muito finos e atróficos, com pouca submucosa, não são tratáveis por ressecção em cunha, pois suturas da submucosa tendem a se romper, resultando em entalhe e/ou fenestrações da borda (Fig. 4-10).

Variante em Funil

Pequenos lábios em forma de funil, que se estendem radialmente a partir de uma base estreita, representam uma variação anatômica desafiadora (Fig. 4-11). Estes casos podem ser abordados com uma ressecção em cunha conservadora ou ressecção da borda. Ao realizar uma ressecção em cunha, é essencial anotar a posição do lábio posterior. Ressecção em cunha agressiva pode resultar em pinçamento do introito posteriormente e desconforto durante o intercurso. A membrana deve ser liberada, similar a uma pequena episiotomia, no momento da labioplastia. Esta cicatriz tende a ser mais dolorosa no pós-operatório por causa de sua localização sobre o períneo. Com o uso de um espelho de mão, os cirurgiões devem mostrar a redundância labial posterior no pré-operatório e descrever a cicatrização adicional que resultará.

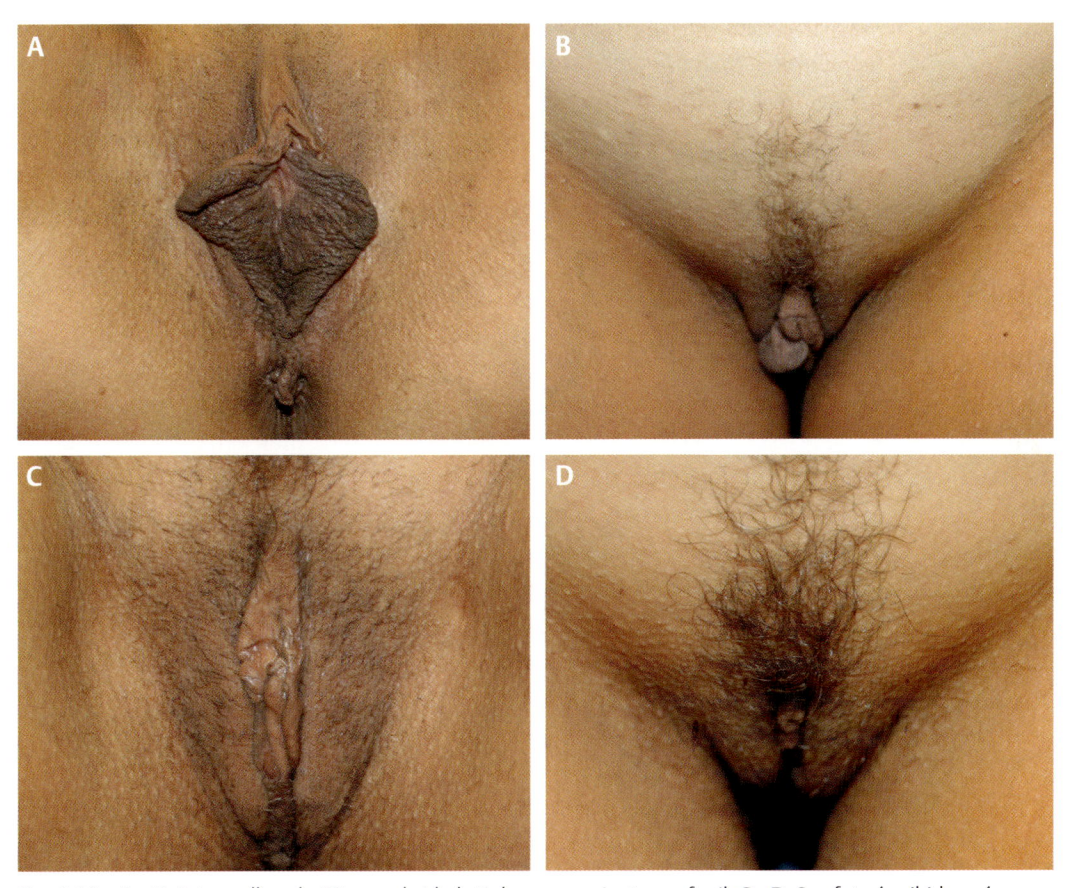

Fig. 4-11 **A e B,** Esta mulher de 46 anos de idade tinha uma variante em funil. **C e D,** Sua foto é exibida após a labioplastia em cunha estendida e liberação labial posterior.

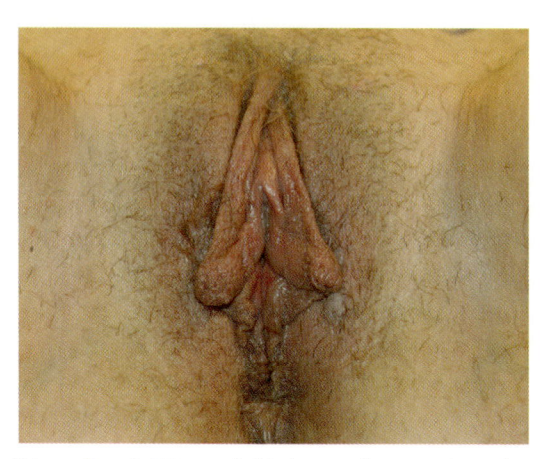

Fig. 4-12 Esta mulher de 50 anos de idade possui uma variante de prega dupla.

Variante de Prega Dupla

Muitas pacientes têm pregas adicionais dos pequenos lábios superiormente. A prega começa na confluência do frênulo clitoriano e pequenos lábios, e se estende superiormente por uma distância variável em direção à comissura intervulvar (Fig. 4-12). Pacientes com uma prega dupla unilateral podem não estar cientes da prega no pré-operatório, e a assimetria deve ser mostrada a elas durante a consulta. Pregas duplas são geralmente excisadas em uma ressecção linear da borda, resultando em uma cicatriz no sulco interlabial. A cicatriz tende a se resolver bem, e a excisão da prega unilateral é tipicamente recomendada para evitar assimetria no pós-operatório.

Capuz do Clitóris Ampliado

Pacientes com pequenos lábios grandes podem ter um capuz do clitóris ampliado ou redundante. Procedimentos de ressecção da borda nestas pacientes podem resultar em uma persistência da frouxidão e redundância do capuz, e a aparência de um "pênis" no pós-operatório[4] (Fig. 4-13). Hunter[5] declarou que a redundância do capuz era a razão mais comum para a revisão cirúrgica da labioplastia. O procedimento em cunha estendido descrito por Alter[6] aborda o capuz do clitóris ampliado por uma extensão superior da cunha sobre o capuz do clitóris lateral (Fig. 4-14). A leve tensão criada por uma ressecção em cunha tende a reduzir a projeção anterior do capuz do clitóris, prevenindo redundância e a aparência de pênis.

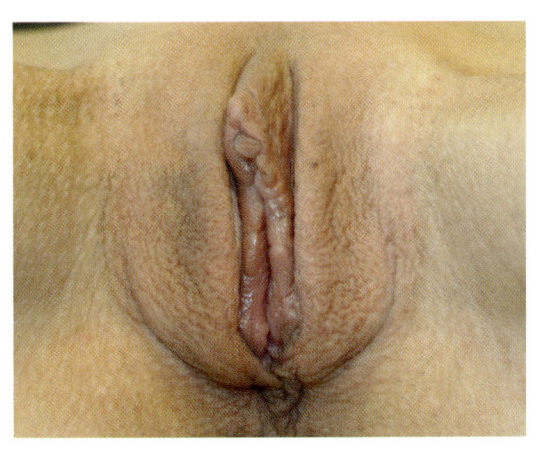

Fig. 4-13 Esta mulher de 41 anos de idade apresenta uma deformidade em forma de pênis após uma labioplastia com desbaste agressivo da borda.

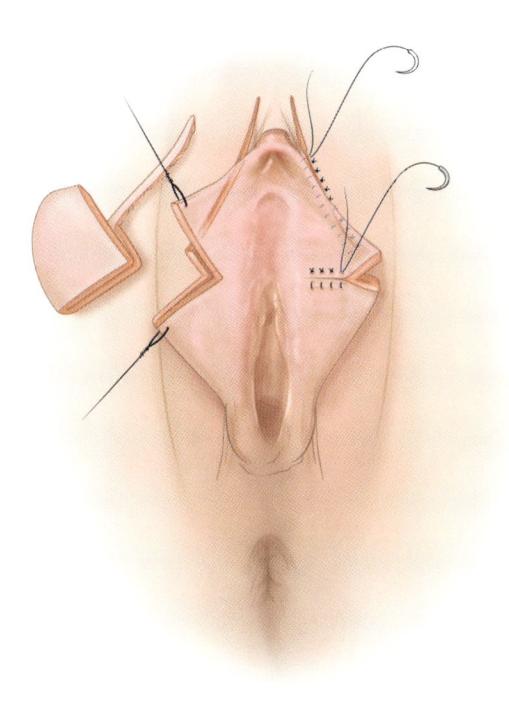

Fig. 4-14 O procedimento de Alter[6] em cunha estendida estreita o capuz do clitóris por meio de uma extensão lateral.

Contraindicações

A complicação mais comum da labioplastia em cunha é a deiscência ou entalhe da borda. A incidência das deiscências e janelas em cunha é muito mais comum em fumantes do que não fumantes, provavelmente em razão da baixa vascularização dos retalhos labiais residuais. Georgiou *et al.*[7] mostraram que os pequenos lábios são vascularizados por ramos das artérias pudendas interna e externa (Fig. 4-15). O suprimento sanguíneo dominante para os pequenos lábios é feito pelo vaso pudendo interno posteriormente. A artéria central grande, que percorre perpendicular à porção mais longa dos pequenos lábios, irriga grande parte dos pequenos lábios. Um pequeno ramo do sistema pudendo externo irriga o capuz do clitóris e a porção mais anterior dos pequenos lábios. Ressecções em cunha realizadas posteriormente (ressecção em cunha posterior) sobre a artéria central podem induzir isquemia do retalho labial anterior em cunha, que é irrigado apenas por pequenos vasos provenientes do sistema pudendo externo. Para pacientes com vascularidade comprometida, como fumantes, os cirurgiões devem considerar um desbaste da borda em vez de uma ressecção em cunha. De acordo com os autores, a labioplastia por desbaste da borda (trim) manteve uma vascularidade consistente do retalho ao longo da borda labial (Fig. 4-16).

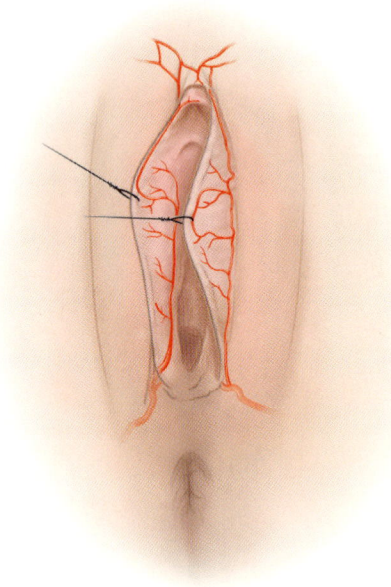

Fig. 4-15 Anatomia arterial dos pequenos lábios, com circulação superior dominante.

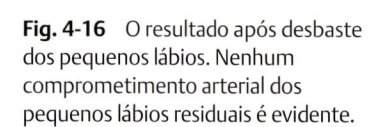

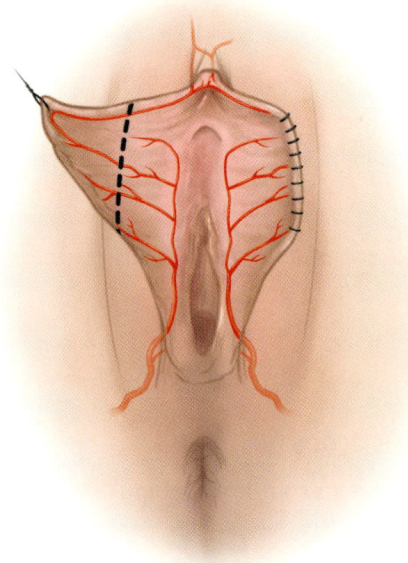

Fig. 4-16 O resultado após desbaste dos pequenos lábios. Nenhum comprometimento arterial dos pequenos lábios residuais é evidente.

Comprimento inadequado dos pequenos lábios na direção anteroposterior é uma contraindicação à labioplastia em cunha. Ressecção em cunha dessas variantes anatômicas pode resultar em excesso de tensão na sutura, com resultante separação da ferida. Em pacientes com variação de pigmentação ao longo dos pequenos lábios, os lábios escuros não devem estar contrapostos aos lábios mais claros, o que causaria uma faixa. Nestas pacientes, um desbaste da borda pode ajudar a remover a borda pigmentada para um resultado mais estético.

Avaliação da Paciente

Ao avaliar as pacientes para cirurgia labial, é essencial entender seus objetivos e expectativas. Um breve histórico sexual e ginecológico deve ser obtido. Uma vez que a paciente descreva seus desejos, a anatomia básica é demonstrada, e as opções cirúrgicas, riscos e potenciais complicações são discutidos. A genitália externa é examinada. É aconselhável a presença de outro profissional médico na sala durante o exame pélvico. Os pequenos lábios são avaliados para redundância, assimetria e pigmentação. Os grandes lábios e o capuz do clitóris são examinados.

Um espelho é fornecido para a paciente, e a mesma é solicitada para indicar as áreas que são particularmente incômodas. O cirurgião identifica a localização da incisão proposta. É importante enfatizar que assimetria é muito comum nesta área, e que certa quantidade de assimetria permanecerá no pós-operatório. Procedimentos combinados, como redução do capuz do clitóris e redução dos grandes lábios, podem ser discutidos durante a fase de exame da consulta.

Planejamento e Preparação Pré-Operatórios

Na consulta, o cirurgião e a paciente discutem a cirurgia proposta e os potenciais riscos e complicações. Modelos de diagrama no registro eletrônico são úteis para esboçar o procedimento proposto durante a consulta.

Por causa da natureza delicada e potencialmente constrangedora da cirurgia, fotografias não são tiradas até a manhã do dia da cirurgia. Se o procedimento for realizado com a paciente sob anestesia local, um antibiótico de cefalosporina oral é administrado 30 minutos antes do procedimento. Fotografias anteriores e posteriores são obtidas, enquanto a paciente está na posição ortostática, com as pernas ligeiramente abertas em frente de um fundo sólido (Fig. 4-17, *A*). Isto ajuda a documentar a quantidade de protrusão para além dos grandes lábios, o tamanho e posição dos grandes lábios, e assimetrias. Quando a paciente está na sala de cirurgia e em estribos, fotografias são tiradas, enquanto ela está na posição de litotomia (Fig. 4-17, *B*).

A labioplastia pode ser realizada com a paciente sob anestesia local ou geral. Pacientes com menos de 25 anos de idade, e aquelas ansiosas e com dificuldade de serem examinadas, enquanto na posição de litotomia na consulta, são sedadas por via intravenosa, ou uma anestesia geral é fornecida. Estas pacientes não precisam de anestésicos tópicos, e um antibiótico intravenoso é administrado (uma cefalosporina de primeira geração) 30 minutos antes do procedimento. Lidocaína com epinefrina, como descrito mais adiante, é injetada para hemostasia.

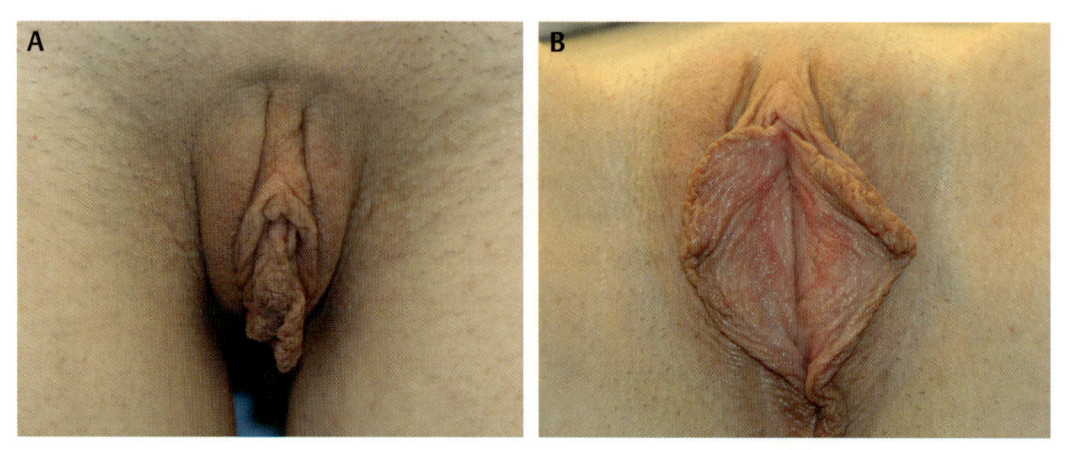

Fig. 4-17 Fotos pré-operatórias nas posições **A,** ortostática e **B,** litotômica de uma mulher de 28 anos de idade com aumento dos pequenos lábios e do capuz do clitóris.

Anestesia local usada isoladamente ou em combinação com sedação oral, como Percocet e Valium, funciona bem para a maioria das pacientes. Aplicação tópica de benzocaína, lidocaína e tetracaína, 20 minutos antes do procedimento, é eficaz. As pacientes geralmente não sentem as injeções se estas forem administradas muito lentamente com uma agulha calibre 30, começando no lado mucoso dos pequenos lábios. A mucosa é mais facilmente distendida com lidocaína, resultando em mínima ou nenhuma dor. Injeções na prega interlabial, entre os pequenos lábios e os grandes lábios, são necessárias para uma técnica em cunha estendida e podem ser desconfortáveis, pois a pele é mais espessa nesta área.

Técnica Cirúrgica

Marcações

As marcações são feitas após as fotografias da paciente terem sido tiradas na posição de litotomia. A cunha labial é marcada o mais anteriormente possível. O segmento anterior é desenhado primeiro, e o lábio é dobrado para aproximar o segmento mais posterior do V. O segmento mais anterior não dever ser posicionado muito próximo (menos que 0,5 cm) do meato uretral, pois distorção pode resultar em borrifação do jato urinário. As duas margens do V devem ser aproximadas com mínima ou nenhuma tensão. Logo que um lado é concluído, o outro lábio é marcado. As duas cunhas marcadas podem ser de tamanhos diferentes com base na redundância dos pequenos lábios. Se a paciente tiver uma forquilha posterior conectada, que é puxada anteriormente com a aproximação das ressecções em cunha, a forquilha é liberada. Uma única incisão, realizada centralmente sobre a membrana da forquilha, é desenhada no plano sagital.

Coaptação das bordas do defeito labial com mínima tensão é fundamental. As marcações são realizadas, antes que a anestesia local seja injetada. A cunha é centralizada em torno da porção mais proeminente dos pequenos lábios, e mantida o mais anteriormente possível para maximizar um suprimento sanguíneo adequado[7] (Figs. 4-18 e 4-19). Ao marcar a porção mais anterior da cunha, a confluência do frênulo do clitóris, do capuz do clitóris e dos pequenos lábios deve ser considerada. Uma incisão acima da confluência resultará em um retalho em forma de W, que precisará ser anastomosado com o retalho posterior de borda única.

Fig. 4-18 Uma posição anterior da cunha resulta em uma perfusão mais robusta do retalho.

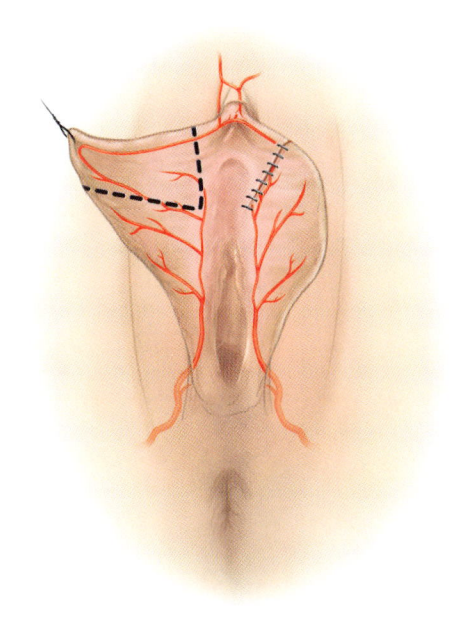

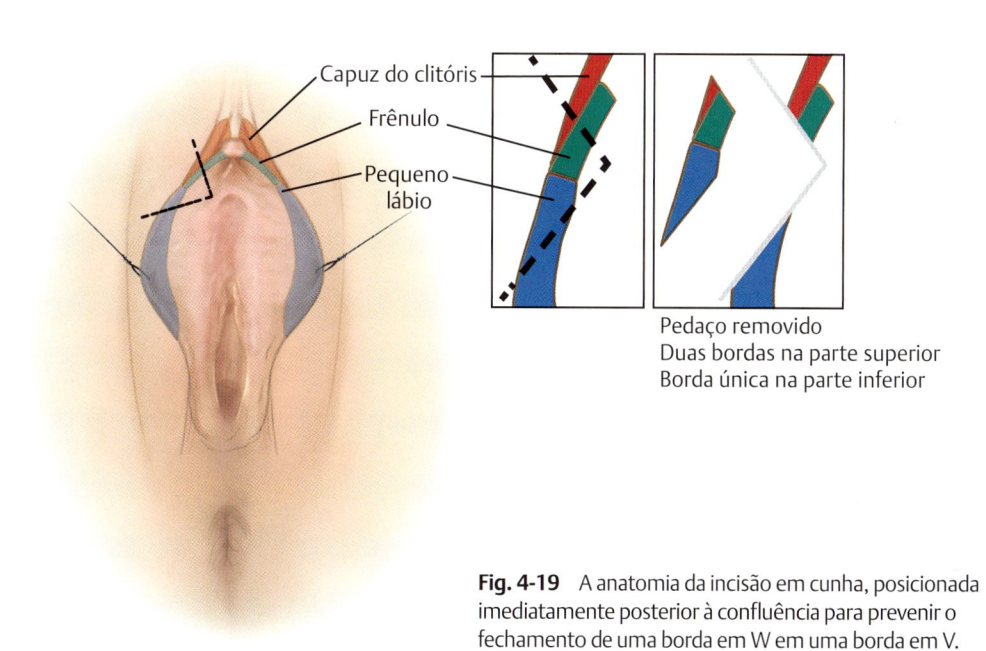

Capuz do clitóris
Frênulo
Pequeno lábio

Pedaço removido
Duas bordas na parte superior
Borda única na parte inferior

Fig. 4-19 A anatomia da incisão em cunha, posicionada imediatamente posterior à confluência para prevenir o fechamento de uma borda em W em uma borda em V.

Anestesia

Uma vez concluída as marcações, lidocaína a 1% com epinefrina a 1:100.000 é injetada (usando uma agulha calibre 30) via submucosa ao longo das marcações da cunha, e superiormente no sulco interlabial. Pelo menos 10 minutos são necessários para que o anestésico e a epinefrina façam efeito. Se o procedimento for realizado com a paciente sob anestesia local, um anestésico tópico (benzocaína a 20%, lidocaína a 6%, tetracaína a 4%) é aplicado na área e requer 15 minutos para fazer efeito. Uma dose de uma cefalosporina de segunda geração é fornecida no pré-operatório por via oral ou intravenosa, dependendo do tipo de anestesia fornecida.

Posicionamento da Paciente

A paciente é levada à sala de cirurgia e colocada em uma posição de litotomia com as pernas acondicionadas em estribos tipo bota para fornecer suporte à panturrilha e ao pé. Fotografias são tiradas (Fig. 4-20). Os pequenos lábios são fotografados enquanto são abduzidos e aduzidos

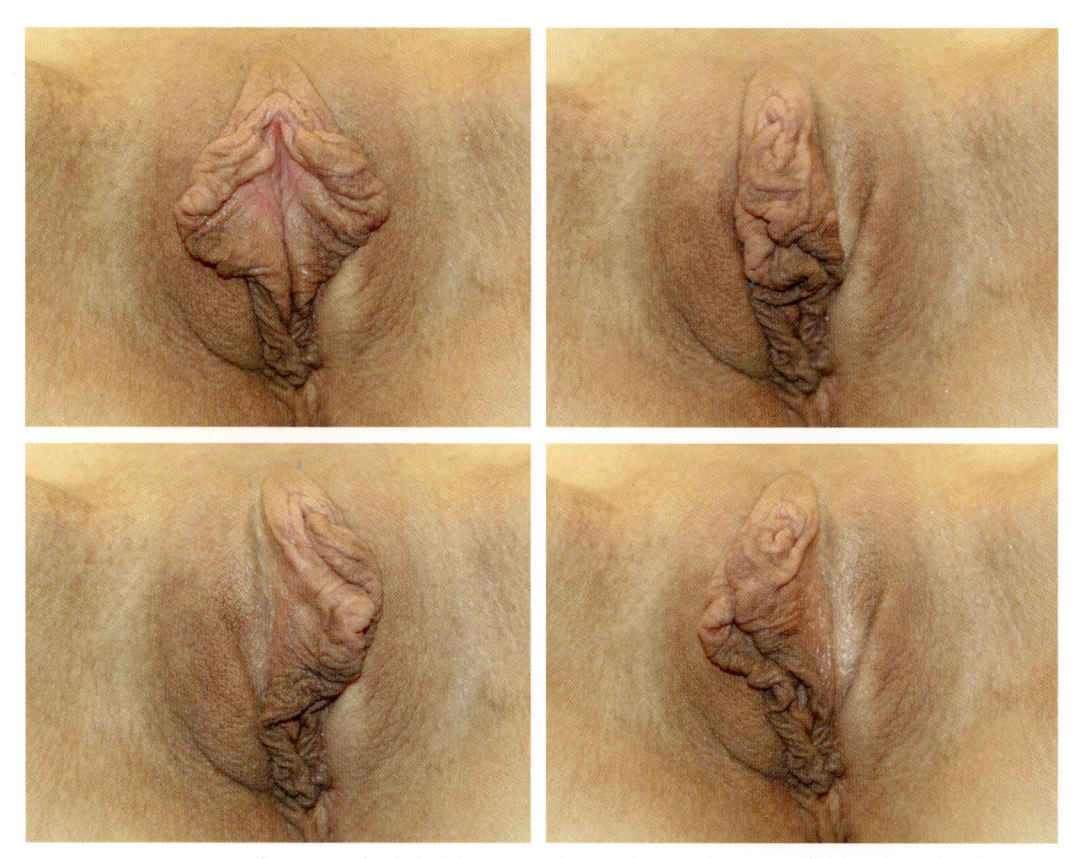

Fig. 4-20 Esta paciente de 28 anos de idade é demonstrada no pré-operatório antes da labioplastia (incidências em litotomia).

para documentar assimetrias no comprimento, presença de uma prega dupla unilateral ou bilateral, presença de uma confluência posterior do pequeno lábio e variações do capuz do clitóris. Atenção especial deve ser dada a estas variações no intraoperatório, a fim de alcançar simetria e prevenir revisões cirúrgicas.

Técnica

As incisões são realizadas pela mucosa com uma lâmina No. 15, um Peak PlasmaBlade™ (Medtronic) ou um eletrocautério agulha. Foi demonstrado que a baixa temperatura (40° a 100°C) do dispositivo de plasma, quando comparado à temperatura do eletrocautério tradicional, diminui a lesão térmica e melhora a cicatrização das feridas cirúrgicas.[8,9] A ressecção da submucosa é conservadora na maioria das pacientes. Em pacientes com pequenos lábios finos muito atróficos, é mais adequado remover a mucosa da cunha, em vez de realizar uma ressecção de espessura total. Hemostasia é obtida com o eletrocautério, e marcaína a 0,05% com epinefrina a 1:200.000 é injetada na área.

Uma vez confirmada a hemostasia, o defeito em cunha é fechado da camada profunda para a superficial com fio de sutura absorvível em monofilamento, como o Monocryl 4-0, montado em uma agulha cilíndrica SH. Suturas profundas são colocadas entre a derme da cunha anterior e cunha posterior. Aproximadamente cinco dessas suturas são necessárias por lábio. A borda principal é meticulosamente reaproximada com uma sutura de colchoeiro vertical, com fio Monocryl 5-0 montado em uma agulha cilíndrica RU. Esta sutura ajuda a prevenir entalhes. Se uma "orelha de cachorro" for formada lateralmente após o fechamento da cunha, ou se o capuz do clitóris for amplo, um triângulo estreito da porção superolateral do pequeno lábio pode ser ressecado, posicionando a cicatriz ao longo do sulco interlabial. A camada mucosa final é fechada com suturas contínuas ou interrompidas, usando fios de sutura Vicryl Rapide 5-0 ou Monocryl 5-0.

Cuidados Pós-Operatórios

As incisões são limpas com uma solução de sódio, e uma pomada antibiótica tópica é aplicada. Um absorvente perineal frio descartável (Medline Industries) é aplicado, e uma calcinha de malha descartável é colocada. Marcaína fornece aproximadamente 4 horas de analgesia, após o qual as pacientes podem ter dor manifestada em queimação. Elas são instruídas a tomar Vicodin cada 4 a 6 horas, conforme necessário, durante as 24-48 horas seguintes. Na alta hospitalar, as pacientes recebem uma garrafa de irrigação perineal e instruções de borrifar água morna sobre as incisões após a micção. Para pacientes com mais de 35 anos de idade, um estrogênio conjugado tópico (Premarin) é prescrito, com instruções para aplicar a medicação na área três vezes por semana durante 6 semanas. Isto promove a cicatrização da ferida. Um antibiótico oral de segunda geração (Duricef) é prescrito, com instruções para tomar duas vezes ao dia durante 5 dias. Prescrição de um antifúngico oral, como Diflucan, é fornecida para pacientes com prurido e corrimento.

Resultados e Desfechos

Labioplastia em Cunha Estendida com Liberação da Forquilha Posterior

Esta mulher de 32 anos de idade tinha excesso dos pequenos lábios. Ele estava tão constrangido pela aparência que evitava relações sexuais. Ela queria o mínimo possível de exposição labial. Em seu exame na posição ortostática, ela apresentou uma comissura intervulvar ampliada com pequenos lábios pendentes. Em uma posição litotômica, seus pequenos lábios eram redundantes, com espessamento da borda principal. Ela apresentava uma forquilha posterior conectada e uma gradação da pigmentação, de claro anteriormente para escuro posteriormente (Fig. 4-21, *A* e *B*).

Uma labioplastia em cunha estendida com uma liberação da forquilha posterior foi realizada. A paciente tolerou bem o procedimento. No pós-operatório, ela apresentou uma menor separação da comissura intervulvar, por causa dos pequenos lábios reduzidos e capuz do clitóris estreitado. Ela possui uma leve diferença na pigmentação no sítio da incisão da cunha (Fig. 4-21, *B* e *C*).

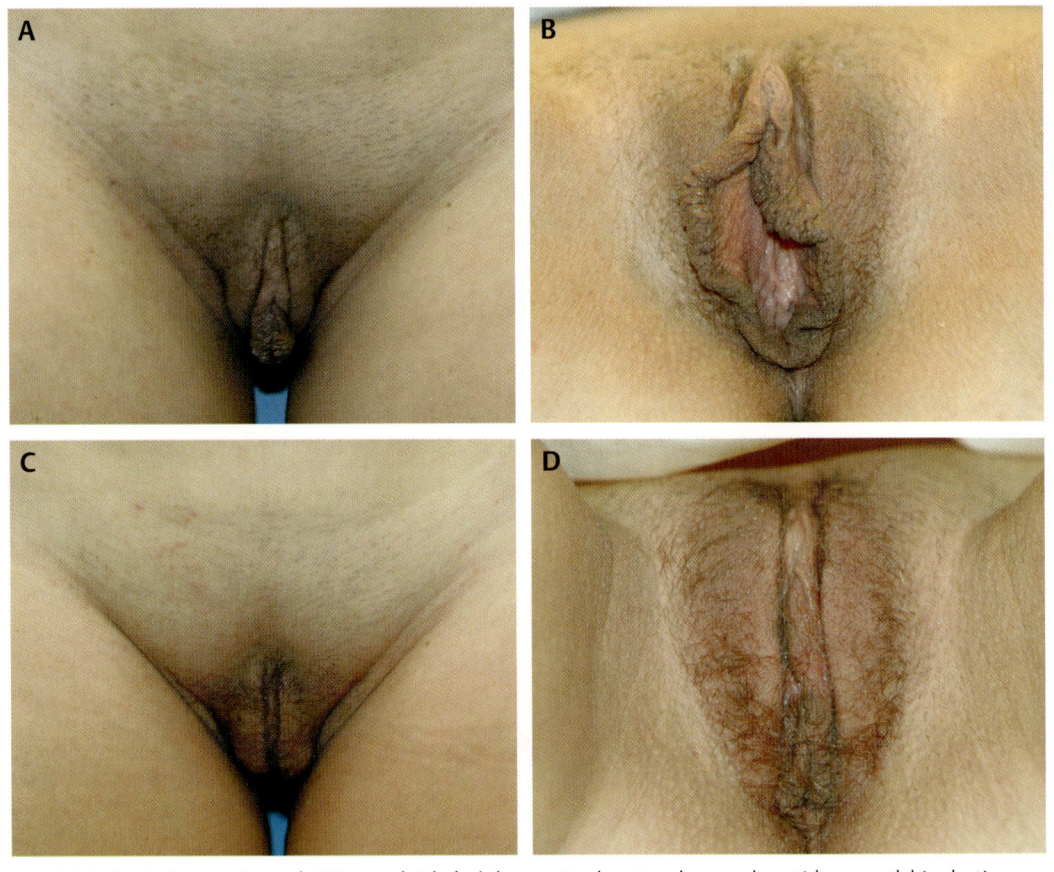

Fig. 4-21 **A** e **B,** Esta paciente de 32 anos de idade é demonstrada antes de ser submetida a uma labioplastia em cunha estendida com liberação da forquilha posterior. **C** e **D,** Resultado pós-operatório.

Labioplastia em Cunha Estendida com uma Redução do Capuz do Clitóris em V Invertido

Esta mulher de 55 anos de idade tinha pequenos lábios redundantes e pontudos, e alongamento do capuz do clitóris. Os pequenos lábios tendiam a projetar-se por debaixo de sua calcinha. Quando estava na posição ortostática, seus pequenos lábios pareciam longos, a comissura intervulvar era estreita, e o capuz do clitóris era ligeiramente alongado, porém estreito. Em uma posição litotômica, ela tinha pequenos lábios alongados e estreitos na base, com certa pigmentação e submucosa espessada. O capuz do clitóris era estreito, porém longo, e se estendia para além do clitóris, e parecia atrófico. O clitóris não estava aumentado (Fig. 4-22, A e B).

Uma labioplastia em cunha estendida foi realizada, com uma redução do capuz do clitóris em V invertido. No pós-operatório, a paciente estava bem e feliz com o resultado. Sua foto pós-operatória em litotomia mostra encurtamento do capuz do clitóris, sem uma cicatriz perceptível no dorso do capuz. Os pequenos lábios estão menores e mais delgados. Na foto na posição ortostática, os pequenos lábios não se projetam além dos grandes lábios (Fig. 4-22, C e D).

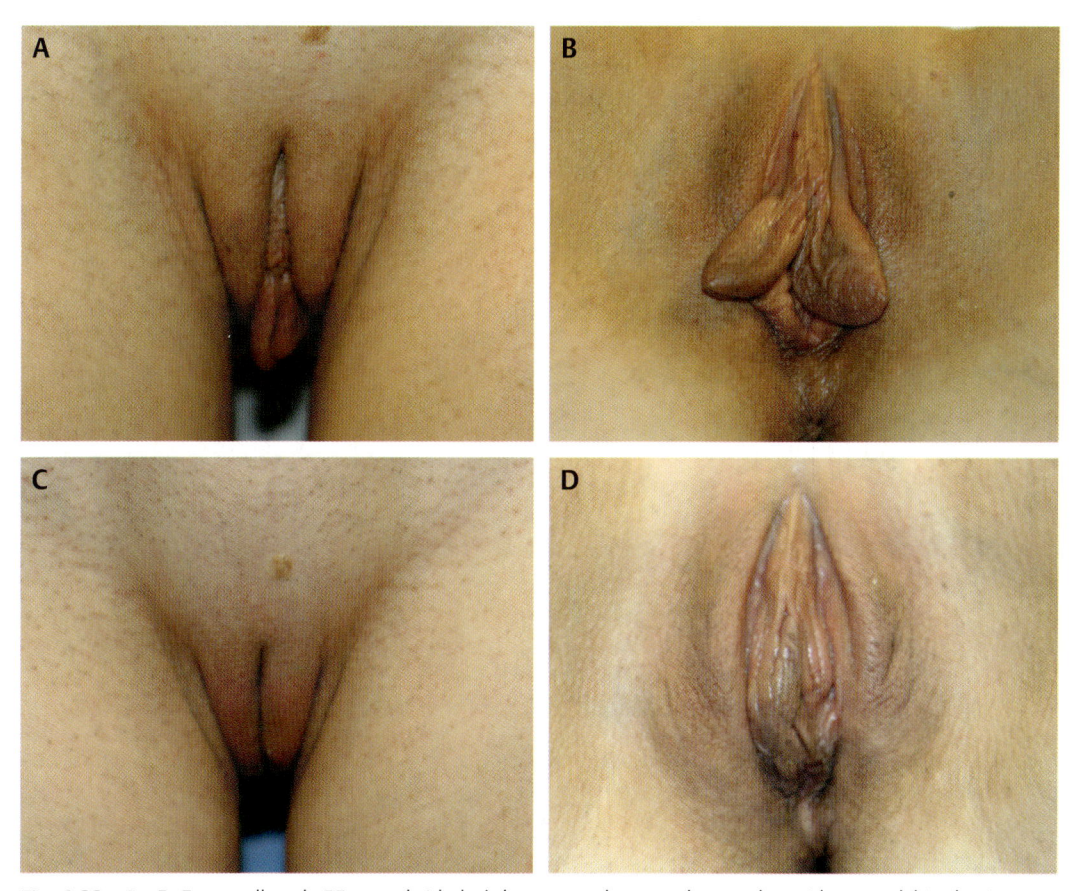

Fig. 4-22 **A e B,** Esta mulher de 55 anos de idade é demonstrada antes de ser submetida a uma labioplastia em cunha estendida e uma redução do capuz do clitóris. **C e D,** Resultado pós-operatório.

Problemas e Complicações

Complicações pós-operatórias causadas pela labioplastia em cunha incluem deiscência da ferida, hematoma, pigmento não correspondente e redução labial inadequada. Deiscência da ferida é de longe o problema pós-operatório mais comum, especialmente em fumantes (ver Fig. 10-2). Isto pode ser evitado minimizando o tamanho da cunha para reduzir a tensão, e posicionando a cunha o mais anteriormente possível para prevenir a transecção da artéria central dominante. Em fumantes, desbastes da borda são recomendados, evitando completamente a ressecção em cunha.

Hematomas que se formam no pós-operatório geralmente ocorrem dentro das primeiras 24 a 48 horas. Pequenos hematomas se apresentam com inchaço assimétrico e dor. As pacientes devem ser avaliadas, porém intervenção cirúrgica é raramente necessária. Hematomas maiores requerem evacuação cirúrgica na sala de cirurgia, geralmente com pacientes sob anestesia geral.

A demanda por cirurgia estética feminina continua a crescer rapidamente. Estudos adicionais são necessários para investigar resultados a longo prazo.[10] Uma labioplastia em cunha estendida é uma técnica simples e eficaz para reduzir o tamanho e protrusão dos pequenos lábios. É mais bem empregada em pacientes com pequenos lábios mais espessos (excesso de submucosa) e naquelas com redundância do capuz do clitóris no plano sagital. Atenção à hemostasia e alinhamento da borda é essencial para prevenir complicações, como entalhe, deiscência da borda e hematomas. Complicações causadas pela labioplastia em cunha são discutidas no Capítulo 10.

Referências

1. Goodman MD, Michael P, Placik OJ et al. A large multicenter outcome study of female genital plastic surgery. J Sex Med 7:1565, 2010.
2. Alter GJ. A new technique for aesthetic labia minora reduction. Ann Plast Surg 40:287, 1998.
3. Alter GJ. Aesthetic labia minora and clitoral hood reduction using extended central wedge resection. Plast Reconstr Surg 122:1780, 2008.
4. Hamori CA. Postoperative clitoral hood deformity after labiaplasty. Aesthet Surg J 33:1030, 2013.
5. Hunter JG. Labia minora, labia majora, and clitoral hood alteration: experience-based recommendations. Aesthet Surg J 36:71, 2016.
6. Alter GJ. Central wedge (Alter) labia minora reduction. Int Soc Sex Med 12:1514, 2015.
7. Georgiou CA, Benatar M, Dumas P et al. A cadaveric study of the arterial blood supply of the labia minora. Plast Reconstr Surg 136:167, 2015.
8. Ruidaz ME, Messmer D, Atmodjo DY et al. Comparative healing of human cutaneous surgical incisions created by the PEAK PlasmaBlade, conventional electrosurgery, and a standard scalpel. Plast Reconstr Surg 128:104, 2011.
9. Isik F. Discussion: comparative healing of human cutaneous surgical incisions created by the PEAK PlasmaBlade, conventional electrosurgery, and a standard scalpel. Plast Reconstr Surg 128:112, 2011.
10. Lista F, Mistry BD, Singh Y et al. The safety of aesthetic labiaplasty: a plastic surgery experience. Aesthet Surg J 35:689, 2015.

CAPÍTULO 5

Cirurgia de Redução dos Pequenos Lábios – Ressecção Linear Curvilínea

Red Alinsod

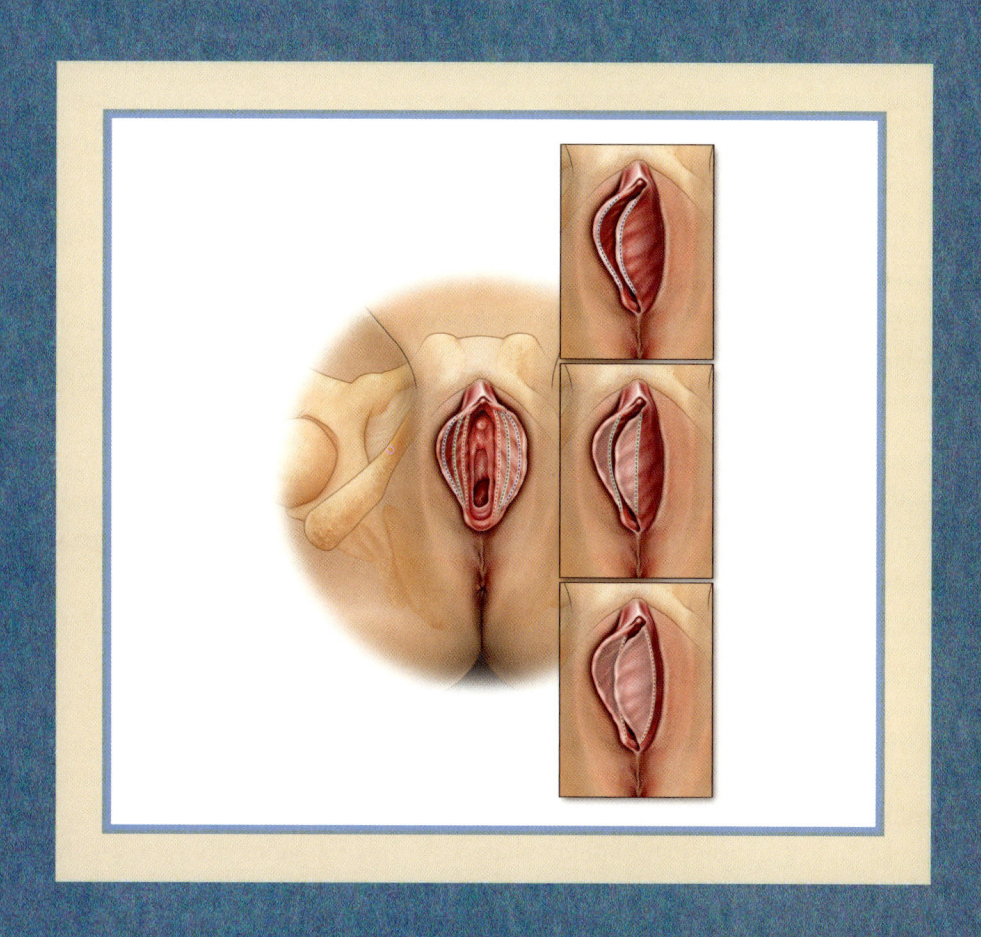

Pontos-Chave

- A maioria dos ginecologistas que realiza a cirurgia de labioplastia utiliza ressecção linear curvilínea. Em uma pesquisa de cirurgiões plásticos que realizaram labioplastias dos pequenos lábios, a técnica mais comumente realizada foi a ressecção linear curvilínea (52,7%), seguida pela ressecção cuneiforme central em V (36,1%).[1]

- Embora a técnica de excisão da borda supostamente provoque menos complicações de cicatrização da ferida, a mesma deixa uma linha de sutura na periferia que pode raramente resultar em contratura cicatricial e rara dor crônica durante o coito.[2] Excisões em cunha deixam o mesmo tipo de cicatriz, porém de forma mais horizontal. Cicatrizes causando dor são excepcionalmente raras, pois as cicatrizes labiais dramaticamente diminuem e suavizam, e geralmente não são detectáveis após 6 meses das excisões em cunha e das excisões lineares.

- Diferentes técnicas podem ser preferíveis para diferentes pacientes, dependendo das vantagens e desvantagens do procedimento, do grau e localização da hipertrofia dos pequenos lábios, e da preferência estética da paciente. Normalmente, uma excisão linear curvilínea fornece às pacientes qualquer grau de aparência estética que desejem, mas não mantém a aparência das bordas escuras e irregulares. As reduções mais radicais não são possíveis com as técnicas em cunha.

- A maioria das mulheres sendo submetida à labioplastia dos pequenos lábios deseja a remoção das bordas escuras dos pequenos lábios, mas algumas preferem preservar a borda escura de aparência natural e requerem apenas redução do volume labial.[2,3] Ressecções mais agressivas e excisões severas são possíveis com ressecções lineares curvilíneas, ao contrário das técnicas em cunha.

- Novas evidências corroboram o aumento na segurança, precisão, função e estética na labioplastia realizadas por radiofrequência (RF) dos pequenos lábios, comparado a outros procedimentos de redução dos pequenos lábios, quando realizado por um profissional apropriadamente treinado e experiente.[4]

Labioplastia, algumas vezes chamada de labiaplastia, é um procedimento cirúrgico ginecológico para reduzir o tamanho e, ocasionalmente, o formato dos grandes ou pequenos lábios.[5,6] É atualmente um dos procedimentos cirúrgicos estéticos vaginais mais frequentemente realizado.[5] As pregas mucocutâneas longitudinais bilaterais entre os grandes lábios e o vestíbulo vulvar são chamadas de ninfas ou pequenos lábios.[6-8] Os pequenos lábios são extremamente sensíveis ao toque durante a estimulação sexual, por causa do tecido conectivo erétil e ricas terminações nervosas nas ninfas.[5] Os pequenos lábios variam amplamente em comprimento, espessura, simetria, protuberância e no grau com que se projetam para além da borda dos grandes lábios.[5,6,8,9] Raramente, os pequenos lábios se projetam mais de 3 cm além da borda livre dos grandes lábios[5-10] e são geralmente considerados hipertróficos e esteticamente desagradáveis. A causa de pequenos lábios hipertróficos pode ser multifatorial e incluir hipertrofia congênita[8,11] e idiopática adquirida[12,13] pelo intercurso ou, possivelmente, masturbação, parto pela via vaginal, estase linfática, inflamação causada por dermatite ou incontinência urinária,[5] e alongamento com pesos e hormônios andrógenos exógenos.[13]

Em 1984, Hodgkinson e Hait[14] descreveram suas experiências com a labioplastia em três mulheres insatisfeitas com o tamanho e volume de seus pequenos lábios. Seus estudos resultaram no primeiro artigo publicado sobre cirurgia de redução estética eletiva dos pequenos lábios, idealizada para melhora visual da genitália externa em mulheres ocidentais. As principais técnicas cirúrgicas atualmente utilizadas na redução dos pequenos lábios incluem excisão linear curvilínea (ocasionalmente referida como técnicas de corte ou amputação) ou excisão elíptica[3,8,14] (também chamada de desbaste ou ressecção longitudinal das bordas labiais com sutura da borda labial),[3,15,16] ressecção central em cunha,[17] ressecção cuneiforme modificada em V (V plastia),[18,19] desepitelização,[13,20] labioplastia a laser[21] e labioplastia por RF. Independente da técnica empregada, os procedimentos de labioplastia dos pequenos lábios não devem lesionar o suprimento neurovascular ou o introito. Uma labioplastia viável deve preservar o contorno dos lábios, quando solicitado pela paciente, e a cor e textura da borda labial, ou os pequenos lábios devem ser removidos, se solicitado.[3,8] As pacientes recebem um anestésico local (marcaína a 0,25% ou lidocaína a 1% com epinefrina a 1:100.000) no consultório, sedação consciente ou anestesia geral tradicional.[3,5]

Em 2005, publiquei um procedimento cirúrgico minimamente invasivo, popularmente chamado de vagina de Barbie (Fig. 5-1).[3] Esta é uma gíria usada por pacientes em Los Angeles que solicitaram a remoção completa, ou quase completa, dos pequenos lábios. Os procedimentos de vagina em aro ou vagina híbrida também foram descritos (Figs. 5-2 e 5-3). O procedimento de vagina em forma de aro envolve uma excisão linear vertical curvilínea somente das bordas

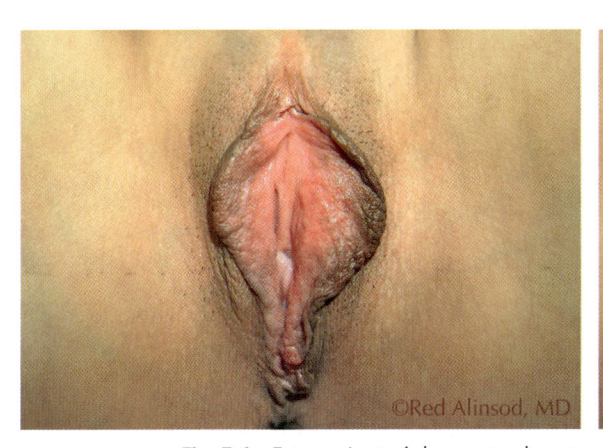

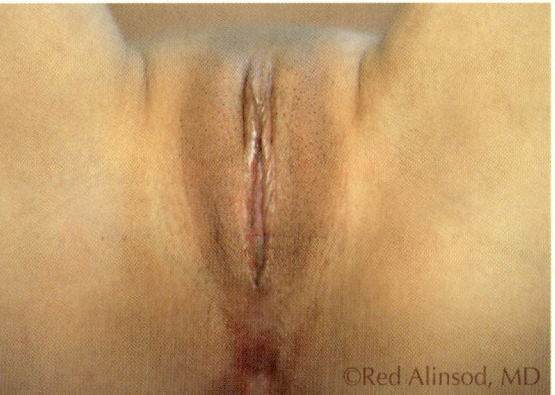

Fig. 5-1 Esta paciente é demonstrada antes e após o procedimento de vagina de Barbie.

escuras dos pequenos lábios, para suavizá-los e igualá-los. Os pequenos lábios devem-se projetar para além dos grandes lábios. A vagina híbrida se refere a uma abordagem refinada e intermediária, envolvendo a remoção de quase todo o pequeno lábio e preservação de uma pequena quantidade de tecido "escondida" (abaixo ou no nível dos grandes lábios) que parece mais atrativo para algumas pacientes.[3] Este grau de excisão precisa do tecido labial é possível com o uso de RF com hair-tips puntiformes. O grau exato de remoção de tecido não pode ser satisfatoriamente alcançado com as técnicas em cunha.

Preferências regionais para a vagina de Barbie variam de forma significativa, com uma maior preferência relatada na Costa Oeste do que na Costa Leste ou no Sul. Em um estudo de 238 mulheres considerando a redução labial, 98% buscaram uma redução dos pequenos lábios no nível ou abaixo do nível dos grandes lábios.[22] Em minha pesquisa[4] de 200 pacientes, nenhuma preferiu manter o contorno e/ou tom escurecido da borda livre corrugada. Em vez disso, todas

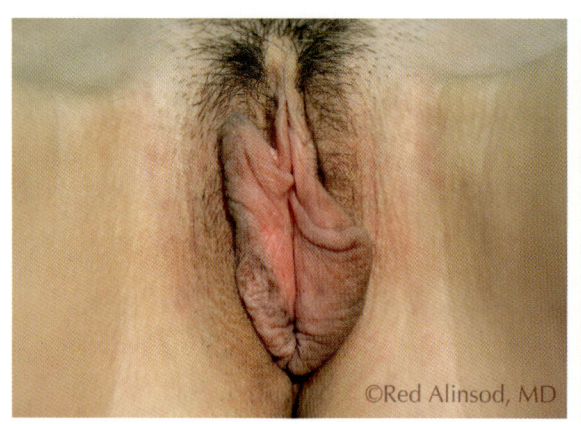

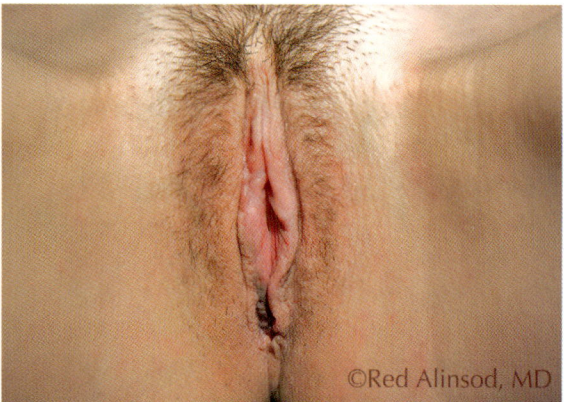

Fig. 5-2 Esta paciente é demonstrada antes e após ser submetida a uma labioplastia em forma de aro.

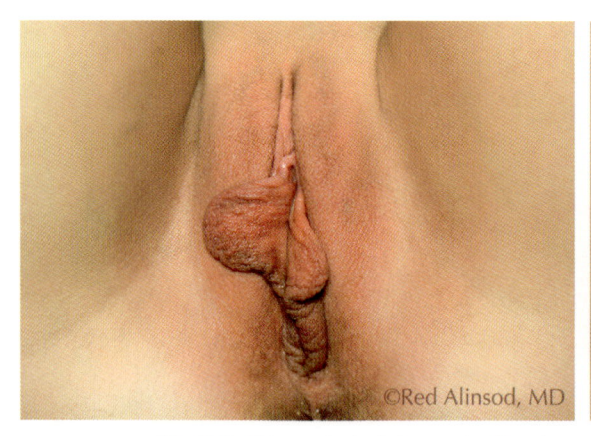

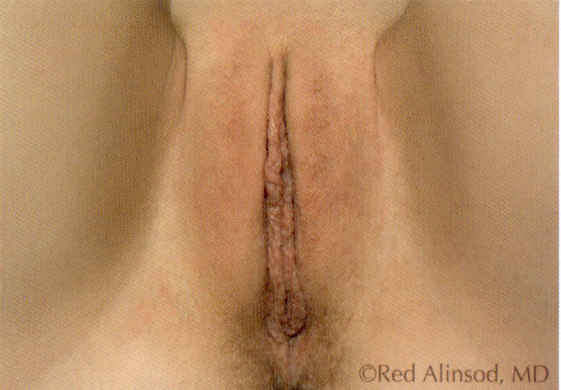

Fig. 5-3 Esta paciente é demonstrada antes e após ser submetida a uma labioplastia híbrida.

as pacientes solicitaram remoção, e não retenção, das bordas escuras. Em minha experiência, é extremamente raro uma mulher solicitar ao cirurgião para manter as bordas labiais escuras intactas durante a labioplastia. No estudo de Miklos e Moore[22] de 550 mulheres, 97% desejaram a remoção das bordas escuras (preferindo bordas rosadas), o que resultou em um contorno mais suave da borda livre labial.

Técnicas em cunha são ideais para mulheres que buscam manter as bordas escuras ou os contornos naturais dos pequenos lábios. Uma ressecção em cunha, uma excisão de espessura total e modificações desta técnica são ocasionalmente preferíveis para minimizar lesão nervosa, cicatrização e sobrerressecção que pode acarretar um introito excessivamente apertado.[8,11] Em 1998, Alter[11] introduziu modificações da ressecção em cunha, incluindo uma ressecção central em cunha com uma cunha externa (taco de hockey em V),[8,17] uma zetaplastia de 90 graus,[5,7] uma ressecção em cunha inferior[23] e a técnica em zigue-zague de Maas e Hage.[8,24]

Uma ressecção cuneiforme central estendida incorpora uma cunha externa (taco de hockey em V) para remover o excesso lateral de capuz do clitóris ou orelhas de cachorro.[8,17] Esta abordagem está associada a uma menor separação da borda da ferida, formação de fossas/fístulas, excesso de capuz do clitóris e dor pós-operatória, embora números absolutos de pacientes afetadas sejam limitados, e o número de pacientes com estas complicações nem sempre seja relatado.[8] A adição de uma zetaplastia de 90 graus à excisão cuneiforme central difunde a tensão ao longo da linha de sutura, minimizando dessa forma a tração sobre a mesma.[5,7] Em uma ressecção em cunha inferior, a cunha é removida na parte inferior do lábio, e o pedículo superior é usado para reconstruir os lábios.[23] A técnica em zigue-zague de Maas e Hage[8,24] é outra modificação de uma excisão em cunha. Envolve uma ressecção em forma de "W" com suturas interdigitadas do lábio protuberante. As desvantagens da cirurgia de labioplastia do tipo em cunha são o suprimento sanguíneo variável dos lábios e a tensão sobre as bordas exteriorizadas. A labioplastia do tipo em cunha apresenta um maior risco de cicatrização inadequada, orifícios nos lábios e lacunas distintas em forma de pizza quando as bordas se separam.[3] Estas complicações não foram relatadas nas ressecções lineares curvilíneas realizadas por cirurgiões qualificados. Técnicas cirúrgicas podem ser combinadas, se necessário, com diferentes métodos, sendo ocasionalmente usados em cada lábio.[8]

Na desepitelização bilateral, ambos os lados medial e lateral de cada lábio vaginal pequeno são marcados para delinear as áreas excisáveis, e ambos os lados são desepitelizados, ou "esfolados", com um bisturi ou laser. O procedimento é realizado em, aproximadamente, 30 minutos. A técnica é vantajosa apenas quando uma mínima quantidade de tecido labial necessita ser excisada.[25] No entanto, se uma grande área precisa ser desepitelizada, a abordagem pode resultar em uma borda livre redundante, aumento da espessura labial com protuberância, necrose e deiscência da ferida cirúrgica e uma alteração acentuada de cor na linha de sutura.[5,25] Labioplastia a laser não se mostrou vantajosa no reparo da borda labial após o desbaste do excesso de tecido. Embora a labioplastia a laser seja utilizada na técnica de desepitelização, aumenta o risco de desenvolvimento de cistos de inclusão epidérmicos.[5] Além disso, a desepitelização pode interferir com o suprimento sanguíneo labial, resultando em orifícios e lacunas na cicatrização.[4]

Técnica Cirúrgica de Alinsod para Labioplastia dos Pequenos Lábios por Radiofrequência

Na década passada, o uso de excisão por RF e cirurgia de revisão na cirurgia estética vulvovaginal aumentou. Labioplastia por RF foi realizada e publicada pela primeira vez, em 2005, e apresentada, em 2006,[3] na conferência da American Academy of Cosmetic Gynecologists. Esta técnica é especialmente adequada para a cirurgia de labioplastia, pois a difusão térmica lateral mínima é apenas de 20 a 40 μm quando o procedimento é realizado com um *hair-tip*. Nenhuma queimadura ou cicatrização da borda é visível, e nenhuma bolha cutânea ocorre. Ambas estas características resultaram em uma maior segurança durante a cirurgia delicada em torno da região clitoriana. A tecnologia de RF também possibilita a suavização das bordas irregulares e alisamento e achatamento das orelhas de cachorro.

As cirurgias incisional e excisional por RF podem ser realizadas com todas as técnicas descritas. São mais frequentemente usadas com excisões lineares curvilíneas. Esta técnica é descrita extensamente aqui.

Indicações e Contraindicações

A cirurgia de redução dos pequenos lábios pode ser realizada para fins funcionais ou estéticos, ou ambos. Indicações funcionais da labioplastia dos pequenos lábios incluem dificuldade em manter a higiene (p. ex., aderência do papel higiênico), fricção crônica da pele vulvar, irritação com o uso de roupas justas, dor ao andar de bicicleta ou realizar atividades esportivas similares e apreensão dos lábios nos zíperes.[5,9,15,18,25] Muitas mulheres realizam a labioplastia por razões estéticas, particularmente por causa da aparência de uma saliência sob as roupas,[3,5,19,25] ou por causa dos lábios vaginais internos aumentados que causam constrangimento durante as relações sexuais.[18,26] Visto que as causas para a realização deste procedimento tipicamente envolvem questões estéticas e funcionais, a labioplastia dos pequenos lábios é igualmente uma intervenção médica terapêutica e um procedimento cirúrgico estético. Não existem contraindicações absolutas à labioplastia; contraindicações relativas incluem infecções ginecológicas ativas e malignidade.[5]

Avaliação da Paciente

As consultas são preferencialmente realizadas dias antes da cirurgia, mas podem ocorrer no mesmo dia, com arranjos especiais como uma prévia consulta via Internet. Por exemplo, uma corredora pode-se apresentar no consultório com queixas de lábios desiguais que são constrangedores e dolorosos. Seu prévio reparo de retocele foi bem-sucedido, porém resultou em lábios assimétricos, com uma sensação constante de retração. Ela solicita uma labioplastia para remover quase a totalidade dos pequenos lábios em ambos os lados, preservando uma pequena quantidade dos lábios para uma aparência mais natural. Um espelho é fornecido para a paciente, a fim de garantir que ela e o cirurgião estejam falando sobre as mesmas estruturas. No exame físico, o tamanho do lábio esquerdo é duas vezes maior do que o tamanho do lábio direito, e é mais espesso com borda mais escura. Ela pode solicitar uma aparência mais simétrica e remoção das bordas escurecidas. O capuz do clitóris não é incômodo à paciente, mas ela não quer uma aparência "superior pesada" após a redução labial. Uma redução do capuz do clitóris é recomendada para algumas pacientes, a fim de fornecer uma aparência mais simétrica. Fotografias pré-operatórias são tiradas com a paciente em diversas posições. O exame da paciente deitada e em pé pode ajudar a mostrar a anatomia envolvida, e a confirmar a quantidade solicitada de tecido labial a ser removida, bem como a aparência ideal e desejada. As estruturas são revisadas com a paciente, de modo que ela possa imaginar a aparência de seus lábios após a cicatrização, a fim de ajudá-la a decidir a quantidade de lábio a ser removida e se uma redução do capuz do clitóris seria esteticamente benéfica.

Planejamento e Preparação Pré-Operatórios

Após extensos debates com a paciente, uma decisão é tomada e documentada com desenhos e/ou fotografias. A paciente é examinada para o estado de saúde geral, alergias, gravidez, ansiedade, tolerância à dor, compreensão do procedimento, e um consentimento detalhado é obtido.

Anestesia

Aproximadamente 2 horas antes da cirurgia, a paciente passa um creme anestésico (EMLA ou anestésicos tópicos manipulados) nos sítios cirúrgicos. Quando a labioplastia é realizada no consultório, dermoeletroporação é realizada por 15 a 30 minutos para empurrar o creme anestésico macromolecular para debaixo da pele, a fim de fornecer conforto durante a injeção do anestésico local (Fig. 5-4). Narcóticos orais ou intramusculares são fornecidos em combinação com um agente ansiolítico, como o Valium.

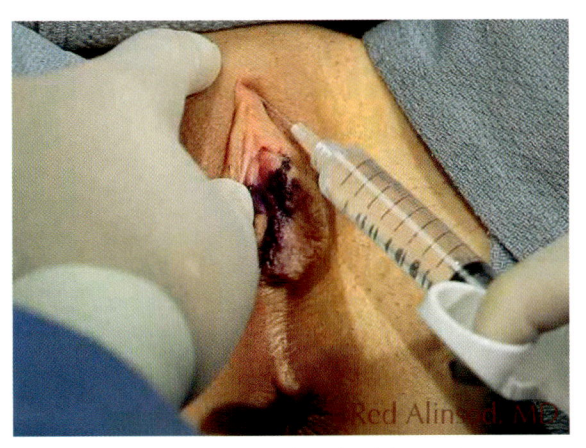

Fig. 5-4 Um anestésico local é injetado.

Marcações

Marcações são realizadas com um marcador cirúrgico, começando lateralmente e abaixo do frênulo, e se estendendo distalmente até o introito (Fig. 5-5). Visto que retração do tecido mais lateral sempre ocorre no terço superior dos pequenos lábios, as marcações são ajustadas por um afunilamento de aproximadamente 1,5 cm abaixo do frênulo, para uma ausência quase total de lábios no introito. O lado medial dos pequenos lábios é também marcado, e marcações para delinear o formato e o tamanho correspondentes são realizadas nos lábios opostos. A quantidade solicitada pela paciente de pequenos lábios que se projeta para além dos grandes lábios é considerada, e marcações são ajustadas de acordo. A colocação conservadora de marcações é recomendada, pois é melhor deixar mais lábio do que remover muito. Uma remoção maior ao nível medial dos pequenos lábios com conservação mais larga na parte lateral resulta em uma cicatriz medialmente oculta.

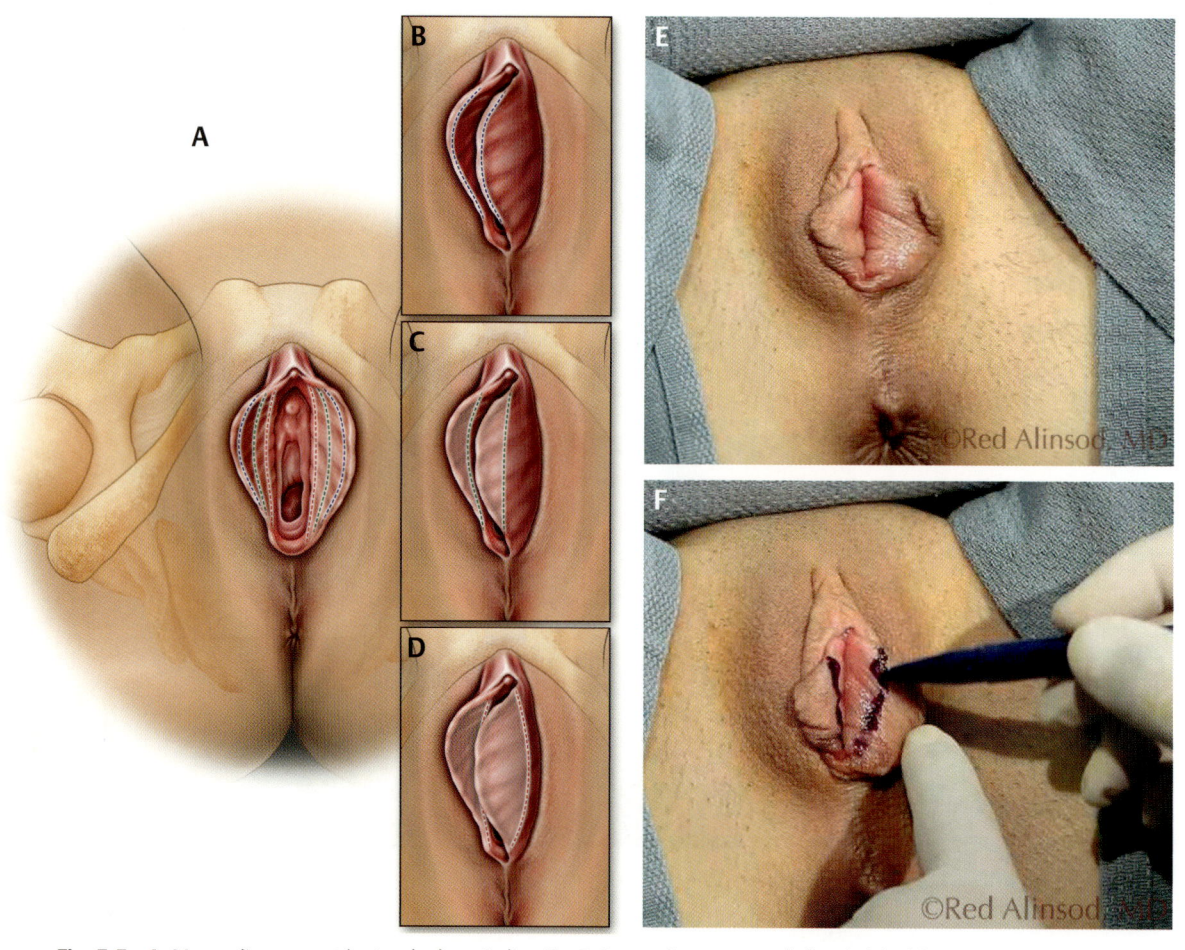

Fig. 5-5 **A,** Marcações para a técnica de desepitelização. **B,** Remoção somente da borda labial (vagina em aro). **C,** Remoção da maior parte dos lábios no nível ou abaixo do nível dos grandes lábios (vagina híbrida). **D,** Remoção completa ou quase completa dos pequenos lábios (vagina de Barbie). **E,** A paciente é demonstrada no pré-operatório. **F,** Marcações são feitas.

Posicionamento da Paciente

A paciente é colocada em uma posição de litotomia baixa, com suporte adequado das pernas para garantir conforto e um fluxo sanguíneo apropriado. Recomenda-se o uso de apoio sob os joelhos e panturrilha, em vez de um apoio simples para calcanhar.

Técnica

É realizada a antissepsia padrão da região vulvar com Betadine ou um equivalente. Campos cirúrgicos estéreis são colocados, e o conforto da paciente é garantido. Remarcação é tipicamente necessária, pois as marcações iniciais podem desaparecer com a antissepsia. Aproximadamente 4 a 7 mL de anestésico são injetados abaixo da pele, subcuticularmente, em todas as áreas marcadas. Uma agulha de calibre muito pequeno é recomendada. A técnica microtumescente evita a distorção do tecido. A área cirúrgica é avaliada para confirmar se a anestesia de todos os sítios está adequada para a incisão cirúrgica.

A incisão é iniciada 1 a 1,5 cm abaixo do frênulo e sobre as marcações, e estendida até o introito ou períneo, dependendo da localização precisa na parte inferior em que os pequenos lábios estão inseridos (Fig. 5-6, *A* e *B*). Durante a escrita deste capítulo, apenas nos Estados Unidos, os sistemas Surgitron e Pellevé (Ellman International, Hicksville, NY) continham peças manuais capazes de acomodar um *hair-tip* fino e puntiforme para labioplastia excisional. O modo Cutting em 10 a 15 watts é utilizado para excisão, e o modo Blend ou Coag em 20 a 25 watts é usado para hemostasia. Um terceiro modo, o modo Hemo, em voltagem mais elevada, pode ajudar a controlar o sangramento e é útil para "escovar" irregularidades, tornando-as planas e lisas. O tecido pode ser substancialmente reduzido por meio da realização de incisões anguladas, em direção à porção média dos pequenos lábios a partir dos lados medial e lateral. Esta técnica deixa um pequeno "canal" que provoca a aderência das bordas dos pequenos lábios, conforme as

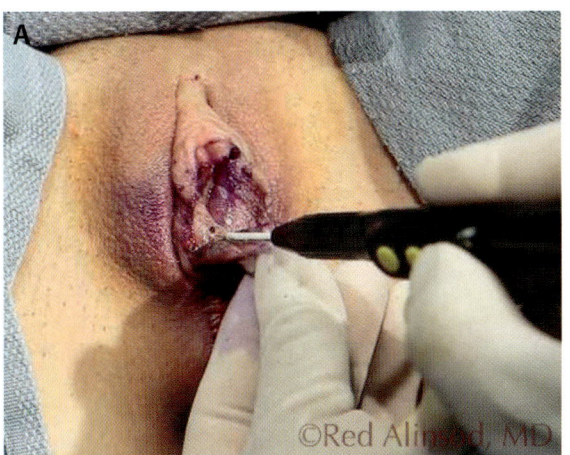

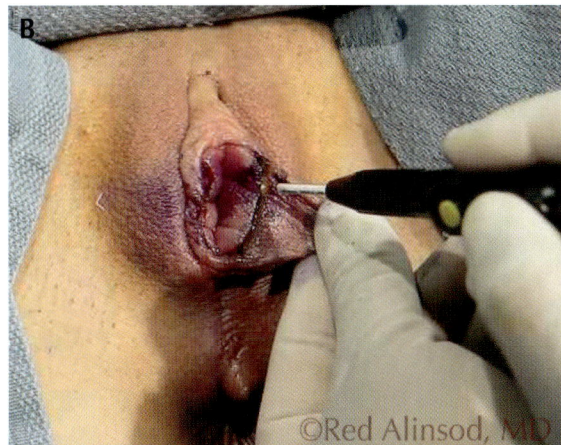

Fig. 5-6 **A e B,** Uma excisão por RF é realizada. (*Continua.*)

bordas se inclinam medialmente na direção do canal. Um eletrocautério padrão e *lasers* de diodo-980 não são eficazes em razão de suas propriedades indutoras de coagulação que podem causar distorção e dobra para o interior das bordas labiais. Uma vez obtida a hemostasia, refinamentos podem ser feitos (Fig. 5-6, *C*). Incisões em "A", também chamadas de *incisões Alinsod,* são feitas abaixo ou lateral ao frênulo para esconder a linha de sutura medialmente (Fig. 5-6, *D* e *E*). Isto ajuda a remover potenciais "orelhas de cachorro" e ajuda a esconder as linhas de sutura. Esta é a parte mais difícil do procedimento e uma que exige um pensamento inovador estratégico para o alcance de resultados bonitos. Aprimoramento da simetria, melhora do alinhamento e congruência das bordas podem ser alcançados com o uso de um *hair-tip* ultrafino em locais estratégicos. Este estágio é o melhor momento para mostrar à paciente o progresso feito na cirurgia e o grau de tecido labial excisado. A paciente pode visualizar o sítio cirúrgico com um espelho de mão e ajudar a orientar as tarefas cirúrgicas restantes do cirurgião, se necessário, aprovando o resultado ou solicitando refinamentos adicionais.

Em nossa clínica, o procedimento é realizado com a paciente desperta, de modo que ela possa aprovar o grau de redução de tecido mostrado por um espelho. Um fechamento em camadas é iniciado (Fig. 5-6, *F*). Fio monofilamentar absorvível 4-0 ou 5-0, como Monocryl, é mais apro-

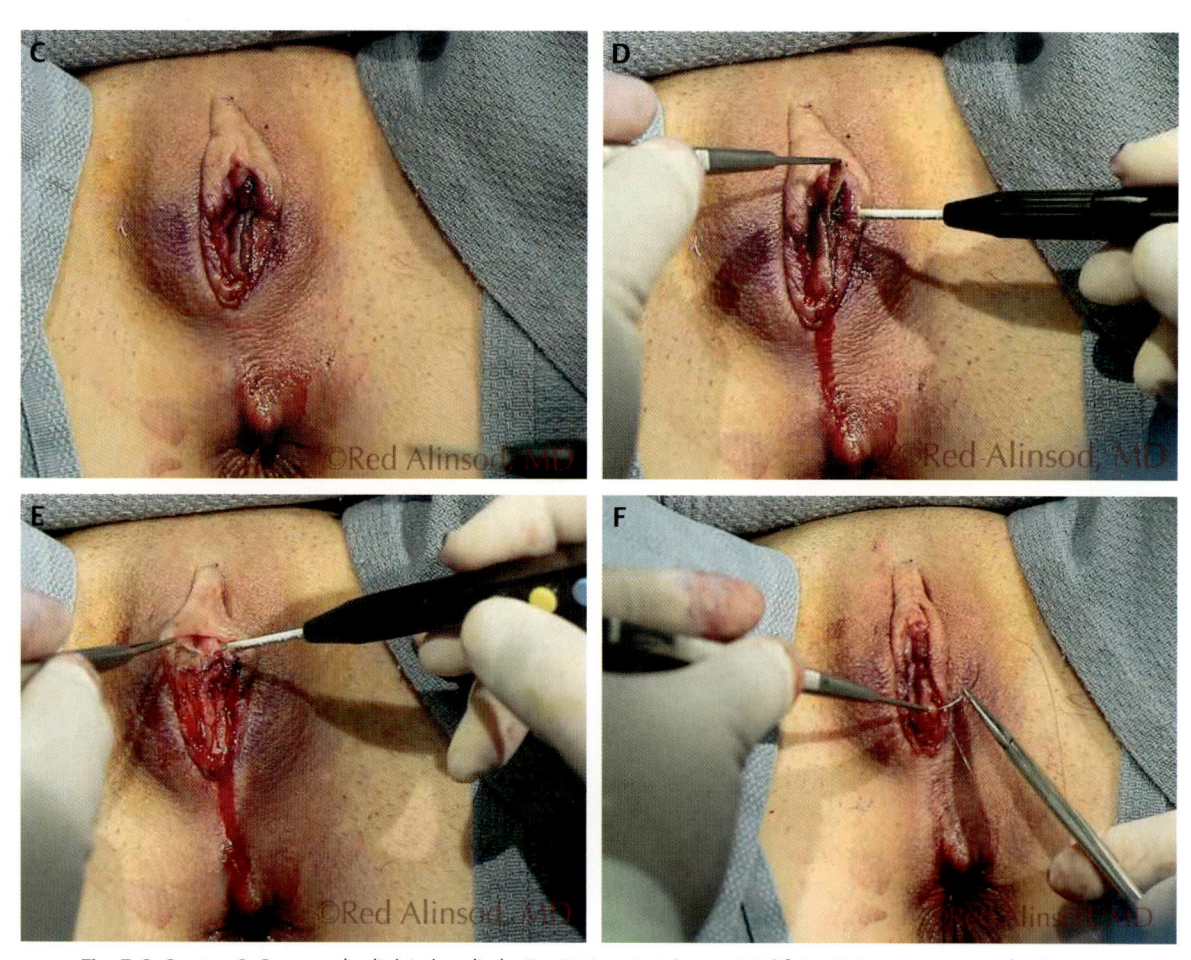

Fig. 5-6, Cont. **C,** O capuz do clitóris é avaliado. **D** e **E,** Uma incisão em "A" é feita. **F,** Sutura em camadas é realizada.

priado para suturas mais profundas. Este tipo de fio resiste à ruptura prematura das suturas, frequentemente observada com materiais multifilamentares, como os fios absorvíveis sintéticos compostos primariamente de ácido poliglicólico, incluindo poliglactina 910 (p. ex., Vicryl) e outros fios de ácido poliglicólico tratados para ruptura acelerada (p. ex., Vicryl Rapide). Vicryl é ideal como a última camada das suturas interrompidas de refinamento, pois não se estendem para os tecidos adjacentes. Não existe um papel para os fios *catgut* nestas cirurgias, pois eles aumentam o risco de reações de hipersensibilidade local a materiais derivados do *catgut* cromado. A sutura é realizada com agulhas finas, como a agulha SH cônica. Agulhas menores são eficazes, mas os cirurgiões não devem utilizar agulhas cortantes, que podem causar dano tecidual adicional.

Os princípios do fechamento labial devem ser definidos. Primeiro, os espaços mortos mais profundos com vasos maiores devem ser fechados gentilmente para prevenir formação de abscesso ou hematoma. Suturas frouxas, porém firmes, reduzirão o agrupamento dos tecidos e a formação de cicatrizes rígidas na borda. Nenhuma pele deve permanecer presa, pois pode causar a formação de cistos de inclusão. Os pontos mais profundos podem ser interrompidos, porém suturas de colchoeiro invertidas alinharão de forma mais adequada o fechamento laterolateral. Segundo, uma camada de suturas subcuticulares com fio Vicryl ou Monocryl 4-0 ou 5-0 manterá as bordas juntas. Por último, várias suturas estrategicamente colocadas 4-0 devem ser frouxamente realizadas ao longo de todo o comprimento das bordas labiais, bilateralmente. Solicita-se à paciente que visualize os resultados finais e forneça sua opinião e sugestões. Se ela estiver satisfeita, o restante do anestésico local pode ser injetado para prolongar os efeitos anestésicos.

Cuidados Pós-Operatórios

Instruções de rotina dos cuidados pós-operatórios são revisadas. Nenhum exercício, levantamento de peso ou atividade sexual devem ser realizados nas 6 semanas seguintes, embora a ambulação cuidadosa e lenta seja permitida. O sítio cirúrgico deve ser limpo diariamente com água e sabão, e seco sem esfregar. Banhos de banheira e de imersão não são permitidos. Isto pode enfraquecer as suturas, resultando em abertura prematura da ferida cirúrgica. A paciente é instruída a passar pomada de estradiol nos lábios e sobre os sítios da ferida para ajudar na cicatrização. Creme de colágeno também tem sido utilizado no pós-operatório para ajudar na cicatrização da ferida cirúrgica; estes relatos são anedóticos e não encontrados na literatura. Aumento progressivo na ambulação e atividade é encorajado sem tração e separação das bordas da ferida. A paciente é instruída para manter as pernas fechadas ou cruzadas na maior parte do tempo para reduzir a tensão sobre as bordas da ferida. Uma consulta é realizada 2 e 6 semanas após a cirurgia.

As suturas começam a se dissolver rapidamente, aproximadamente do 10º ao 14º dia. Prurido significativo e corrimento podem ocorrer e ser reduzidos com creme de difenidramina. Muitas pacientes interpretam o corrimento como uma infecção, mas geralmente não é. Na 4ª semana, as bordas da ferida estão tipicamente bem fechadas; banho de banheira é permitido, e o aumento das atividades pode ser iniciado. Na 6ª à 8ª semana, a cicatrização está completa, e

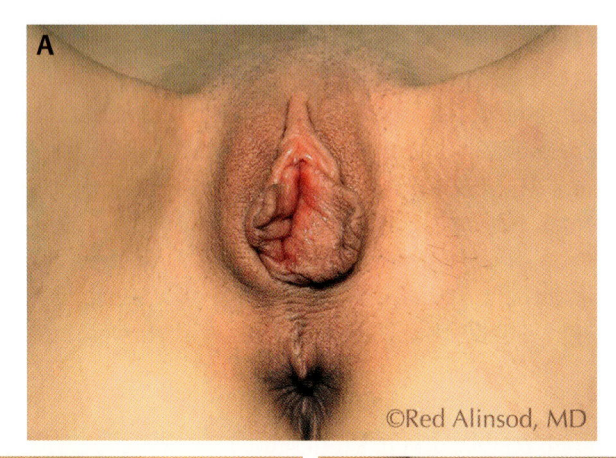

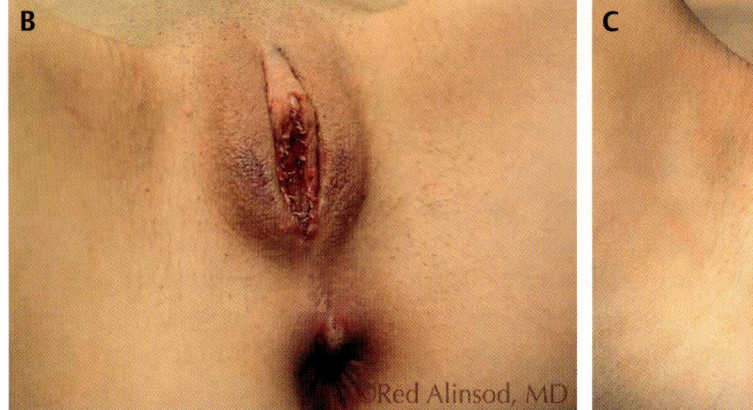

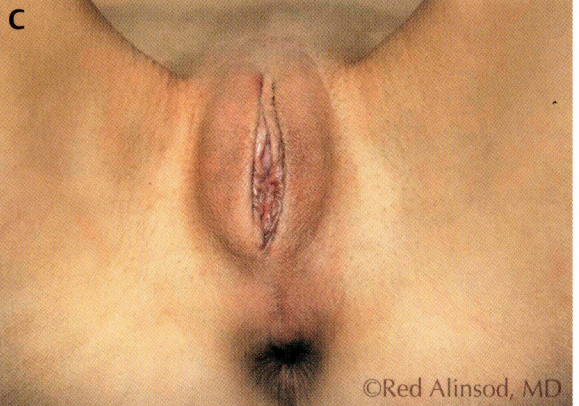

Fig. 5-7 **A,** Aparência pré-operatória. **B,** Imediatamente após a cirurgia. **C,** Resultados dois meses após a cirurgia.

nenhuma restrição é necessária. A paciente pode começar a ter relações sexuais aproximadamente 6 a 8 semanas após a cirurgia, quando as bordas estão totalmente cicatrizadas e suavizadas. Os resultados e desfechos são geralmente muito favoráveis (Fig. 5-7), mas uma pequena porcentagem de mulheres necessitará de uma cirurgia de revisão para atenuar as bordas desiguais ou reduzir orelhas de cachorro.

Resultados e Desfechos

Muitos estudos revelam um alto nível de satisfação nas mulheres submetidas à labioplastia dos pequenos lábios, realizada com o uso de diversas técnicas cirúrgicas.[8] Das 177 pacientes que fizeram labioplastia e/ou redução do capuz do clitóris, 97,2% ficaram satisfeitas com os resultados gerais.[19] Trichot *et al.*[27] conduziram uma avaliação retrospectiva de 21 pacientes submetidas a uma labioplastia com uma reconstrução com retalhos pediculados (86%) ou uma técnica de ninfectomia (14%). Das 18 entrevistadas, todas estavam satisfeitas com os resultados do procedimento (pontuação média: 8,7 de 10; 10 = pontuação mais alta).

Reduções simultâneas dos grandes e pequenos lábios foram realizadas com segurança e eficácia, combinadas com a cirurgia de redução do capuz do clitóris, em mais de 100 pacientes (dados de 6 anos).[4] Em 2011, demonstrei os benefícios da abordagem unificada em um vídeo cirúrgico no Congress on Aesthetic Vaginal Surgery.[4] Também foi relatada a segurança e eficácia da cirurgia combinada em dois relatos de casos.[22-25,27,28] Di Saia[28] relatou acerca de uma paciente que foi submetida à operação em dois estágios. A redução dos pequenos lábios foi realizada cerca de 5 meses após a resolução de um hematoma pós-operatório que se formou após a redução dos grandes lábios. A paciente ficou satisfeita com os resultados de ambas as cirurgias 6 semanas após o término do segundo estágio de seu tratamento. Mais recentemente, Miklos e Moore[22] descreveram a terapia cirúrgica subsequente em uma paciente com aumento dos pequenos e grandes lábios. Para a labioplastia simultânea dos pequenos e grandes lábios, recomendo que a labioplastia dos grandes lábios seja realizada primeiro, a fim de estimar com maior precisão a quantidade de tecido residual dos pequenos lábios necessitando de excisão.[3] Após excisão dos pequenos lábios, os lábios laterais tendem a retrair e tracionar os pequenos lábios para baixo; portanto, realizar a labioplastia dos pequenos lábios primeiro pode resultar em uma maior perda de pequenos lábios do que idealmente preferido.

Rezai e Jansson[9] conduziram um estudo comparativo de ressecções em forma de "W" do tecido protuberante (50 pacientes) *versus* labioplastia de redução por desepitelização (50 pacientes). Pacientes em ambos os grupos notaram melhora nas irritações crônicas, intercurso sexual e higiene, e diminuição de suas outras queixas principais na revisão pós-operatória de 6 meses. Dentre as pacientes que foram submetidas a uma ressecção em forma de "W", 5 ficaram insatisfeitas com a aparência da borda dos pequenos lábios. Em 8 pacientes, a sensação não retornou aos pequenos lábios até 2 anos após a cirurgia. Em outro estudo de 21 pacientes submetidas a uma ressecção em cunha inferior e uma reconstrução superior com retalho pediculado, 95,2% ficaram satisfeitas com os resultados da cirurgia, enquanto que 85,7% consideraram os resultados estéticos como bons ou muito bons.[23]

Alter[17] inovou realizando uma redução cuneiforme central, geralmente simultaneamente com uma redução lateral do capuz do clitóris, usando a extensão em forma de taco de *hockey* lateral em 407 pacientes. Dentre as 166 pacientes que responderam ao seu questionário, a pontuação média foi de 9,2 de 10 (10 = mais satisfeita), com relato de melhora na autoestima, vida sexual e desconforto por 93, 71 e 95% das entrevistadas, respectivamente. A taxa de complicação foi significativamente baixa (4%), e 98% afirmaram que realizariam a cirurgia novamente. De modo similar, Solanki *et al.*[15] observaram resultados estéticos e funcionais favoráveis em 12 pacientes que foram submetidas a uma labioplastia de redução com a técnica de Maas e Hage de uma excisão interdigital contínua em forma de "W". Uma paciente desenvolveu um hematoma doloroso 2 horas após a cirurgia, e outra teve retenção urinária após a cirurgia, necessitando de cateterização durante a noite. Com a técnica de Maas e Hage, incisões opostas em forma de "Z" são fechadas com uma sutura zigue-zague livre de tensão que segue obliquamente através da borda do lábio. Este método cirúrgico diminui a probabilidade de deiscência da ferida e de avanço da forquilha posterior, o que pode resultar em aperto do introito. As pacientes ficaram satisfeitas com seus resultados estéticos de aparência natural, e nenhuma cirurgia de revisão foi realizada em 14 semanas do pós-operatório.[15]

Rouzier *et al.*[26] conduziram um estudo de 163 mulheres submetidas a uma cirurgia de redução labial. Noventa e oito pacientes devolveram seus questionários. A taxa de satisfação foi de 83% para os resultados cirúrgicos, e 89 e 93% para os resultados estéticos e funcionais, respectivamente. Quatro pacientes (aproximadamente 4%) afirmaram que não realizariam o mesmo procedimento novamente. Deiscência ocorreu em 7% dos casos. A experiência e habilidade do cirurgião são fundamentais ao realizar labioplastias em cunha ou ressecções lineares, pois, pelo menos em minha série,[4] a maioria das revisões foi realizada em pacientes cujos cirurgiões principais tinham realizado um baixo volume de labioplastias.

Problemas e Complicações

No geral, as taxas dos efeitos adversos associados às reduções dos pequenos lábios foram bastante baixas, variando de 2,65[10] a 4%[17,27] e 6%.[19] Complicações associadas às labioplastias incluem infecção pós-operatória,[9] hematoma,[5,8,15] infecção, assimetria, cicatrização inadequada da ferida, absorção ou ruptura prematura da sutura, subcorreção ou sobrecorreção,[3,5] retenção urinária,[3,5,15] retração cutânea,[3] dor local tardia e dispareunia transitória.[4,8] Dispareunia ocorreu primariamente quando a sutura labial envolvia o introito.[4] Em um relato de caso, a técnica de excisão em cunha foi associada a complicações pós-operatórias de sangramento e hipersensibilidade transitória por 4 a 6 semanas após a cirurgia.[27]

Técnicas com retalho aumentam o risco de necrose tecidual,[1] ao passo que o tipo de sutura pode afetar o risco de deiscência da ferida.[8] Uma sutura contínua absorvível, em vez de uma sutura profunda, pode resultar em lobulações ao longo da borda livre dos pequenos lábios.[3,5] Há algumas estatísticas sobre cirurgias de revisão de labioplastias, porém, sobrecorreção e subcorreção potencialmente podem ocorrer em qualquer procedimento de redução dos pequenos lábios.[16] Talvez a complicação mais problemática ocorra quando todo o pequeno lábio é removido, ou quando os pequenos lábios retraem mais do que o esperado, resultando em uma vagina de Barbie inadvertida em uma paciente que solicitou uma vagina em aro ou híbrida.[4]

Estudos de labioplastias dos pequenos lábios revelam altas taxas de satisfação geral com os resultados estéticos e funcionais*, e resultados psicossociais, incluindo aumento da autoestima.[5,18,19,29] À medida que novas opções de técnicas cirúrgicas se tornam disponíveis, os cirurgiões terão cada vez mais acesso a um arsenal de múltiplas técnicas que, se apropriadas, podem ser combinadas no mesmo procedimento. Embora a técnica de excisão da borda supostamente cause um menor número de complicações associadas à cicatrização da ferida, a mesma deixa uma linha de sutura na periferia que pode resultar em contratura cicatricial e dor crônica durante o coito.[2] Estes efeitos adversos são extremamente raros, pois o complexo vulvovaginal é muito flexível e raramente deixa cicatrizes a longo prazo.[4] Alguns especialistas consideram a ressecção em cunha a técnica de escolha,[25] enquanto outros consideram a redução com desepitelização como o procedimento padrão.[9]

---

*Referências 5, 8, 9, 17, 19, 23, 26, 27.

Embora não exista um consenso sobre um procedimento padrão,[4] diferentes técnicas podem ser preferíveis para diferentes pacientes. A técnica escolhida para cada paciente dependerá das vantagens e desvantagens do procedimento, do grau e localização da hipertrofia dos pequenos lábios e na preferência estética da paciente. Algumas mulheres preferem preservar a borda escura natural dos pequenos lábios e solicitam apenas a redução do volume labial, enquanto outras desejam a remoção das bordas.[2,3] Comparado a outros procedimentos de redução dos pequenos lábios, a labioplastia por RF dos pequenos lábios oferece maior segurança, precisão, função e cosmética quando realizada por profissionais apropriadamente treinados e experientes.[4] Estudos futuros que incorporem os princípios da medicina centrada no paciente podem ajudar a esclarecer as técnicas cirúrgicas mais eficazes para reduções dos pequenos lábios com base nas características e objetivos da paciente.

Referências

1. Mirzabeigi MN, Moore JH Jr, Mericli AF et al. Current trends in vaginal labioplasty: a survey of plastic surgeons. Ann Plast Surg 68:125, 2012.
2. Ellsworth WA, Rizvi M, Lypka M et al. Techniques for labia minora reduction: an algorithmic approach. Aesthetic Plast Surg 34:105, 2010.
3. Alinsod R. Overview of vaginal rejuvenation, new frontiers in pelvic surgery. Presented at the Annual Meeting of the National Society of Cosmetic Physicians and the American Academy of Cosmetic Gynecologists, Las Vegas, NV, Sept 2006.
4. Alinsod R. Awake in-office Barbie labiaplasty, awake in-office labia majora plasty, awake in-office vaginoplasty, awake in-office labial revision, sutureless band release, awake in-office mesh excision, labia majora Pellevé. Presented at the Congress on Aesthetic Vaginal Surgery, Tucson, AZ, Nov 2011.
5. Davison SP, West JE, Baker CL et al. Medscape. Labiaplasty and labia minora reduction. Available at *http://emedicine.medscape.com/article/1372175-overview*.
6. Moore RD, Miklos JR. Vaginal reconstruction and rejuvenation surgery: is there data to support improved sexual function. Am J Cosmet Surg 29:97, 2012.
7. Giraldo F, González C, de Haro F. Central wedge nymphectomy with a 90-degree Z-plasty for aesthetic reduction of the labia minora. Plast Reconstr Surg 113:1820; discussion 1826, 2004.
8. Tepper OM, Wulkan M, Matarasso A. Labioplasty: anatomy, etiology, and a new surgical approach. Aesthet Surg J 31:511, 2011.
9. Rezai A, Jansson P. Clinical techniques: evaluation and result of reduction labioplasty. Am J Cosmet Surg 24, 2007. Available at *http://elitecosmeticsurgery.ae/wp-content/uploads/Article2.pdf*.
10. Felicio Yde A. Labial surgery. Aesthet Surg J 27:322, 2007.
11. Alter GJ. A new technique for aesthetic labia minora reduction. Ann Plast Surg 40:287, 1998.
12. Aleem S, Adams EJ. Labiaplasty. Obstet Gynaecol Reprod Med 22:50, 2012.
13. Choi HY, Kim KT. A new method for aesthetic reduction of labia minora (the deepithelialized reduction of labioplasty). Plast Reconstr Surg 105:419; discussion 423, 2000.
14. Hodgkinson DJ, Hait G. Aesthetic vaginal labioplasty. Aesthetic vaginal labioplasty. Plast Reconstr Surg 74:414, 1984.
15. Solanki NS, Tejero-Trujeque R, Stevens-King A et al. Aesthetic and functional reduction of the labia minora using the Maas and Hage technique. J Plast Reconstr Aesthet Surg 63:1181, 2010.
16. Alter GJ. Labia minora reconstruction using clitoral hood flaps, wedge excisions, and YV advancement flaps. Plast Reconstr Surg 127:2356, 2011.
17. Alter GJ. Aesthetic labia minora and clitoral hood reduction using extended central wedge resection. Plast Reconstr Surg 122:1780, 2008.
18. Goodman MP. Female genital cosmetic and plastic surgery: a review. J Sex Med 8:1813, 2011.
19. Goodman MP, Placik OJ, Benson RH III et al. A large multicenter outcome study of female genital plastic surgery. J Sex Med 7(4 Pt 1):1565, 2010.

20. Cao YJ, Li FY, Li SK et al. A modified method of labia minora reduction: the de-epithelialised reduction of the central and posterior labia minora. J Plast Reconstr Aesthet Surg 65:1096, 2012.
21. Pardo J, Sola V, Ricci P et al. Laser labioplasty of labia minora. Int J Gynaecol Obstet 93:38, 2016.
22. Miklos JR, Moore RD. Postoperative cosmetic expectations for patients considering labiaplasty surgery: our experience with 550 patients. Surg Technol Int 21:170, 2011.
23. Munhoz AM, Filassi JR, Ricci MD et al. Aesthetic labia minora reduction with inferior wedge resection and superior pedicle flap reconstruction. Plast Reconstr Surg 118:1237, 2006.
24. Maas SM, Hage JJ. Functional and aesthetic labia minora reduction. Plast Reconstr Surg 105:1453, 2000.
25. Dobbeleir JM, Landuyt KV, Monstrey SJ. Aesthetic surgery of the female genitalia. Semin Plast Surg 25:130, 2011.
26. Rouzier R, Louis-Sylvestre C, Paniel BJ et al. Hypertrophy of labia minora: experience with 163 reductions. Am J Obstet Gynecol 182(1 Pt 1):35, 2000.
27. Trichot C, Thubert T, Faivre E et al. Surgical reduction of hypertrophy of the labia minora. Int J Gynaecol Obstet 115:40, 2011.
28. Di Saia JP. An unusual staged labial rejuvenation. J Sex Med 5:1263; discussion 1263, 2000.
29. Goodman MP. Female cosmetic genital surgery. Obstet Gynecol 113:154, 2009.

CAPÍTULO 6

Cirurgia de Redução dos Grandes Lábios – Labioplastia dos Grandes Lábios

Red Alinsod

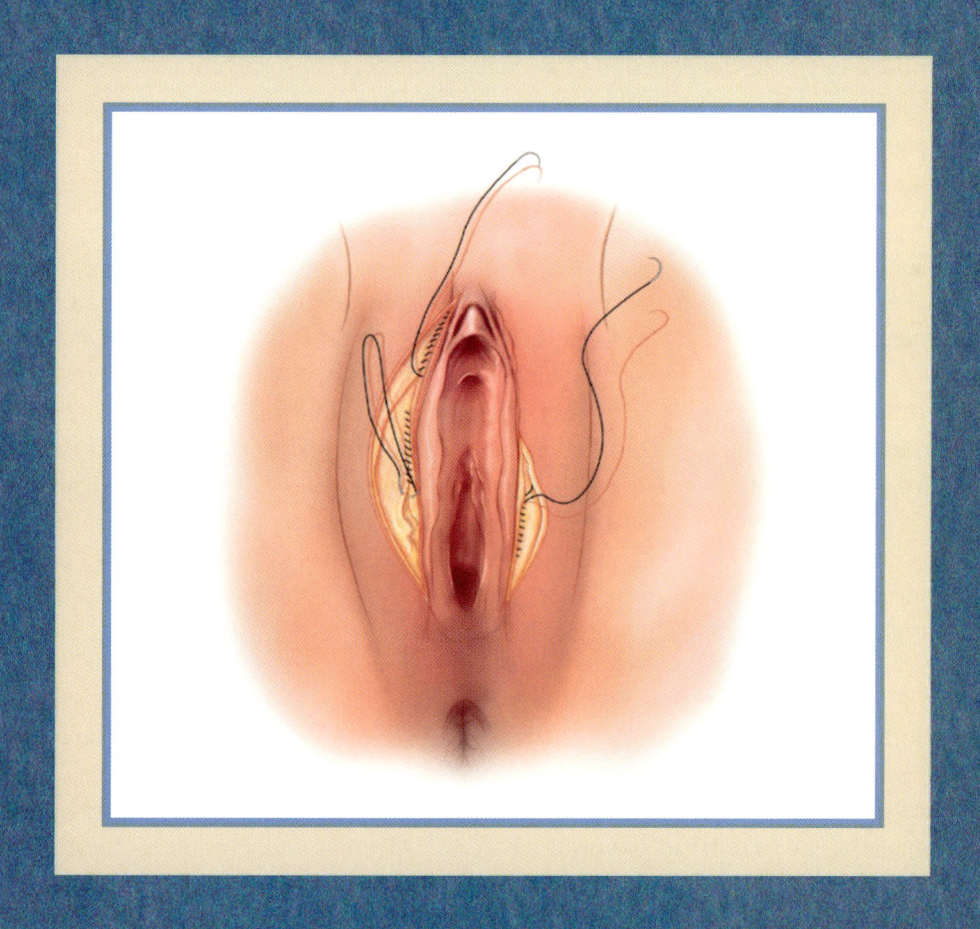

Pontos-Chave

- Labioplastia dos grandes lábios é geralmente bem tolerada e associada a resultados clínicos favoráveis.

- Remoção da pele em excesso e flácida não parece danificar os grandes vasos ou os nervos, ou afetar a sensibilidade da pele.

- Sangramento é uma complicação potencial importante quando as técnicas de excisão do corpo adiposo são empregadas, e vasos maiores mais profundos são transeccionados.

- Controle da dor é mais desafiador após a remoção do corpo adiposo.

- Achados preliminares sugerem que a radiofrequência (RF) monopolar de alta frequência e a eletrocautério padrão são ferramentas cirúrgicas benéficas na cirurgia de redução dos grandes lábios.

- Labioplastias dos pequenos e grandes lábios podem ser realizadas na forma de cirurgias estadiadas na mesma paciente. Quando realizadas por cirurgiões com treinamento avançado, uma abordagem combinada ou unificada para labioplastia simultânea dos pequenos e grandes lábios é prática e segura em pacientes selecionadas.

Os grandes lábios, compostos em grande parte por tecido adiposo, são estruturas bilaterais da vulva que se estendem da parte inferior do monte pubiano até o reto.[1,2] Variação anatômica no comprimento e volume dos grandes lábios é normal, e geralmente não indica uma condição patológica. O comprimento é de 7 a 12 cm, com uma medida média de 9,3 cm.[3] Fatores hereditários e ambientais podem contribuir com a variedade individual no tamanho e formato dos grandes lábios. Com uma perda de volume, os grandes lábios podem ficar pendentes ou flácidos, com o avanço da idade e após uma cirurgia bariátrica[4,5] (Fig. 6-1). Excesso de depósitos de gordura (genético ou decorrente da obesidade geral) pode aumentar e esticar os grandes lábios. Flacidez cutânea proeminente dos grandes lábios em pacientes que sofreram uma perda de peso significativa pode ser bastante impressionante e angustiante, podendo necessitar de encurtamento por RF ou redução cirúrgica.[6]

Grandes lábios proeminentes ou volumosos podem ser problemáticos para algumas mulheres, tipicamente por causar uma saliência constrangedora sob as calças, roupas de banho e roupas justas.[6-8] Estes podem causar problemas funcionais durante o intercurso sexual, falta de higiene e desconforto físico na região genital. Exemplos daquelas afetadas incluem ciclistas, amazonas e remadoras que sofrem fricção vulvar crônica.[9,10] Algumas mulheres têm autoestima baixa por causa da aparência física indesejável de seus grandes lábios.[6] Uma gíria depreciativa comum para grandes lábios hipertróficos e pouco atraentes visualmente é patas de camelo.[9,10] Vários websites enfatizam injustamente o termo "patas de camelo" em celebridades jovens, que são, na verdade, lábios normais grandes e saudáveis. No entanto, algumas mulheres nas-

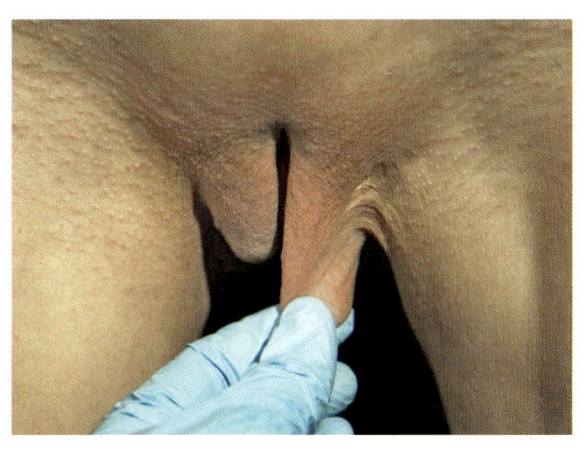

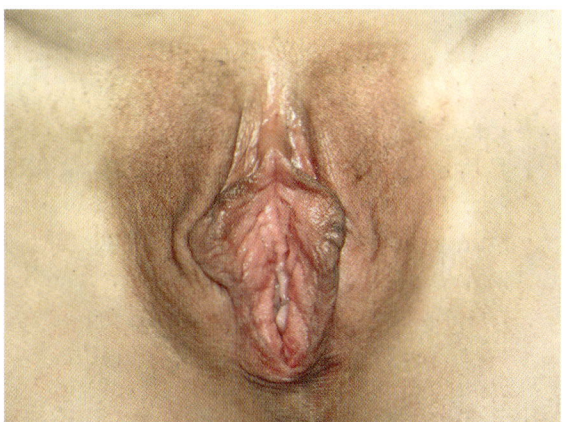

Fig. 6-1 Vulva e vagina envelhecidas. Raspagem dos pelos genitais, efeitos da gravidade, e redução de colágeno, elastina e volume são fatores que contribuem para aumento da cirurgia dos grandes lábios.

cem com corpos adiposos muito proeminentes nos grandes lábios. Questões sintomáticas dos grandes lábios que justificam atenção médica são tipicamente observadas em mulheres de meia-idade ou mais velhas, mas raramente em, por exemplo, mulheres de 21 anos de idade.[10]

Indicações e Contraindicações

Labioplastia é um procedimento de cirurgia plástica realizado para reduzir o tamanho de lábios hipertróficos, geralmente para melhorar a aparência estética da área vulvar.[1,5,7,10-12] Envolve a remoção do excesso de pele dos grandes lábios e corpos adiposos proeminentes, e é semelhante a uma vulvectomia radical modificada, mas sem excisão dos linfonodos inguinais. Raramente, esta técnica é empregada para reduzir dramaticamente o edema desconfortável provocado pelo linfedema congênito da vulva.[9] Reduções labiais são tipicamente realizadas nos pequenos lábios e cada vez mais em grandes lábios de mulheres nascidas no pós-guerra, em quem o envelhecimento geralmente resulta em flacidez dos grandes lábios.[9] Hipertrofia primária dos grandes lábios resulta do excesso de volume causado pelos depósitos de gordura, ao passo que o excesso secundário dos grandes lábios é causado por perda de volume, resultando em excesso de pele.[5,7]

Labioplastia dos grandes lábios é realizada para fins estéticos ou funcionais, ou ambos, e menos comumente do que a labioplastia dos pequenos lábios. Redução do tecido dos grandes lábios é indicada para pacientes de uma ampla gama de idades com grandes lábios hipertróficos ou para aquelas que foram submetidas a uma perda de peso e gordura substancial com flacidez resultante dos grandes lábios.[7,10] Em comunidades abastadas, como as cidades praianas nos Estados Unidos, a demanda por labioplastia dos grandes lábios está no mesmo nível que a demanda para a redução dos pequenos lábios.[9,10]

As contraindicações incluem lesões vulvares não diagnosticadas e distrofias vulvares, lesões infecciosas ativas, como herpes e papilomavírus humano. As contraindicações relativas incluem grande perda de peso prevista que pode resultar em maior flacidez dos grandes lábios. A perda de peso deve impedir a labioplastia dos grandes lábios.

Avaliação da Paciente

A paciente é avaliada tanto na posição de litotomia e como na posição ortostática, a fim de melhor avaliar a anatomia envolvida e confirmar sua aparência ideal e desejada. A extensão da flacidez dos grandes lábios é avaliada e fotografada para ajudar no planejamento do tratamento cirúrgico. Marcações podem ser feitas para exibir a frouxidão e assimetria, bem como a localização das linhas de sutura. Durante o exame, um espelho é fornecido para a paciente, a fim de garantir que ela e o cirurgião estejam falando sobre as mesmas estruturas. A paciente pode apontar as áreas de preocupação e mostrar a quantidade de tecido que precisa ser removida. Ao manipular manualmente os grandes lábios, o cirurgião pode estimar a aparência pós-operatória desejada da paciente. O cirurgião pode explicar que a remoção excessivamente agressiva dos tecidos dos grandes lábios pode resultar em afastamento da abertura vaginal lateral, criando uma vagina aberta. É essencial perguntar cuidadosamente se isto será incômodo. Uma redução mais agressiva pode ser realizada em pacientes que não se importam com uma aparência afastada da abertura vaginal. No entanto, menor remoção de tecido é mais apropriada para aquelas preocupadas com a aparência estética da abertura vaginal. Os cirurgiões devem enfatizar que moderação é o objetivo da cirurgia.

Um exame físico geral e um teste de gravidez em mulheres em idade reprodutiva são recomendados. Outros exames sanguíneos, como hemograma completo e eletrólitos, geralmente não são necessários em mulheres saudáveis. Outros testes específicos podem ser solicitados com base em cada caso.

Planejamento e Preparação Pré-Operatória

Após extensos debates, o cirurgião e a paciente concordam com um plano, que é documentado com desenhos e/ou fotografias de quanto tecido será excisado. Um consentimento detalhado é obtido uma vez que a paciente tenha sido examinada e claramente declarada a quantidade de redução desejada dos tecidos dos grandes lábios.

Técnica Cirúrgica

Anestesia

As pacientes são instruídas a passar um creme anestésico (EMLA ou anestésicos tópicos manipulados) nos sítios cirúrgicos, aproximadamente 2 horas antes da cirurgia. Quando a labioplastia dos grandes lábios é executada no consultório, dermoeletroporação pode ser realizada por 15 a 30 minutos para empurrar o creme anestésico macromolecular para debaixo da pele, a fim de fornecer conforto durante a injeção do anestésico local. Aproximadamente 10 mL de um anestésico local com epinefrina devem ficar preparados com o uso de uma agulha calibre 30, a fim de evitar hiperdistensão do tecido. Narcóticos orais ou intramusculares são fornecidos em combinação com um agente ansiolítico, como o Valium ou Ativan. Um anestésico local encapsulado em lipossomas de ação prolongada, como o Exparel, é ideal como terapia adjuvante para controle da dor pós-operatória; o efeito deste medicamento pode durar por 72 horas ou mais. Se Exparel for usado, lidocaína não deve ser incluída, pois esta supostamente degrada o lipossoma e reduz a duração do efeito do Exparel.

Marcações

A Figura 6-2 mostra as típicas marcações. Uma linha vertical é marcada, começando no nível superior do capuz do clitóris e se estendendo no sulco labial, entre a porção lateral dos grandes lábios e a porção medial do capuz do clitóris e pequenos lábios. A linha é traçada até o nível do introito. Uma marcação semielíptica é realizada a partir da parte superior da linha vertical, estendendo-se lateralmente até após a crista superior dos grandes lábios, curvando em direção ao ponto mais inferior da linha vertical. Isto é repetido no lado oposto para simetria. Recomenda-se a excisão de uma quantidade moderada de tecido dos grandes lábios para evitar a aparência de uma vagina aberta, que ocorre quando um excesso dos grandes lábios é removido, como previamente mencionado.

Posicionamento da Paciente

A paciente é colocada em uma posição de litotomia baixa, com suporte adequado das pernas para garantir conforto e um fluxo sanguíneo apropriado. Recomenda-se o uso de apoio sob os joelhos e panturrilha, em vez de um apoio simples para calcanhar.

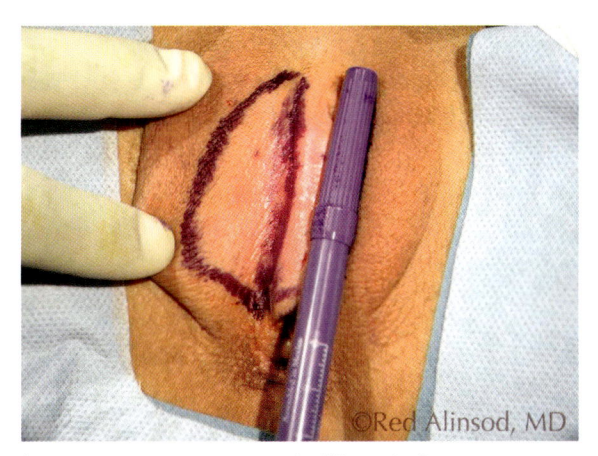

Fig. 6-2 Marcações no sulco entre os pequenos e grandes lábios são feitas com um marcador cutâneo médico padrão. Inclusão das curvas e linhas da região do capuz do clitóris e pequenos lábios medialmente ajuda a esconder melhor as linhas de sutura. Remoção do excesso de pele é aconselhável.

Técnica

Os equipamentos e modalidades cirúrgicas usados na redução dos grandes lábios incluem lipoaspiração, excisão com bisturi, eletrocautério padrão, *lasers* de contato e excisão por RF. Lipoaspiração pode ser usada para tratar o excesso de volume da hipertrofia primária dos grandes lábios, mas pode resultar em excesso de pele flácida ou desigualmente pendente, e granulosidade. Resultados da lipoaspiração foram decepcionantes por causa da quantidade limitada de gordura que pode ser extraída dos grandes lábios. Remoção do excesso de gordura não trata a flacidez e o excesso de pele. A maioria das labioplastias dos grandes lábios é realizada para diminuir a proeminência e frouxidão da pele redundante após a perda de volume. O procedimento de lipoaspiração pode ser combinado com a cirurgia de redução labial, porém não é necessário se a labioplastia excisional dos grandes lábios for realizada. Vaporização direta ou excisão do excesso de gordura subjacente é uma vantagem da labioplastia excisional dos grandes lábios.[7,10] Além disso, lipoaspiração do monte pubiano ou grandes lábios, realizada durante a cirurgia labial, pode ser problemática em decorrência do desenvolvimento acentuado de edema e hematomas dos tecidos labiais, que podem distorcer a anatomia e criar uma cicatrização irregular.

Em pacientes com excesso de volume, a redução pode ser alcançada com excisão da gordura, com ou sem lipoaspiração, excisão cutânea, ou ambos os métodos.[5,6] Visto que a lipoaspiração produz flacidez e excesso de pele, a técnica antiga já estabelecida, para redução dos grandes lábios, é preferível. A técnica envolve uma excisão em cunha vertical ou modificada, em formato oval, iniciando na parte superior dos grandes lábios bilateralmente e se estendendo em direção ao nível do períneo.[5] O excesso de tecido dos grandes lábios é removido com o uso de uma incisão oval vertical da porção média hipertrófica, com reanastomose da borda usando fios de sutura reabsorvíveis finos.[5,13] A incisão é feita ao longo do comprimento dos grandes lábios, no nível superior do complexo do capuz do clitóris, e distalmente até o nível do introito.[5,7,10] Este procedimento é geralmente realizado no consultório, com a paciente sob anestesia local, e finalizado em 60 a 90 minutos. O procedimento resulta em uma cicatriz vertical na parte superior dos grandes lábios, que pode ser escondida se a paciente mantiver pelos pubianos.

Uma ressecção linear esculpida, com reparo da borda usando sutura em camadas com fio monofilamentar, é uma abordagem mais refinada e estética.[7] Nesta abordagem alternativa, uma porção interna medial em forma de meia-lua é excisada precisamente sobre o sulco entre os pequenos e grandes lábios, com a excisão direcionada proximalmente até após a crista mais elevada dos grandes lábios.[7] A cicatriz pode ser camuflada no sulco entre os lábios internos e externos, fornecendo um resultado de aparência natural. Labioplastia dos grandes lábios pode ser realizada na sala de cirurgia ou no consultório, com a paciente sob anestesia local. Cirurgiões labiais experientes podem realizar 98% de suas labioplastias dos pequenos e grandes lábios no consultório, com as pacientes sob anestesia local.[9,10] Este procedimento é executado em, aproximadamente, 60 a 90 minutos (Fig. 6-3). Nesta técnica, a excisão precisa por RF remove o tecido marcado dos grandes lábios. O uso de um eletrocautério padrão, um *laser* de CO_2 ou um *laser* de diodo de 980 nm é aceitável, porém estes métodos são menos precisos. Excisão com bisturi a frio também é aceitável. Assim que as incisões da borda são feitas, e as bordas cutâneas poupadas de escara e queimaduras, os tecidos subjacentes são transeccionados com eletrocautério padrão para hemostasia. Apenas uma excisão "superficial" é necessária na maioria das pacientes que não deseja um corpo adiposo subjacente grande. Geralmente, uma pequena

Capítulo 6 ■ Cirurgia de Redução dos Grandes Lábios – Labioplastia dos Grandes Lábios

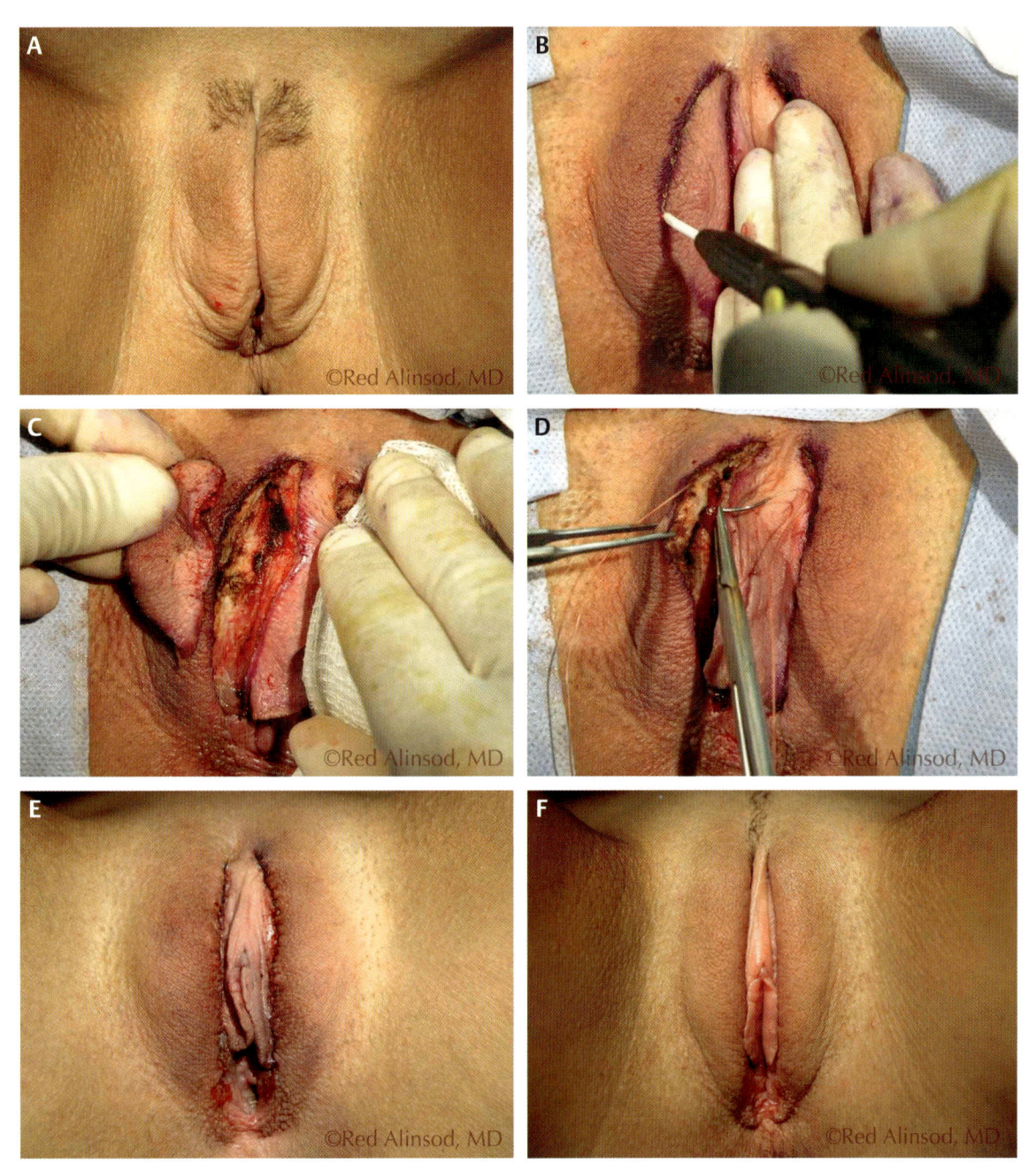

Fig. 6-3 Labioplastia dos grandes lábios. **A,** Aparência pré-operatória. **B,** Excisão. **C,** Hemostasia. **D,** Sutura em camadas. **E,** Imediatamente após a cirurgia. **F,** Aparência dois meses após a cirurgia. Hematoma do sítio cirúrgico tende a ser maior na labioplastia dos grandes lábios, comparado à labioplastia dos pequenos lábios. É essencial garantir uma hemostasia completa antes do fechamento cutâneo. O uso pós-operatório de bolsas de gelo e medidas de resfriamento fornece conforto e reduz os hematomas.

quantidade de gordura está presente abaixo da pele dos grandes lábios, e tecido fascial branco é imediatamente observado. Uma pequena porcentagem das pacientes tem gordura proeminente que pode ser vaporizada por RF ou eletrocautério padrão, para adelgaçar e enrijecer os tecidos subjacentes. Ainda mais rara é a necessidade de penetrar no plano fascial para remover um corpo adiposo grande. Isto requer mais anestesia local e é mais fácil de realizar em um centro cirúrgico, com a paciente sob anestesia geral, pois os corpos adiposos possuem uma abundância de terminações nervosas, tornando difícil sua administração no consultório.

Presença de membrana unilateral ou bilateral entre os grandes e pequenos lábios pode ser reparado durante a labioplastia, tanto dos grandes, como dos pequenos lábios.[1] Nesta abordagem unificada, conhecida como *labioplastia radical*, uma labioplastia dos grandes lábios pode ser combinada com uma redução do capuz do clitóris e uma labioplastia dos pequenos lábios.[9,10] Desepitelização da porção lateral do capuz do clitóris pode ser combinada com uma técnica de ressecção adicional, como a zetaplastia de cinco retalhos (*five-flap*), para corrigir dobramento redundante entre os pequenos e os grandes lábios.[1] A técnica necessita de uma inserção cuidadosa do frênulo aos grandes lábios. Manter o frênulo abaixo do clitóris, com comprimento adequado de aproximadamente 1 a 2 cm, é crucial para uma transição suave do capuz do clitóris para o frênulo, e para sua inserção nos grandes lábios. Este método pode aplainar um complexo do capuz do clitóris proeminente, tornando-o menos protuberante. Foi demonstrado que o uso de dispositivos de RF Ellman (Ellman International, Hicksville, NY) é eficaz na labioplastia dos grandes lábios, com mínima lesão térmica e potencial aceleração da cicatrização. A precisão destes dispositivos é essencial para trabalhar no complexo do capuz do clitóris para evitar danos tecidual e nervoso. A energia de RF também pode ser utilizada nos corpos adiposos para reduzir o volume dos grandes lábios, e na porção lateral do capuz do clitóris para alisar e reduzir a pele de forma similar a uma queimadura com *laser* de CO_2.[9,10] Esta abordagem unificada, que é referida como *labioplastia radical*, é realizada apenas pelos cirurgiões mais experientes em estética vulvovaginal, em pacientes apropriadamente examinadas e selecionadas.

Fechamento sem tensão da borda é a parte mais importante da cirurgia[9] (ver Fig. 6-3, *D*). Uma abordagem em multicamadas é apropriada para o fechamento de áreas abertas e espaço morto, a fim de prevenir hematomas, sangramento, abscessos e cicatrização ampla. A camada mais profunda pode ser fechada com suturas interrompidas ou sutura de colchoeiro contínua invertida. O uso de fios de sutura de absorção tardia 3-0 ou 4-0, como o Monocryl, é mais adequado para prevenir a rápida autólise que algumas vezes ocorre com o Vicryl. Em seguida, uma sutura subcuticular com fio de absorção tardia Vicryl ou Monocryl 4-0 ou 5-0 é realizada. Por último, é colocada uma camada de suturas múltiplas interrompidas de Vicryl 4-0 ou 5-0 para fechar todas as lacunas e melhorar a estética. Um fio de sutura do tipo Vicryl é mais adequado para suturas interrompidas da camada mais externa para prevenir a sensação de atrito provocada pelas pontas afiadas do Monocryl. Os sítios de sutura abaixo da pele podem cicatrizar firmemente ao longo das 6 semanas seguintes. A linha de sutura pode ser amolecida com massagens diárias durante 2 a 4 semanas e aplicação de estrogênios tópicos. Pode demorar até 3 meses para que a linha de sutura amoleça.

Matlock desenvolveu outra abordagem – uma perineoplastia modificada – para reduzir o volume da pele frouxa dos grandes lábios.[7] Este método tem como objetivo abaixar e aplainar os grandes lábios protuberantes para fornecer uma aparência mais jovial à abertura vaginal, com um formato em "V", em vez de um formato em "U", na porção inferior do introito. Tensionamento excessivo pode necessitar de correção com uma liberação da porção sem sutura.[9,10] Alguns cirurgiões plásticos utilizam uma abordagem complementar para elevar os grandes lábios por meio da realização de uma puboplastia ou uma abdominoplastia modificada com tração ascendente para reduzir a aparência volumosa na área vulvovaginal. Estes procedimentos são idealmente realizados antes de uma labioplastia dos grandes lábios, a fim de facilitar uma avaliação mais precisa da quantidade de redução tecidual dos grandes lábios. Lipoaspiração do monte pubiano é, de preferência, realizada posteriormente em um procedimento separado, por causa do edema extenso que se desenvolve no monte até os grandes lábios.

Procedimentos Auxiliares

Procedimentos auxiliares que podem ser realizados durante uma labioplastia dos grandes lábios incluem a perineoplastia, transformando um introito em forma de "U" em um introito em forma de "V" para uma aparência mais jovial. A desvantagem desta abordagem é o potencial de um intercurso doloroso a curto prazo no introito. Uma labioplastia dos pequenos lábios e a redução do capuz do clitóris podem ser realizadas após uma labioplastia dos grandes lábios. É preferível realizar uma labioplastia dos grandes lábios primeiro, seguido por uma labioplastia dos pequenos lábios e, então, uma redução do capuz do clitóris para um exame apropriado da simetria e grau de redução dos pequenos lábios. Reduções dos grandes lábios tendem a ter um efeito de retração sobre os pequenos lábios, achatando-os ligeiramente. Se os pequenos lábios forem reduzidos primeiro, uma cirurgia de labioplastia dos grandes lábios pode acentuar a redução dos pequenos lábios. Uma redução labial moderada solicitada pode resultar em uma redução mais radical do tecido labial, pois a tração das bordas dos pequenos lábios fará com que eles pareçam menores ou quase invisíveis em alguns casos.

Cuidados Pós-Operatórios

Instruções de rotina dos cuidados pós-operatórios são revisadas. As pacientes são instruídas a não colocar tensão sobre a linha de sutura dos grandes lábios, a fim de evitar ruptura prematura da sutura ou uma deiscência da ferida cirúrgica. Elas são aconselhadas a manter as pernas fechadas e não afastá-las amplamente. Ambulação com moderação é permitida, mas ginástica, andar de bicicleta, andar a cavalo e qualquer outro esporte que cause pressão sobre as bordas cirúrgicas não são permitidos. O uso de medidas de resfriamento, como bolsas de gelo, é aconselhável para conforto e redução do inchaço. A colocação de uma bolsa de gelo sobre o sítio (20 minutos com a bolsa e 20 minutos sem, continuamente, durante os primeiros dias) pode ser ideal.

Higiene diária e cuidados na área cirúrgica envolve a lavagem com sabão neutro e água, e a secagem com batidas leves. As pacientes não devem esfregar as áreas, nadar, tomar banho de banheira ou sentar em água parada, como banhos de assento. A imersão tende a enfraquecer as suturas prematuramente. No pós-operatório, é aconselhável passar diariamente uma pomada de estradiol nos lábios e sobre os sítios da ferida para ajudar na cicatrização e evitar a aderência das roupas ao sítio cirúrgico. Uso empírico de creme vaginal de estrogênio pode ajudar na cicatrização e conforto, mas nenhum estudo não controlado foi realizado para comprovar sua superioridade ao não uso de cremes. Alguns cirurgiões defendem o uso de creme de colágeno para ajudar na cicatrização da ferida. Estes resultados são anedóticos na literatura. Antibióticos pós-operatórios são amplamente utilizados após a cirurgia vaginal, mas um consenso acerca da duração e tipo não foi relatado. A maioria das infecções que ocorre é de origem urinária. Se um antibiótico for considerado necessário, um antibiótico de amplo espectro é recomendado por 7 a 10 dias do pós-operatório. Uma consulta é realizada 2 e 6 semanas após a cirurgia. Atividades normais, incluindo exercícios e sexo, são tipicamente aprovadas em 6 a 8 semanas após a cirurgia.

Resultados e Desfechos

Di Saia[14] realizou uma redução cosmética dos pequenos e grandes lábios em uma mulher de 42 anos, buscando modificação estética de sua região vulvar. Ele planejou uma redução em dois estágios, começando com a redução dos grandes lábios. A paciente desenvolveu um hematoma pós-operatório, que foi subsequentemente drenado. Hipersensibilidade na área exposta de sua genitália se resolveu em 4 a 6 semanas. Uma labioplastia dos pequenos lábios foi realizada 4 meses depois, e na 6ª semana do pós-operatório a paciente ficou satisfeita com os resultados do procedimento. Em outro relato de caso raro, Miklos e Moore[15] realizaram labioplastias dos pequenos e grandes lábios simultaneamente em uma mulher com hipertrofia dos pequenos e grandes lábios. As cirurgias foram consideradas eficazes e seguras, sem complicações graves.

Em minha série, publicada em 2011, 100 mulheres com uma idade média de 45 anos, que foram submetidas à abordagem linear curvilínea e minha técnica unificada, relataram uma satisfação de 98% e nenhuma complicação grave.[9] Duas pacientes não ficaram satisfeitas com os resultados e solicitaram remoção de tecido adicional em uma segunda labioplastia dos grandes lábios. O procedimento foi realizado novamente, e ambas as pacientes ficaram extremamente satisfeitas com os resultados pós-operatórios. Duas pacientes necessitaram de ressutura, mas não mostraram evidência de infecções e tiveram uma perda sanguínea média de 10 mL. Todos os procedimentos nesta série foram realizados no consultório em pacientes despertas. Acesso intravenoso não foi necessário, e todos os medicamentos foram fornecidos na forma de creme, oralmente ou por injeção intramuscular. A auto-hidratação foi realizada durante todo o tempo, com a paciente bebendo pequenos goles de água ao longo de todo o procedimento. O volume total médio de anestésico local utilizado foi de 4 mL para a labioplastia dos pequenos lábios, 7 mL para a labioplastia dos grandes lábios e 15 mL para a abordagem unificada. Maior sangramento ocorreu (50 a 100 mL) quando uma remoção significativa do corpo adiposo foi realizada. Não foi relatada dispareunia a longo prazo. Não ocorreram efeitos anestésicos adversos, exceto pela rara e transitória resposta vasovagal após a cirurgia, quando o procedimento foi realizado durante o período da tarde. Estas pacientes foram consideradas *hipovolêmicas* e responderam bem à ingestão oral de líquidos.[9]

Normalmente, a satisfação da paciente é alta, e a taxa de complicações cirúrgicas é baixa com a labioplastia dos grandes lábios. Em minhas séries, a deiscência da ferida cirúrgica e a necessidade de cirurgia de revisão foram inferiores com a labioplastia dos grandes lábios, quando comparada à labioplastia dos pequenos lábios. As pacientes comumente relataram um aumento no conforto e autoconfiança por causa de uma redução na autocrítica dos grandes lábios proeminentes. Os resultados podem ser esteticamente dramáticos quando a cirurgia dos grandes lábios é combinada com a cirurgia dos pequenos lábios e uma vaginoplastia/perineoplastia (Figs. 6-4 e 6-5), e quando corpos adiposos grandes são excisados (Figs. 6-6 e 6-7).

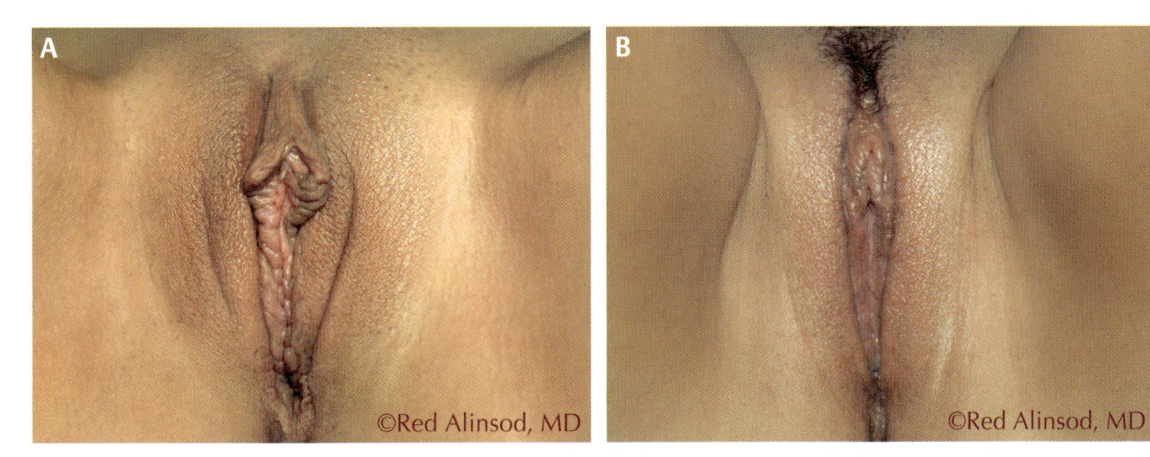

Fig. 6-4 Este é um exemplo de uma labioplastia combinada dos pequenos e grandes lábios. **A,** Aparência pré-operatória. **B,** Resultado dois meses após a cirurgia.

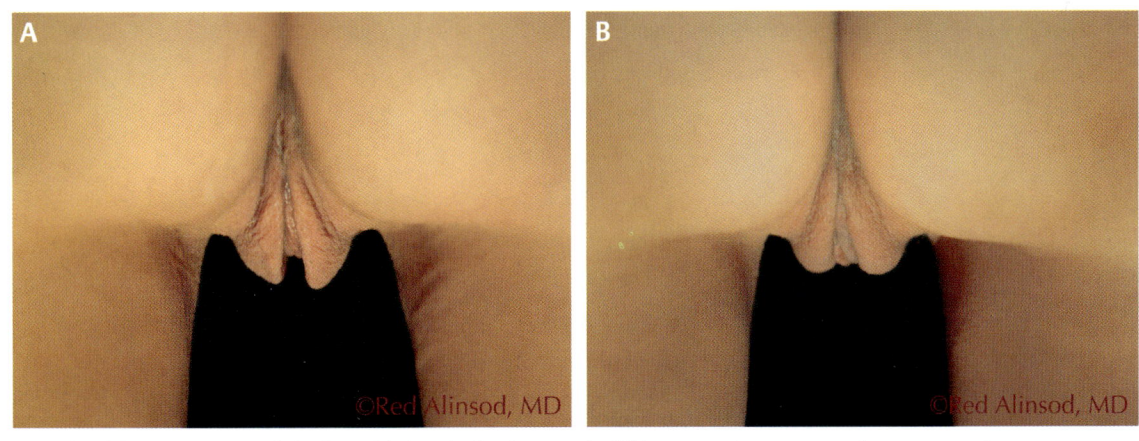

Fig. 6-5 Esta paciente foi submetida à redução dos grandes lábios proeminentemente frouxos e amplos, com uma aparência jovem resultante, tal como observado por detrás, uma visão mais útil para mostrar o que os parceiros observam. **A,** Aparência pré-operatória. **B,** Resultado dois meses após a cirurgia.

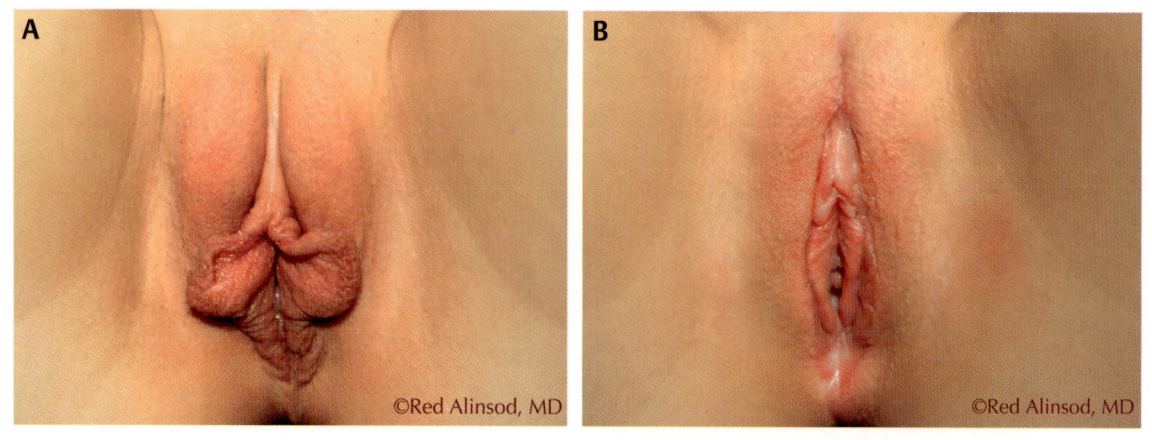

Fig. 6-6 **A,** Aparência pré-operatória. **B,** Resultado dois meses após a cirurgia.

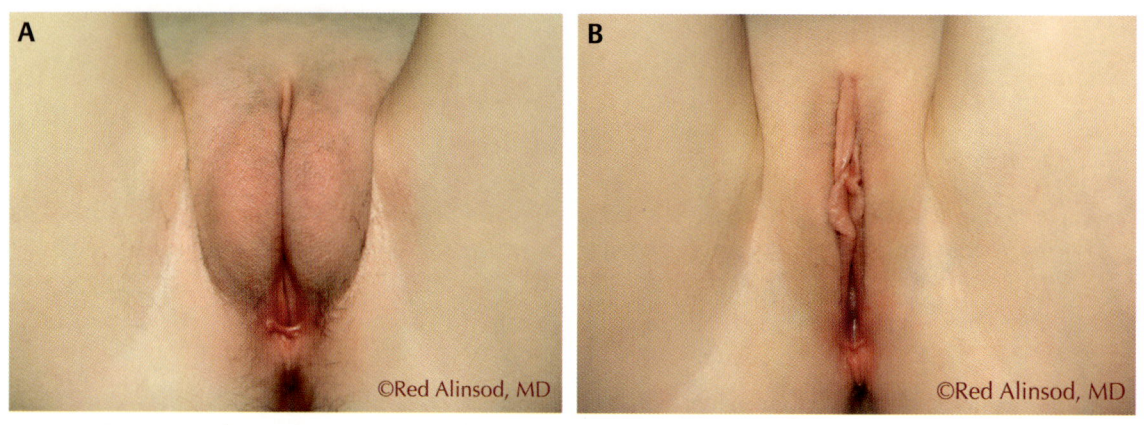

Fig. 6-7 **A,** Aparência pré-operatória antes da remoção do corpo adiposo. **B,** Resultado dois meses após a cirurgia.

Problemas e Complicações

As complicações pós-operatórias associadas à excisão labial incluem dor leve à moderada, sangramento, hematoma, edema transitório e hipersensibilidade transitória por 4 a 6 semanas.[5,14] Bolsas de gelo e narcóticos orais ajudam a reduzir o edema e o desconforto. A perda sanguínea média na labioplastia dos grandes lábios é de 5 a 10 mL.[9] A complicação de sangramento que Di Saia[14] observou após o primeiro estágio de uma labioplastia em dois estágios não resultou em cicatrização tardia da ferida ou distorção. Em minha série, a complicação mais comum foi a ruptura prematura das suturas em 5% das pacientes, em razão da atividade física que separou as bordas, necessitando, assim, de ressutura. Adesão rigorosa a um regime de cicatrização livre de tensão de aproximadamente 4 a 6 semanas é fundamental.[9] A sutura interrompida sob muita tensão pode resultar em lobulações das bordas cirúrgicas, com linhas horizontais visíveis.

Isto é agravado quando um edema significativo provoca expansão da pele contra a sutura apertada. Crescimento do pelo púbico que se estende até o sulco entre os pequenos e grandes lábios é potencialmente irritante e pode necessitar de tratamento. Tratamentos depilatórios com *laser*/luz pulsada intensa podem controlar este problema naquelas que não raspam suas vulvas. Este não é um problema para mulheres que regularmente raspam ou depilam suas vulvas.[7]

Referências

1. Davison SP, West JE, Baker CL et al. Medscape. Labiaplasty and labia minora reduction. Available at *http://emedicine.medscape.com/article/1372175-overview*.
2. Moore RD, Miklos JR. Vaginal reconstruction and rejuvenation surgery: is there data to support improved sexual function. Am J Cosmet Surg 29:97, 2012.
3. Lloyd J, Crouch NS, Minto CL et al. Female genital appearance: "normality" unfolds. BJOG 112:643, 2005.
4. Salgado CJ, Tang JC, Desrosiers AE III. Use of dermal fat graft for augmentation of the labia majora. J Plast Reconstr Aesthet Surg 65:267, 2012.
5. Dobbeleir JM, Landuyt KV, Monstrey SJ. Aesthetic surgery of the female genitalia. Semin Plast Surg 25:130, 2011.
6. Alter GJ. Management of the mons pubis and labia majora in the massive weight loss patient. Aesthet Surg J 29:432, 2009.
7. Alinsod R. Overview of vaginal rejuvenation, new frontiers in pelvic surgery. Presented at the Annual Meeting of the National Society of Cosmetic Physicians and the American Academy of Cosmetic Gynecologists, Las Vegas, NV, Oct 2006.
8. Felicio AY. Labial surgery. Aesthet Surg J 27:322, 2007.
9. Alinsod R. Awake in-office Barbie labiaplasty, awake in-office labia majora plasty, awake in-office vaginoplasty, awake in-office labial revision, sutureless band release, awake in-office mesh excision, labia majora Pellevé. Presented at the Congress on Aesthetic Vaginal Surgery, Tucson, AZ, Nov 2011.
10. Alinsod R. Radical labia majora plasty, RF for labia majora laxity, surgical management of the camel toe, the unified approach to labiaplasty, awake in-office vaginoplasty, awake in-office labial revision. Presented at the Congress on Aesthetic Vaginal Surgery, Las Vegas, NV, Oct 2012.
11. Goodman M. Female genital cosmetic and plastic surgery: a review. J Sex Med 8:1813, 2011.
12. Goodman MP, Placik OJ, Benson RH III et al. A large multicenter outcome study of female genital plastic surgery. J Sex Med 7(4 Pt 1):1565, 2010.
13. Goodman MP. Female cosmetic genital surgery. Obstet Gynecol 113:154, 2009.
14. Di Saia J. An unusual staged labial rejuvenation. J Sex Med 5:1263, 2008.
15. Miklos JR, Moore RD. Postoperative cosmetic expectations for patients considering labiaplasty surgery: our experience with 550 patients. Surg Technol Int 21:170, 2001.

CAPÍTULO 7

Técnicas de Redução do Capuz do Clitóris

Otto J. Placik

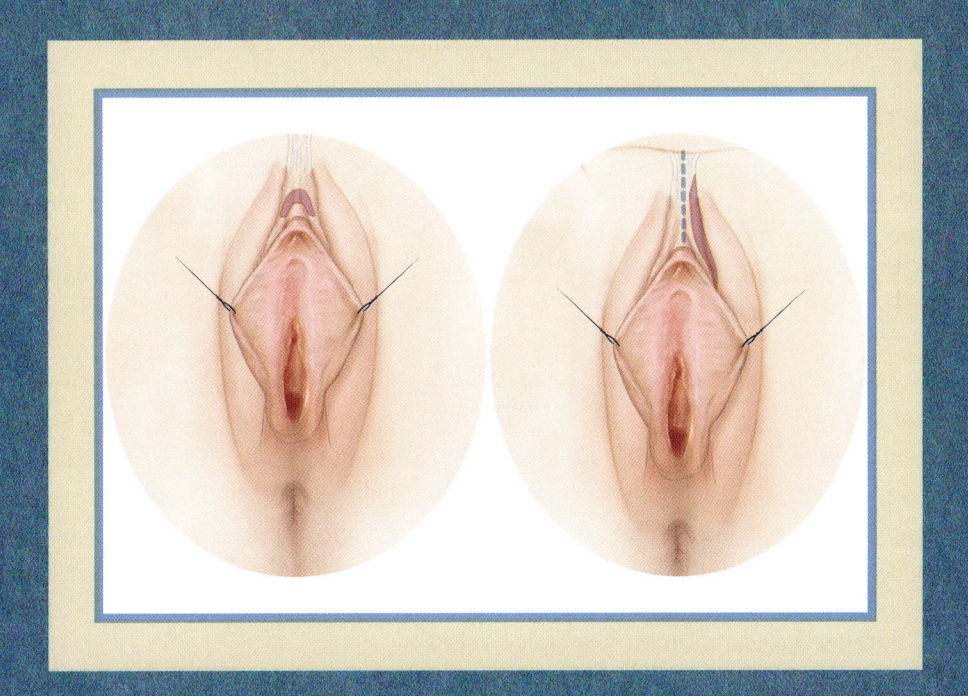

Pontos-Chave

- *Redução do capuz do clitóris (CHR) é raramente realizada como um procedimento isolado.*
- *CHR é mais comumente realizada em combinação com a redução dos pequenos lábios.*
- *Os resultados funcionais da CHR são pouco compreendidos, e o efeito sobre a função sexual não foi estabelecido.*
- *CHR é tipicamente um procedimento mais estético.*
- *CHR deve ser diferenciada dos procedimentos do clitóris.*
- *O procedimento não representa mutilação genital feminina, infibulação, circuncisão feminina cultural/ritualista ou perfuração genital.*

Indicações e Contraindicações

Considerações Gerais

CRH é um procedimento geralmente confundido com remoção do capuz do clitóris, clitoroplastia, excisão do capuz do clitóris, clitorectomia, clitoropexia, prepucioplastia, fenda dorsal, lise de aderências e excisão do capuz. Compreensão da diferença entre a glande/corpo do clitóris e o prepúcio é essencial para distinguir os procedimentos. No contexto deste capítulo, o capuz é o prepúcio do clitóris e é análogo ao prepúcio do pênis. Eu intencionalmente não uso o termo *circuncisão*, pois o mesmo tem conotações negativas e é frequentemente confundido com a amputação do clitóris. O capuz é distintamente diferente do clitóris, e irei me referir à CHR exclusivamente sem focar na cirurgia clitoriana. Informação sobre a cirurgia e suas sequelas é escassa; uma procura na literatura sobre CHR rendeu apenas 13 resultados. Parte da dificuldade é que a CHR é raramente realizada como um procedimento isolado, sendo, na maioria dos casos, feita em combinação com a redução dos pequenos lábios. CHR é predominantemente realizada por indicações estéticas e é limitada à ressecção cutânea. Outros procedimentos realizados no clitóris incluem os seguintes:

- Clitoropexia para retrair ou suspender o clitóris.
- Redução do clitóris (clitoroplastia redutora) para reduzir o tamanho do clitóris, que comumente ocorre com a hiperplasia suprarrenal congênita, genitália ambígua, pseudo-hermafroditismo feminino, clitoromegalia, hipertrofia do clitóris e virilismo genital.
- Lise de aderências clitorianas, geralmente causadas pelo líquen escleroso.

Nestas cirurgias, porções do capuz do clitóris podem ser removidas como uma parte integral do procedimento reconstrutivo, como discutido por Graves *et al.*[1] para redução do clitóris e por Ostrzenski[2] para clitóris oculto. CHR também deve ser diferenciada dos procedimentos de mutilação genital feminina, incluindo infibulação e circuncisão feminina cultural ou ritualista. Embora a perfuração genital seja geralmente realizada no capuz do clitóris, não reduz o volume do tecido mole.

Questões Anatômicas

Embora os médicos de cirurgia estética genital feminina tenham uma apreciação inata pelas fronteiras e extensão do capuz do clitóris, estes são pouco definidos na literatura. Alguns autores se referiram ao capuz (prepúcio do clitóris) como a *porção superior ou divisão dos pequenos lábios*.[3] O capuz do clitóris varia amplamente entre os indivíduos, com uma superfície lisa ou irregularmente dobrada/plissada, e é comumente assimétrico.[4] A maioria dos anatomistas refere-se à borda livre do prepúcio como *capuz do clitóris*. Cirurgiões estéticos contemplam o capuz como se estendendo anterior ou superiormente para a comissura labial anterior (ápice da comissura intervulvar). A borda inferior é a borda livre do prepúcio e se estende inferiormente até a junção com os pequenos lábios. Isto serve como o ponto definidor do frênulo do clitóris, a porção dos pequenos lábios que se estende até o clitóris e começa medial à inserção com o capuz do clitóris. Alguns autores estimam que o frênulo do clitóris ancora e estabiliza a inserção inferior do capuz do clitóris, e falha em respeitar esta referência anatômica pode produzir uma deformidade do capuz do clitóris quando uma labioplastia é realizada.[5]

Lateralmente, o capuz é delimitado pelo sulco interlabial (Fig. 7-1). O comprimento do capuz é medido da comissura labial anterior até o prepúcio distal, na linha média, e varia de 2 a 6 cm.[4] Protrusão do capuz para além dos grandes lábios não é consistente e variará com o tamanho do clitóris, com alguns apresentando uma aparência similar a um pênis pequeno. A espessura é

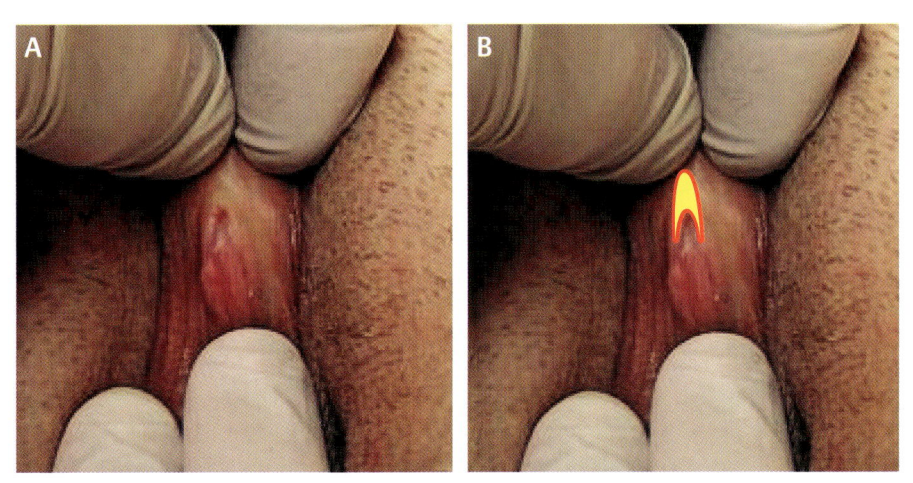

Fig. 7-1 A, A pele do capuz do clitóris é retraída, expondo o clitóris e o frênulo do clitóris. **B,** A típica extensão do capuz do clitóris (*vermelho*). (*Continua.*)

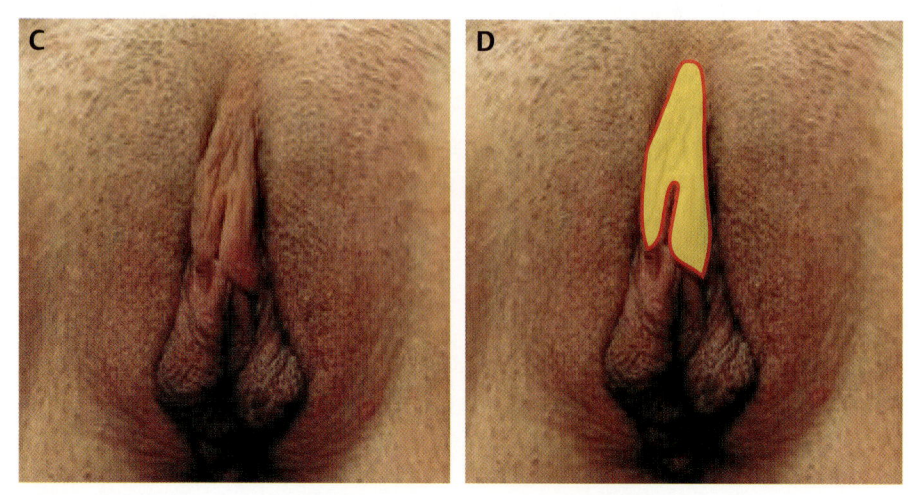

Fig. 7-1, Cont. C, A mesma paciente é demonstrada em uma posição de litotomia sem retração da pele do capuz do clitóris. **D,** A área tratada com CHR está contornada em *vermelho*.

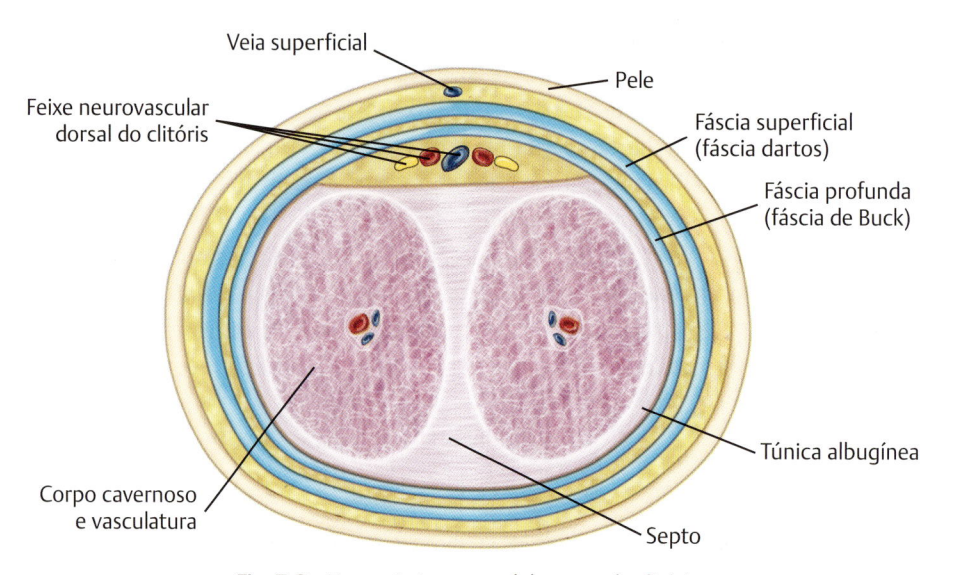

Fig. 7-2 Um corte transversal do corpo do clitóris.

uma função da qualidade cutânea, do tecido subcutâneo subjacente e da fáscia dartos. As camadas da porção média do capuz, do plano superficial ao profundo, são a pele, tecido subcutâneo, fáscia dartos, fáscia de Buck e ligamento suspensório, feixe neurovascular, túnica albugínea e clitóris (Fig. 7-2).

Uma configuração e relação "ideal" da glande do clitóris com o prepúcio não foi estabelecida. Tipicamente, a glande do clitóris irá se projetar um pouco além do capuz do clitóris, com graus variados de visibilidade. Proeminência excessiva do capuz do clitóris, em casos não tratados ou iatrogênicos após a labioplastia isolada, foi descrita como um "micropênis".[6]

A inervação do clitóris e capuz é geralmente atribuída ao nervo dorsal do clitóris, o qual atravessa a membrana perineal 2,4 a 3 cm lateral ao meato uretral (Fig. 7-3). A inervação percorre ao longo da membrana perineal por 1,8 a 2,2 cm até o ramo isquiopúbico, onde migra para a superfície anterolateral do corpo do clitóris, abaixo da fáscia de Buck, por 2,0 a 2,5 cm.[7] Os cirurgiões devem ter cautela durante a dissecção realizada abaixo da fáscia de Buck e lateral à linha média sobre o capuz do clitóris, minimizando a cirurgia nas camadas profundas do sulco interlabial ao nível do meato. Embora estudos anatômicos em humanos sejam limitados, sabemos que a face inferior do prepúcio tem muitos nervos sensoriais; qualquer cirurgia nesses tecidos é desencorajada, salvo quando indicada para condições como o líquen escleroso.[8]

A função do prepúcio é desconhecida, mas supostamente protege o clitóris e as glândulas écrinas, as quais, exclusivas às mulheres, mantêm o sulco entre a glande e o prepúcio umedecido.[9]

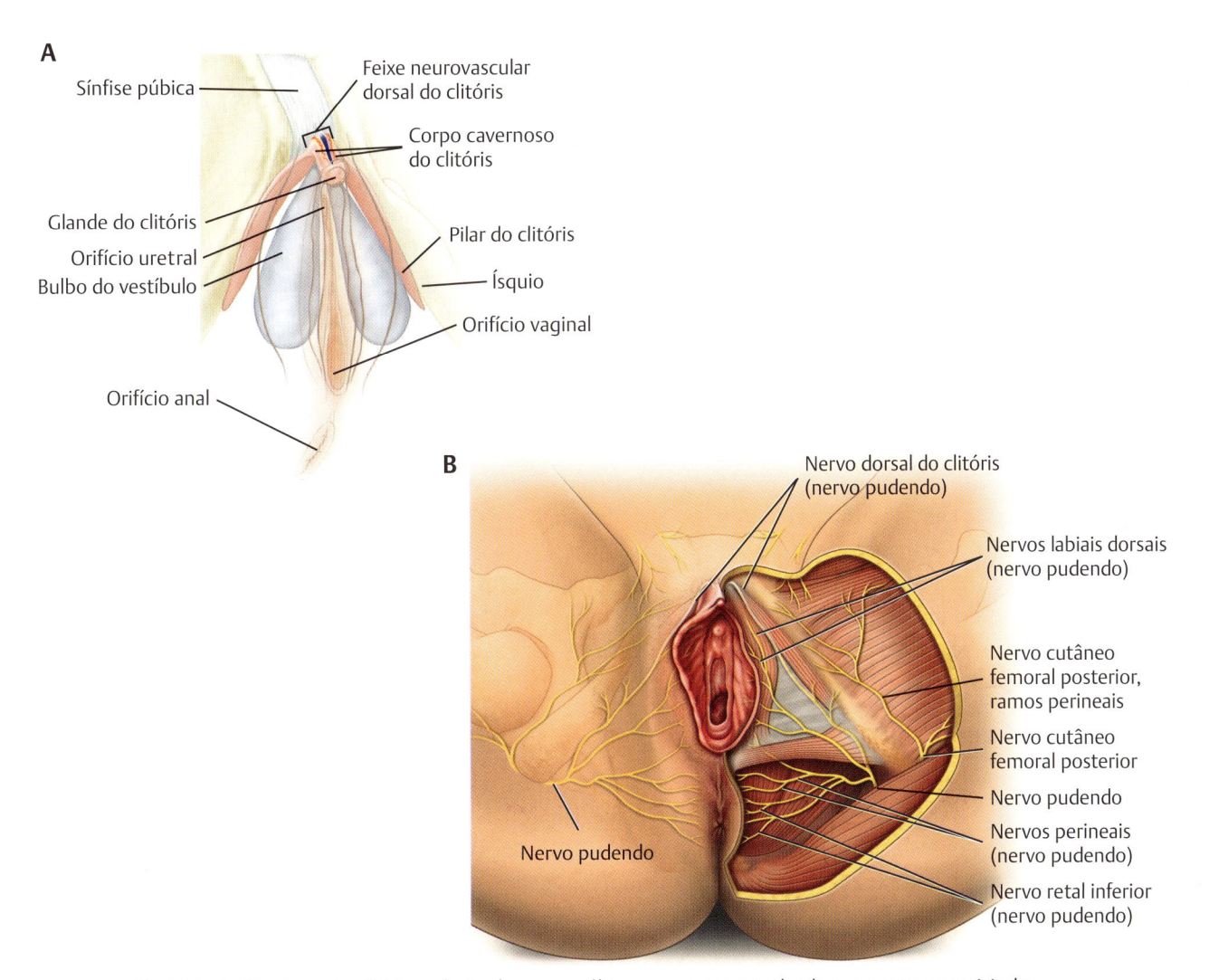

Fig. 7-3 A, Estruturas do clitóris e relação dos ossos púbicos com o nervo pudendo e os ramos sensoriais do clitóris. **B,** Nervos sensoriais da vulva e relação com os músculos do assoalho pélvico.

Indicações

Os objetivos da cirurgia são a remoção e redução do prepúcio clitoriano excessivo ou redundante. No entanto, as indicações específicas são menos claras. Hodgkinson e Hait[10] relataram que "a cirurgia estética genital feminina pode ser solicitada por mulheres que acham que seu prazer sexual será aumentado com a exposição do clitóris... ou que uma redução no tamanho do clitóris pode ser mais atraente esteticamente."[10] No entanto, o procedimento descrito pelos autores não alcançou nenhum desses objetivos. Alter[11] posteriormente modificou esta descrição, declarando que "o ideal estético é de pequenos lábios e de um capuz clitoriano que não se projetam para além dos grandes lábios." Ele mencionou a natureza eletiva do procedimento quando notou que a cirurgia é "para excisar lábio lateral redundante e excesso de capuz do clitóris lateral (se desejado pela paciente)." Em outro local, ele declarou que a "excisão possibilita a eliminação de grande parte do capuz lateral pouco apresentável, que é uma grande preocupação estética e, frequentemente, funcional", mas não especificou o comprometimento funcional inicial para o qual a correção era buscada ou realizada.[12] Gress[13] relatou que "o objetivo dos procedimentos cirúrgicos é o de alcançar um resultado que satisfaça da melhor forma os desejos e expectativas das pacientes" e que seja "o mais balanceado possível." Goodman[14] notou que a CHR é destinada "a produzir maior 'exposição' do corpo do clitóris, teoricamente fornecendo um maior estímulo sexual", mas não justificou esta declaração; ele reafirmou as indicações estéticas. de Alencar Felicio[6] declarou que com a CHR "o clitóris é exposto"; em uma carta ao editor, Hunter[15] expressou sua discordância com esta afirmação e declarou que os cirurgiões "não deveriam nunca expor/adicionalmente expor o clitóris." Hamori[16] relatou que achados que respondem à CHR incluem a projeção para além dos grande lábios ou suficiente volume do capuz que "excede a largura do grande lábio adjacente" ou "ampliação da comissura intervulvar [comissura vulvar anterior]." Ela discutiu sobre as solicitações das pacientes de "pequenos lábios e capuz do clitóris pequenos," mas advertiu que "cautela é necessária... visto que este procedimento pode causar exposição da glande do clitóris."[5]

Ostrzenski[17] diferenciou entre um capuz alongado e um capuz espessado. Um capuz alongado é tratado para resultar em uma exposição da glande de 3 a 5 mm usando sua "hidrodissecção com V-plastia reversa".[2] As pacientes eram inicialmente tratadas com uma V-plastia por razões de constrangimento: "sentindo-se diferente e infeliz em um relacionamento íntimo" e "supercrescimento perceptível"; questões de higiene: "odor ofensivo", desconforto, alongamento, uma percepção negativa da imagem corporal "responsável pela deterioração de seu bem-estar social e emocional"; e correção estética de um "prepúcio clitoriano significativamente saliente".[17]

O grau de exposição da glande do clitóris (3 a 5 mm) e a capacidade de melhorar o estímulo sexual por meio da diminuição da interferência tecidual são controversos.[17] Benson[18] mencionou as pacientes que, no seu ponto de vista, ficariam felizes com o procedimento (Tabela 7-1). As questões de uma aparência estética melhorada, contorno e pregas são menos mencionadas.[14]

Tabela 7-1 Pacientes Prováveis de Ficarem Satisfeitas com um Procedimento de Redução do Capuz do Clitóris

Provavelmente Ficarão Satisfeitas	Provavelmente Não Ficarão Satisfeitas
Pacientes Anorgásmicas Estas pacientes ficarão mais felizes com o coito, mesmo se o clímax não for alcançado, caso sejam emocionalmente estáveis. Cirurgia é evitada se questões emocionais não tratadas forem evidentes.	**Pacientes com estas Características** Estas pacientes desejam orgasmo na posição de missionário. Estas pacientes desejam orgasmo sem outro estímulo, exceto o intercurso.
Orgasmo é Lento ou Fraco Estas pacientes são, geralmente, as mais prováveis de ficarem satisfeitas com o resultado do procedimento; à medida que a intensidade aumenta, a velocidade ao clímax é variável.	**Atualmente Felizes e Normais** Cirurgia é evitada, salvo se um exame físico corrobore a correção.
Orgásmica, porém Requer Estímulo Manual/Oral/Vibratório/Posicional As pacientes ficarão satisfeitas com a sensação aumentada, porém provavelmente necessitarão de estimulação adicional.	**Baixo Desejo Sexual** Se a condição tiver uma base psicológica ou hormonal, a cirurgia não ajudará; a condição subjacente deve ser tratada primeiro.
Clitóris Doloroso Dor pode-se resolver quando infecção crônica ou aderências são tratadas.	**Buscando Estado Multiorgásmico** Cirurgia nestas pacientes é evitada; este resultado pode ocorrer, mas não pode ser prometido ou necessariamente concretizado.
Pacientes de Labioplastia Pacientes ficarão satisfeitas com uma aparência mais delineada.	**Aglutinação da Menopausa** Problemas recorrerão se o estado hormonal não for normalizado.
	Cicatrização Provocada pelo Líquen Escleroso Esta condição quase sempre recorre dentro de alguns meses.
	Modificadores Corporais Cirurgia não é realizada nestas pacientes; elas podem não ficar satisfeitas com os resultados, e procedimentos podem ser difíceis de reverter.

Adaptada de Benson R. Clitoral hood reduction. Apresentado no Seventh Annual Congress for Aesthetic Vaginal Surgery, Tucson, AZ, Jan 2012.

Quase todas as pacientes com expectativas realistas e excesso de tecido prepucial são candidatas a um procedimento eletivo. Diversos autores descreveram uma deformidade iatrogênica do capuz do clitóris após a labioplastia.[5,11,13] Hamori[5] relatou que o método de redução dos lábios por desbaste pode produzir uma redução relativa na proeminência dos pequenos lábios, comparado ao capuz do clitóris residual, com a projeção excessiva do capuz do clitóris criando a ilusão de um "pênis pequeno". No entanto, ela não comentou se uma redução do capuz do clitóris foi realizada como parte do procedimento inicial, como é tipicamente de rotina na maioria dos casos de redução labial (R. Alinsod, comunicação pessoal, 2013). Isto também pode ocorrer como resultado de uma redução labial isolada com a técnica em cunha (também chamada de ressecção em cunha inferior e reconstrução superior com retalho pediculado), levando o Dr. Alter[11,12] a modificar sua técnica e renomeá-la ressecção cuneiforme central *estendida*. Ele declarou que a extensão era necessária para "excisar o... capuz do clitóris lateral em excesso (se desejado pela paciente)."[12] Em sua argumentação, Alter comentou que a técnica de desbaste pode resultar em um "frênulo do clitóris com término súbito e grande saliência do capuz do clitóris." A ressecção do capuz do clitóris foi descrita como sendo contínua com a ressecção cuneiforme central ou, alternativamente, como uma "excisão elíptica separada" descontínua. Ver Figura 10-18 no Capítulo 10 (Complicações da Cirurgia Estética Genital Feminina) para mais informações sobre esta condição.

Contraindicações

As contraindicações à CHR incluem expectativas irreais da paciente ou condições psicossexuais comórbidas não tratadas que possam interferir com a função sexual; confusão da paciente com procedimentos de clitorrectomia; infecções vulvovaginais ativas; doenças inflamatórias vulvovaginais ativas; coagulopatia e tabagismo.

Avaliação da Paciente

Avaliação Clínica da Deformidade

Embora métodos de avaliação para pacientes sendo submetidas à cirurgia plástica genital feminina tenham sido recomendados, incluindo as avaliações tradicionais e pesquisas da função sexual (particularmente de disfunção orgásmica), nenhuma ferramenta definida para avaliar candidatas de CHR foi estabelecida. Visto que a cirurgia é raramente realizada como um procedimento isolado, a avaliação tipicamente procede da mesma forma que para uma candidata de redução dos pequenos lábios. Hamori[5,16] sugeriu que a redundância do capuz do clitóris seja de preferência avaliada com a paciente na posição ortostática, com atenção à espessura e volume do tecido, dobras redundantes, simetria, separação da comissura vulvar anterior e prévia cirurgia (especialmente labioplastia por desbaste); o clitóris também é palpado para excluir clitoromegalia. Visto que a técnica de Gress[13] pode afetar a proeminência do clitóris, ele sugeriu uma análise pré-operatória da glande e corpo do clitóris para diferenciar a hipertrofia da glande daquela do capuz, bem como o grau de "protrusão da ponta do clitóris." Ele recomendou medir a distância entre a glande do clitóris e o meato uretral, e afirmou que esta deve ter um mínimo de 1,5 cm.

A independência entre o prepúcio e a glande do clitóris, e a presença de aderências, fimose, cicatrizes, penetração, trauma, dor e disestesia devem ser documentados. Líquen escleroso deve ser excluído. O clitóris e o prepúcio não possuem uma aparência padrão, e uma ampla gama de variações anatômicas foi descrita.[19] Ostrzenski[20] propôs uma classificação do capuz do clitóris, que não é amplamente usada, sendo mais aplicável às suas abordagens cirúrgicas descritas: oclusão, como observada no líquen escleroso (tipo I), hipertrofia (tipo 2) e hipertrofia com assimetria subdérmica (tipo 3).

Planejamento e Preparação Pré-Operatória

Como qualquer planejamento cirúrgico, uma pesquisa das motivações da paciente com aconselhamento é um componente essencial do tratamento.[21] Após a tomada de um histórico completo e a conclusão do exame físico, incluindo avaliações psicológicas, ginecológicas e sexuais, alguns médicos recomendam que as pacientes sejam encaminhadas para aconselhamento com um especialista apropriado, como terapia cognitivo-comportamental.[22] A avaliação da função sexual é tão importante quanto à avaliação estética e anatômica.[23] A Society of Obstetricians and Gynaecologists of Canada sugeriu o incentivo de meninas com menos de 16 anos de idade a adiar a cirurgia até o término do desenvolvimento genital maduro.[21] As pacientes devem ser informadas sobre o procedimento com uma revisão minuciosa dos riscos, alternativas e benefícios, respeitando os princípios do consentimento informado.

Ao discutir o papel e os objetivos do procedimento, os médicos devem informar as pacientes que a aparência física *normal* é altamente variável, e que o reparo provavelmente não tem um benefício médico direto. As assimetrias naturais e a anatomia funcional das pacientes são revisadas.

Técnica Cirúrgica

Um Histórico Breve

Na maioria dos textos, a técnica é vagamente descrita e tradicionalmente considerada como um complemento à redução dos pequenos lábios. Historicamente, com o tratamento de clitoromegalia, porções do capuz do clitóris foram removidas como uma parte integral das técnicas de redução do clitóris[1] (Figs. 7-4 e 7-5).

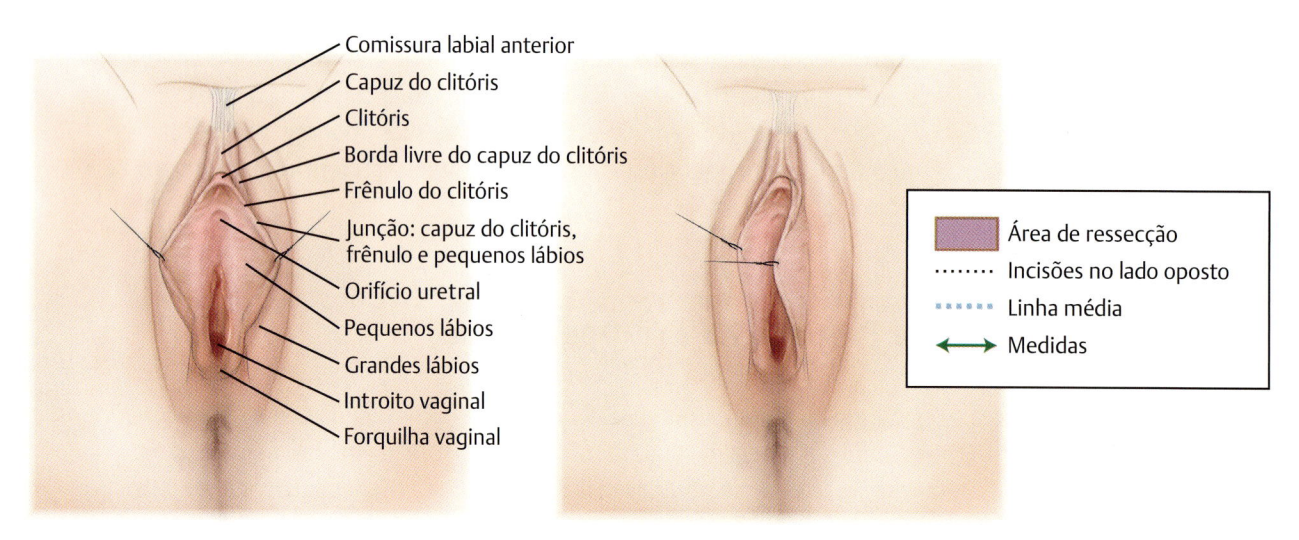

Fig. 7-4 Anatomia vulvar feminina.

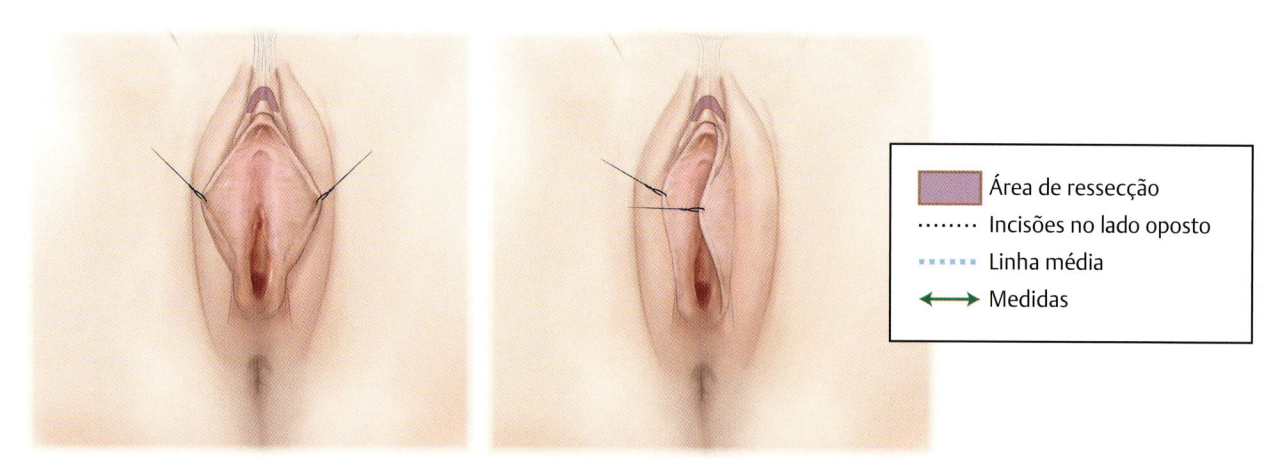

Fig. 7-5 CHR descrita por Graves *et al.*[1] como uma parte integral da cirurgia de clitoromegalia.

Para as indicações estéticas, os procedimentos foram relatados apenas recentemente. Em 2005, Alter[24] descreveu pela primeira vez sua técnica de ressecção labial em cunha combinada, com a adição de uma "excisão lateral em V curvando-se de forma ascendente ao longo da lateral do capuz do clitóris para eliminar as dobras e, se desejado, excisar a pele redundante da porção lateral do capuz do clitóris. Nenhum tecido subcutâneo lateral é excisado" (Fig. 7-6). A abordagem do componente do capuz do clitóris foi uma modificação de sua técnica previamente relatada, que efetuava apenas a redução isolada dos pequenos lábios.[25] Em 2006, Gress[26] forneceu a primeira ilustração e documentação fotográfica usando sua técnica conhecida como labioplastia de redução composta, que combinava a redução do tecido labial, acima e abaixo do clitóris, usando uma modificação da técnica de desbaste ou da ressecção em cunha (Fig. 7-7).

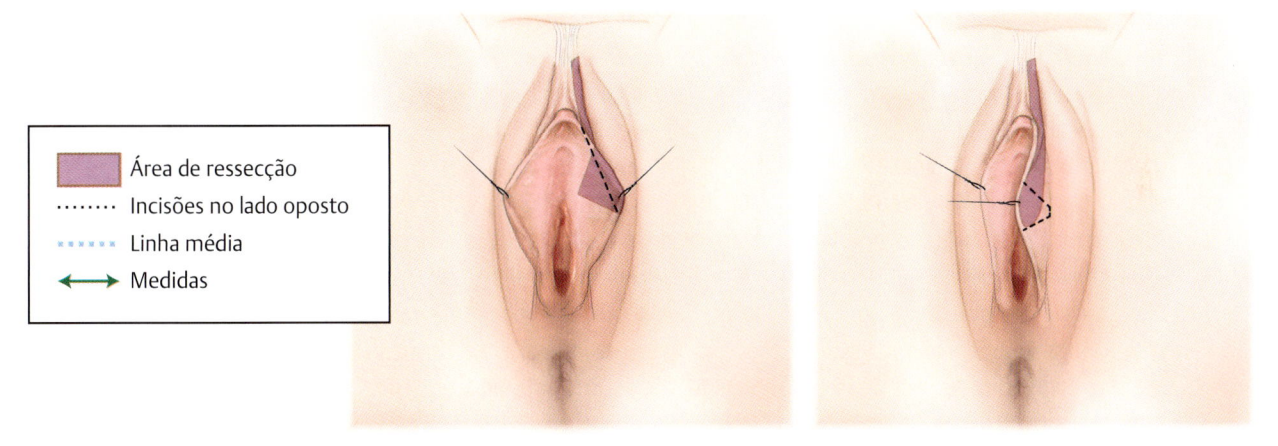

Fig. 7-6 CHR descrita por Alter[24] como uma adição à ressecção em cunha dos pequenos lábios.

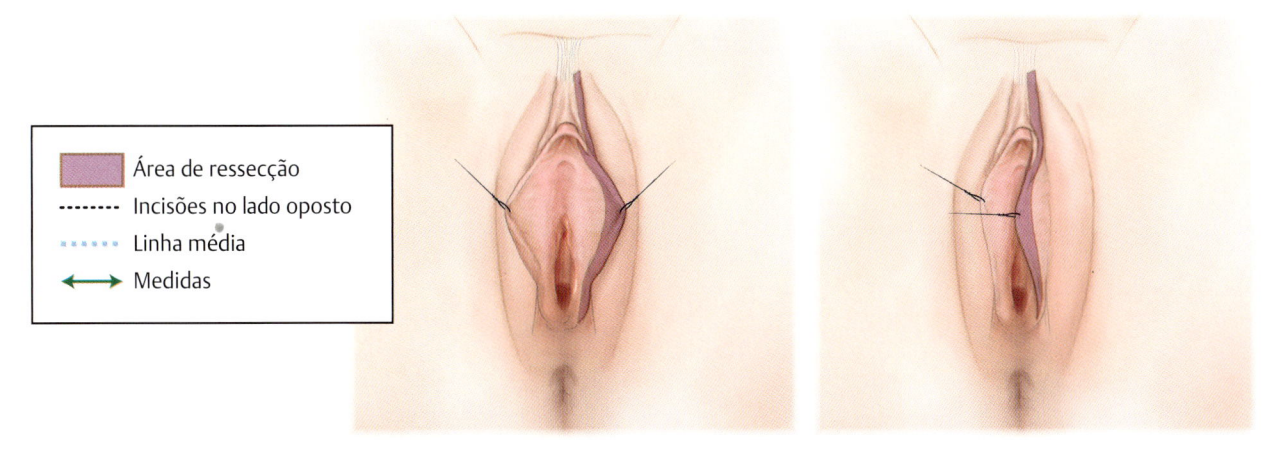

Fig. 7-7 CHR inicialmente descrita por Gress[26] como parte de uma labioplastia de redução composta.

Em 2007 e 2008, Alter esclareceu sua nova técnica, em que uma cunha medial interna é desenhada essencialmente horizontalmente e sobre as porções centrais dos lábios para remover a porção projetada mais "ofensiva"; "a excisão em cunha lateral externa deve, então, ser curvada lateral e anteriormente (taco de *hockey*) para excisar este lábio lateral redundante e o excesso do capuz do clitóris lateral (se desejado pela paciente)."[12] "Portanto, as excisões em V internas e externas são contornadas diferentemente, com o tecido subcutâneo intermediário preservado, ao mesmo tempo em que a borda labial proximal é precisamente reaproximada."[11] "Somente uma quantidade suficiente de tecido é excisada para produzir um bom resultado estético. Isto possibilita um melhor fechamento subcutâneo, que é necessário para prevenir deiscência da ferida e formação de fístula."[12] Em 2007, de Alencar Felicio[6] abordou pela primeira vez a CHR isolada, realizada com uma "excisão fusiforme lateral ao clitóris em cada lado" (Fig. 7-8). Ela enfatizou a importância de manter a orientação mediana do clitóris e um desenho simétrico relativo aos pequenos e grandes lábios, bem como de alcançar a exposição do clitóris (não especificado). Entretanto, ela desencorajou a realização simultânea da redução dos grandes lábios e da CHR, por causa do "edema prolongado."

Em 2008, Apesos *et al.*[27] descreveram uma ressecção em "V" invertido, ou tipo Chevron, localizada na porção superior e diretamente sobre o centro do capuz do clitóris, com o ápice situado na extensão superior da comissura labial anterior (Fig. 7-9). Defensores acreditam que este procedimento pode ajudar a "fechar" a lacuna entre os grandes lábios, quando presente, na comissura labial anterior. Em 2013, Gress[13] aperfeiçoou ainda mais sua técnica original, com a excisão transversal em meia-lua do tecido abaixo do clitóris, porém acima do meato uretral que, quando combinada com a descrição anterior da labioplastia de redução composta, corrigia a protrusão do clitóris (Fig. 7-10). Hamori[5] forneceu duas abordagens para a CHR em seu artigo sobre deformidades pós-operatórias do capuz do clitóris. A primeira é a ressecção do excesso cutâneo do capuz do clitóris, empregando um padrão em V invertido sobre a face dorsal do clitóris. Ao contrário da disposição usada por Apesos *et al.*,[27] a ressecção é centrada na porção inferior do capuz do clitóris, sendo mais similar à localização descrita por Graves *et al.*[1] para o tra-

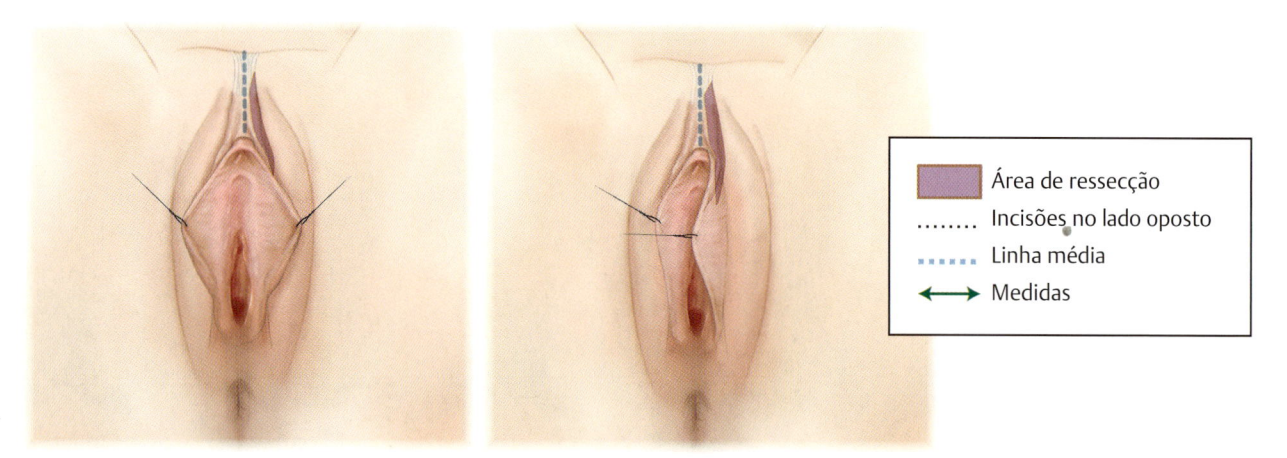

Fig. 7-8 CHR isolada descrita por de Alencar Felicio.[6]

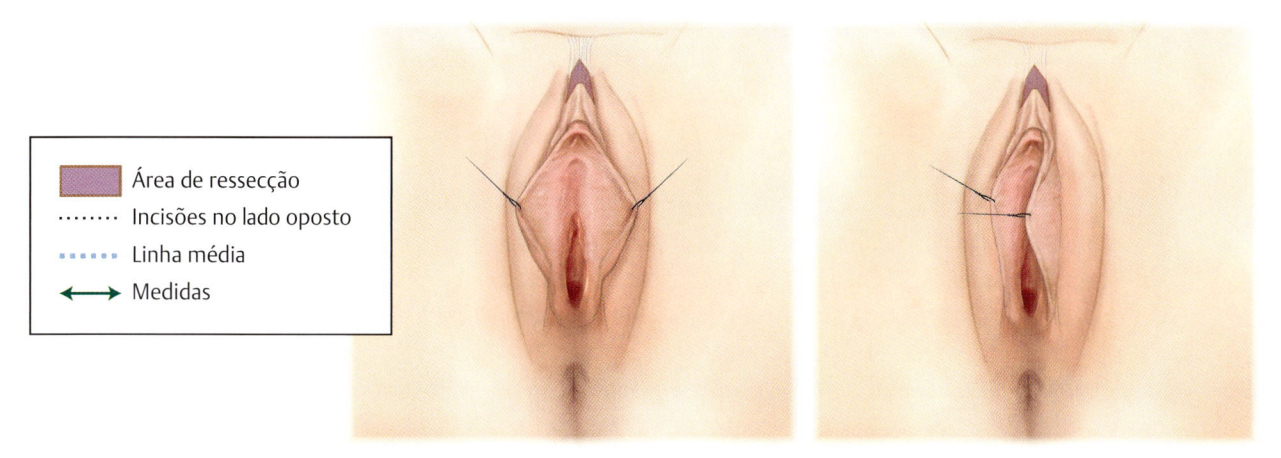

Capítulo 7 ■ Técnicas de Redução do Capuz do Clitóris   101

Área de ressecção
Incisões no lado oposto
Linha média
Medidas

Fig. 7-9 CHR isolada descrita por Apesos et al.[27]

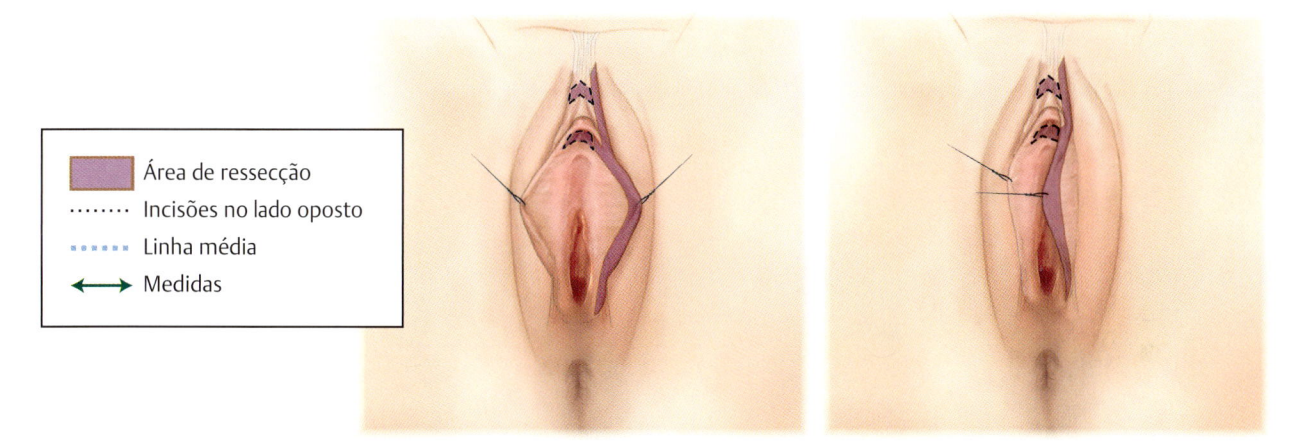

Área de ressecção
Incisões no lado oposto
Linha média
Medidas

Fig. 7-10 Modificação da CHR para tratar a protrusão do clitóris, descrita por Gress[13] como parte de uma labioplastia de redução composta.

tamento de clitoromegalia (ver Fig. 7-5). Remoção conservativa do tecido é enfatizada para minimizar o potencial de exposição da glande. Outros cirurgiões, como de Alencar Felicio,[6] comentaram esta precaução, sem uma explicação das consequências adversas. No entanto, Triana e Robledo[28] explicaram que a protrusão excessiva pode estar associada à "dor e desconforto crônico ao andar e sentar."

O segundo método de Hamori[5] envolve duas excisões lenticulares paramedianas do capuz do clitóris, paralelas ao eixo longo do corpo do clitóris, destinadas a reduzir "a largura, em vez do excesso, de pele dorsal." Esta técnica é similar à de de Alencar Felicio (ver Fig. 7-8).

Existe uma quantidade muito pequena de documentação sobre a mais popular dessas técnicas. A partir de uma pesquisa pessoal, descobri que a maioria dos médicos utiliza esta última abordagem, com um desenho dos ramos anteriores da ressecção com uma divergência superior, um padrão similar a um X ou)(. No entanto, alguns cirurgiões preferem que as incisões tenham uma convergência superior para tratar a redundância vertical, que parece mais como um longo V invertido ou /\. Outros utilizam um ramo transverso que parece com um H ou)-(para encurtar um capuz verticalmente longo (Fig. 7-11). Outras modificações foram relatadas, mas não

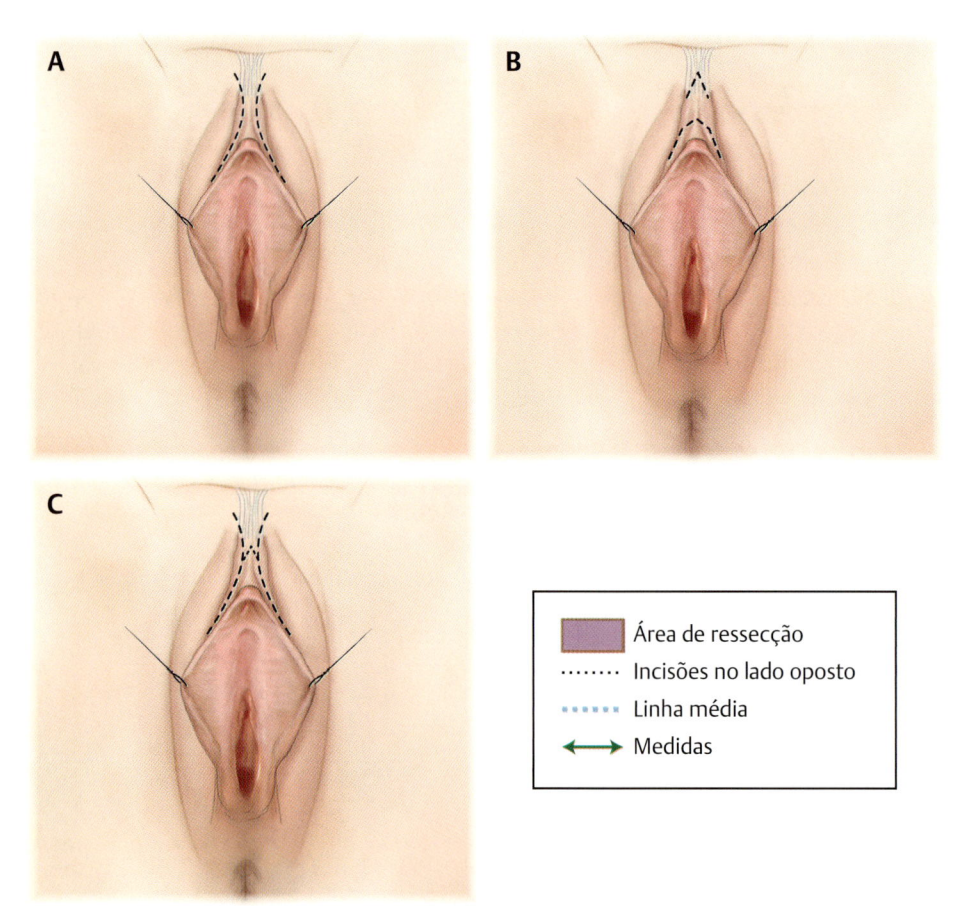

Fig. 7-11 Padrões da CHR. **A,** padrão)(. **B,** Padrão em V invertido. **C,** Padrão em H.

foram adequadamente descritas, incluindo a ressecção em "ferradura" que Triana e Robledo[28] atribuíram à Kalra. As questões a serem abordadas são a presença de excesso vertical (comprimento) e/ou horizontal (largura), e o grau de assimetria. Uma avaliação detalhada da anatomia relevante da paciente e dos objetivos terapêuticos orientará os cirurgiões na escolha da abordagem ideal ao capuz do clitóris.

Minha Técnica: Anestesia, Antibióticos e Marcações

CHR é raramente realizada como um procedimento isolado e geralmente acompanha a redução dos pequenos lábios. Nestes casos, anestesia, profilaxia antibiótica e marcações são realizadas simultaneamente. Minha técnica de eleição não necessariamente segue os estudos de desfecho, pois estes são muito limitados neste campo. A preparação pré-operatória consiste no fornecimento de antibióticos orais (antifúngicos ou agentes antivirais orais também são prescritos, conforme indicado, para pacientes com um histórico compatível) na noite anterior e na manhã da cirurgia. As pacientes são instruídas a tomar banho com uma loção antibacteriana na manhã da cirurgia. Clorexidina é utilizada como antisséptico na área cirúrgica. Geralmente, anestesia local é utilizada. Estas pacientes são instruídas a aplicar um anestésico local, como o creme anorretal LMX 5% (Ferndale Laboratories) ou AneCream 5% (Focus Health Group), pelo menos 1 hora antes da cirurgia e a cobrir a área com um curativo oclusivo.

O procedimento cirúrgico planejado é revisado com a paciente, e ela é solicitada para colocar uma bata cirúrgica. A paciente deve possuir um cuidador ou motorista designado no pós-operatório; isto é confirmado. Uma vez que a documentação apropriada e os formulários de consentimento sejam obtidos, a paciente recebe sedação oral com diazepam e alprazolam para complementar os anestésicos tópicos antes da infiltração. O creme é removido, e fotos são tiradas com a paciente nas posições de litotomia e ortostática, caso não tenham sido previamente obtidas. Enquanto a paciente está na posição ortostática, a extensão superior da comissura labial anterior e partes do capuz do clitóris que se projetam para além da extensão anterior dos grandes lábios são marcadas. A largura do capuz do clitóris, a separação dos grandes lábios e a redundância vertical do capuz são anotadas. A paciente é colocada em uma posição de litotomia, e marcações são reforçadas, enquanto a assimetria do capuz e as profundidades do sulco interlabial são avaliadas, que podem afetar o planejamento cirúrgico ou a simetria pós-operatória. Antes que as marcações finais sejam feitas, um teste de pinçamento manual é realizado para determinar o excesso vertical e horizontal. Se as marcações e a quantidade a ser removida estiverem em questão, uma abordagem conservadora é recomendada, mas aquelas podem ser confirmadas no intraoperatório com o uso de suturas em laço como o teste final.

As estruturas vulvares relevantes são infiltradas com uma mistura 50:50 de lidocaína a 1% com epinefrina a 1:100.000 e bupivacaína a 0,5% com epinefrina a 1:100.000, ou com articaína 4% com epinefrina a 1:100.000, usando uma agulha calibre 27 ou 30. Raramente, mais de 2 ou 3 mL de um anestésico são necessários para o capuz do clitóris. Isto fornece tempo suficiente para que a epinefrina faça efeito, enquanto a paciente é levada à sala de cirurgia. Anestesia geral é raramente usada, a menos que solicitada, ou quando procedimentos combinados necessitando da mesma são realizados.

Posicionamento da Paciente

As pacientes são colocadas em uma posição de litotomia e preparadas de maneira estéril. Anestesia satisfatória é confirmada, e as marcações são redesenhadas (Fig. 7-12, A). Quando uma técnica de redução vertical paramediana é usada, tanto em combinação com uma redução por desbaste/em cunha dos pequenos lábios ou como um procedimento isolado, as marcações (com a paciente em posição ortostática) no ápice da comissura labial anterior consistem nos limites superiores da dissecção; isto tipicamente coincide com as porções pilosas do monte pubiano. Cirurgia acima deste ponto resultará em uma cicatriz mais visível e está associada a uma maior incidência de cistos de inclusão.

Embora uma variedade de modalidades (bisturi, tesoura, eletrocautério, *laser* e radiofrequência) seja empregada para a ressecção do tecido, eu utilizo um eletrocautério com ponta metálica ou tipo agulha em uma configuração de baixa potência, tipicamente 8 a 12, em um dispositivo eletrocirúrgico ConMed (Aspen ExcaliburPLUS PC) nos modos Cut (Blend1) e Coag (Standard). As incisões são realizadas com o uso de uma corrente de corte, e a pele é ressecada superficialmente à fáscia de Buck. A corrente do eletrocautério é utilizada com moderação e quando necessária. Isto essencialmente resulta em uma remoção tangencial da pele, comumente de 2 a 3 mm em espessura; dissecção mais profunda pode resultar em lesão neurovascular.

As seguintes fotografias demonstram o procedimento realizado unilateralmente. Eu prefiro preservar uma tira mediana vertical de 6 a 8 mm de pele do capuz do clitóris (estirado) sobre o eixo central do corpo do clitóris (Fig. 7-12, B). Acredito, mas não posso provar, que isto limita o edema pós-operatório por meio da manutenção de uma ponte cutânea e um pedículo dérmico.

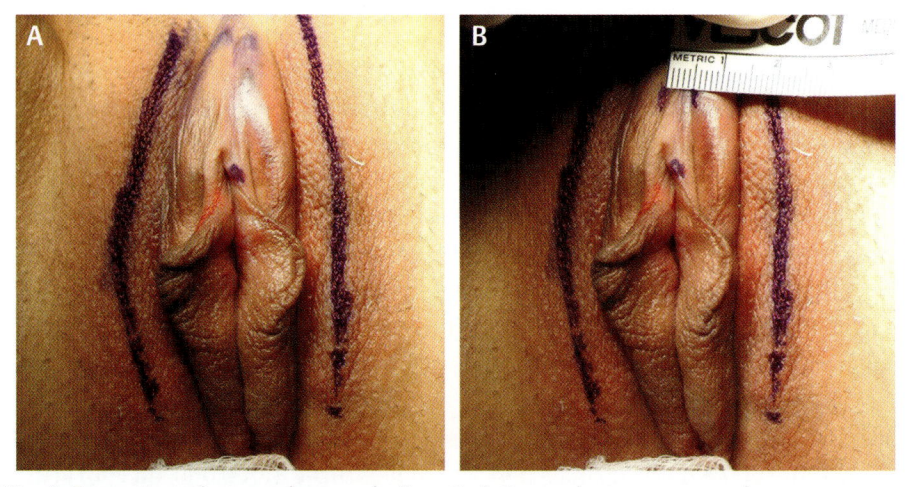

Fig. 7-12 **A,** Esta paciente é preparada com solução antisséptica e coberta com panos de campo, e os grandes lábios são marcados. **B,** Uma tira mediana vertical de 6 a 8 mm da pele do capuz do clitóris (esticada) é poupada sobre o eixo central do corpo do clitóris.

Capítulo 7 ■ Técnicas de Redução do Capuz do Clitóris   105

Uma linha é traçada medialmente (Fig. 7-12, *C* até *I*) e outra linha lateralmente (Fig. 7-12, *J* até *N*), preservando 6 a 8 mm da pele dorsal, que se encontra inferiormente disposta de forma paralela à borda livre do capuz do clitóris em 5 a 6 mm (Fig. 7-12, *O*) à medida que se insere nos pequenos lábios. A extensão inferior do capuz do clitóris, à medida que se une com os pequenos lábios e frênulo do clitóris, tende a ser altamente vascular e requer atenção especial.

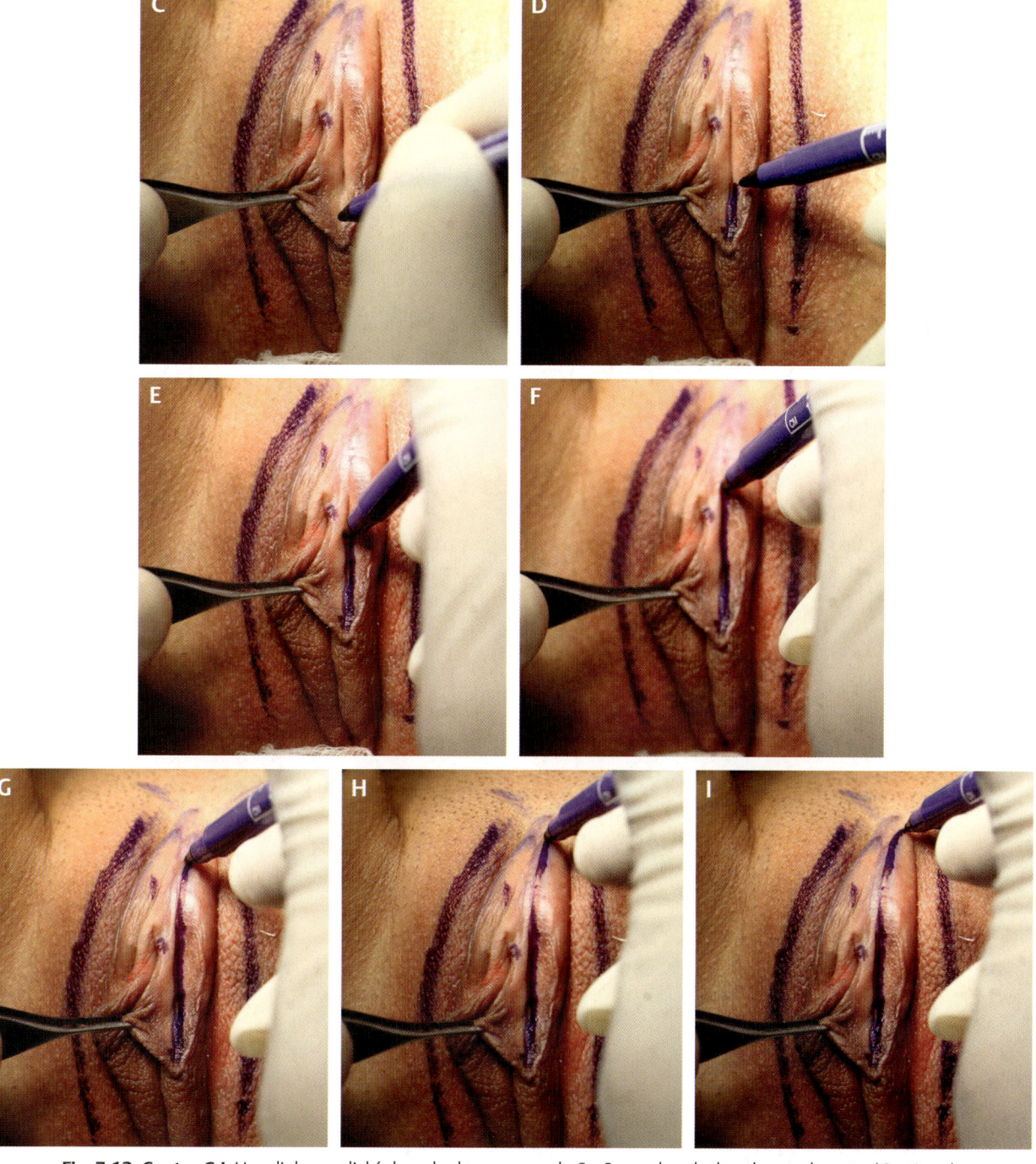

Fig. 7-12, Cont.   C-I, Uma linha medial é desenhada preservando 6 a 8 mm da pele dorsal centralmente. (*Continua.*)

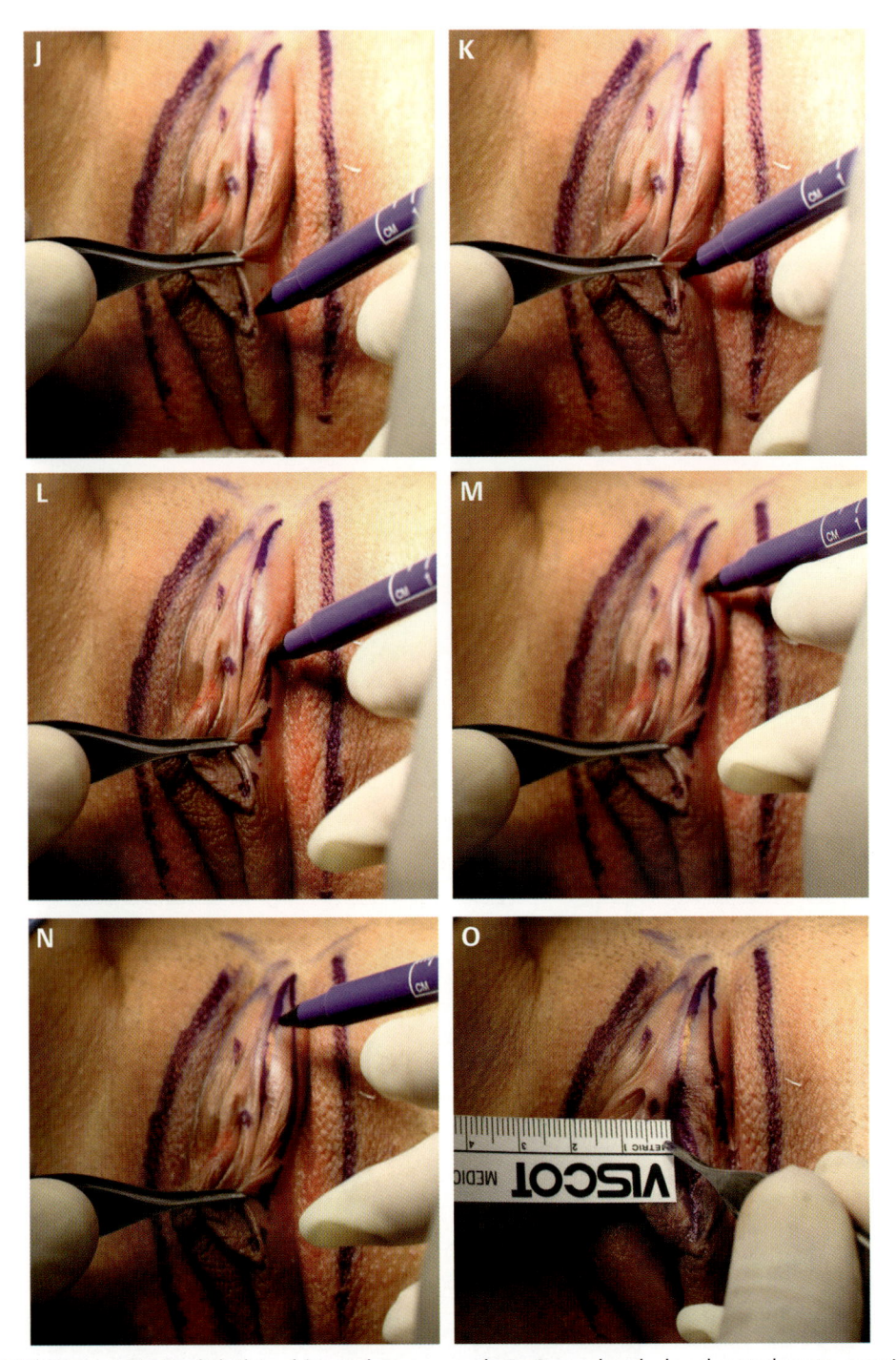

Fig. 7-12, Cont.   J-N, Uma linha lateral é traçada, preservando 6 a 8 mm da pele dorsal centralmente, permitindo o fechamento da pele intermediária excisada entre as duas linhas. **O,** A linha medial se encontra inferiormente disposta de forma paralela à borda livre do capuz do clitóris por 5 a 6 mm.

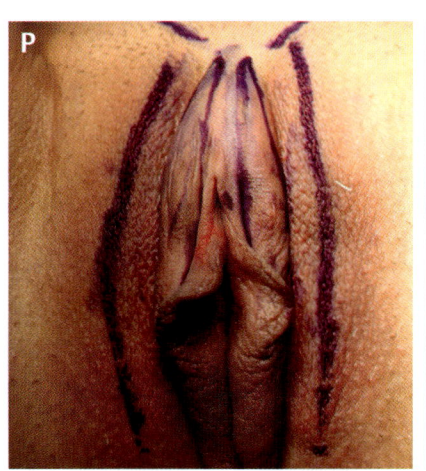

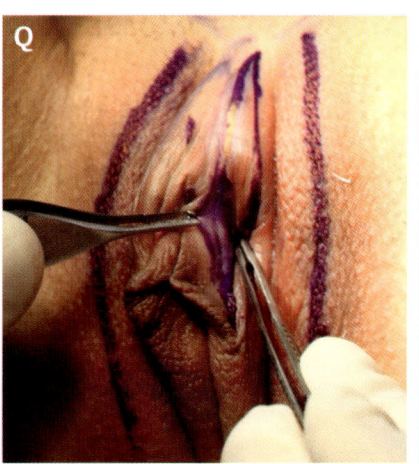

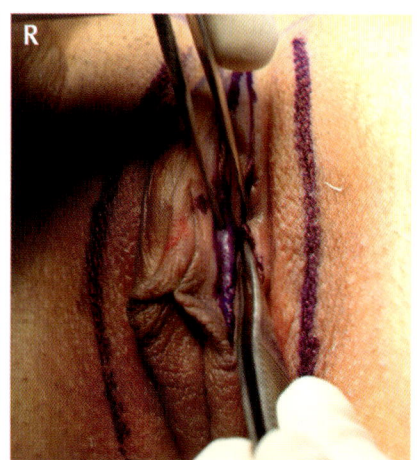

Fig. 7-12, Cont. P, Superiormente, a linha medial foi desviada em direção às marcações feitas enquanto a paciente estava na posição ortostática. **Q** e **R,** A quantidade de pele a ser ressecada (e as consequências) é determinada e marcada com o uso de um teste de pinçamento manual. Alternativamente, suturas em laço podem ser usadas, se desejado.

Superiormente, a linha medial desvia em direção às marcações, enquanto a paciente está na posição ortostática (Fig. 7-12, *P*). Isto demarca o tecido residual, que definirá a aparência pós-operatória do capuz do clitóris.

A quantidade de pele a ser ressecada (e as consequências) é determinada e marcada com o uso de um teste de pinçamento manual ou com suturas em laço, se desejado (Fig. 7-12, *Q* e *R*). Isto resultará em uma segunda linha que é lateral à linha medial.

Quando o excesso horizontal de tecido é pronunciado, esta linha lateral pode ser feita no sulco interlabial. Inferiormente, as marcações laterais irão provavelmente se unir às marcações da redução dos lábios, quando um procedimento combinado é realizado. Se apenas uma CHR for realizada, as marcações laterais indicarão os limites da inserção desejada do capuz do clitóris com os pequenos lábios. Superiormente, convergirá com a linha paramediana previamente traçada e terminará no ápice da comissura labial anterior. Raramente, em pacientes com excesso horizontal visível, duas incisões transversas no padrão de um V invertido podem ser usadas. Isto criará uma incisão tipo H. Alternativamente, todas as incisões podem convergir em um único ponto mediano para criar um V invertido atenuado, mas eu tendo a não usar este desenho em razão dos problemas de inchaço.

Existe uma maior controvérsia sobre as marcações ao longo da borda medial dos pequenos lábios. Quando uma cunha modificada é usada, as marcações mediais consistem naquelas para uma redução dos pequenos lábios e pouco têm a ver com o capuz do clitóris. Quando combinada com uma técnica de desbaste e realizada como parte de uma redução composta, as marcações da CHR são contínuas mediais aos pequenos lábios.

Modificações das Marcações Mediais dos Pequenos Lábios

Existem duas modificações das marcações mediais dos pequenos lábios. Na primeira abordagem, medial à junção com os pequenos lábios, a borda proximal do frênulo do clitóris é excisada e afilada à medida que a incisão termina antes da inserção na glande do clitóris (Fig. 7-13, *A* até *D*). Isto é debatido entre os cirurgiões, mas é a minha técnica de eleição.

A marcação começa com a estimativa da extensão inferior da inserção do capuz do clitóris nos pequenos lábios. Uma tração inferior gentil é empregada, e o capuz é posicionado e fixo com uma sutura trifurcada (uma sutura de colchoeiro horizontal semienterrada ou duas suturas de colchoeiro vertical). Uma sutura contralateral similar é realizada, e a simetria avaliada.

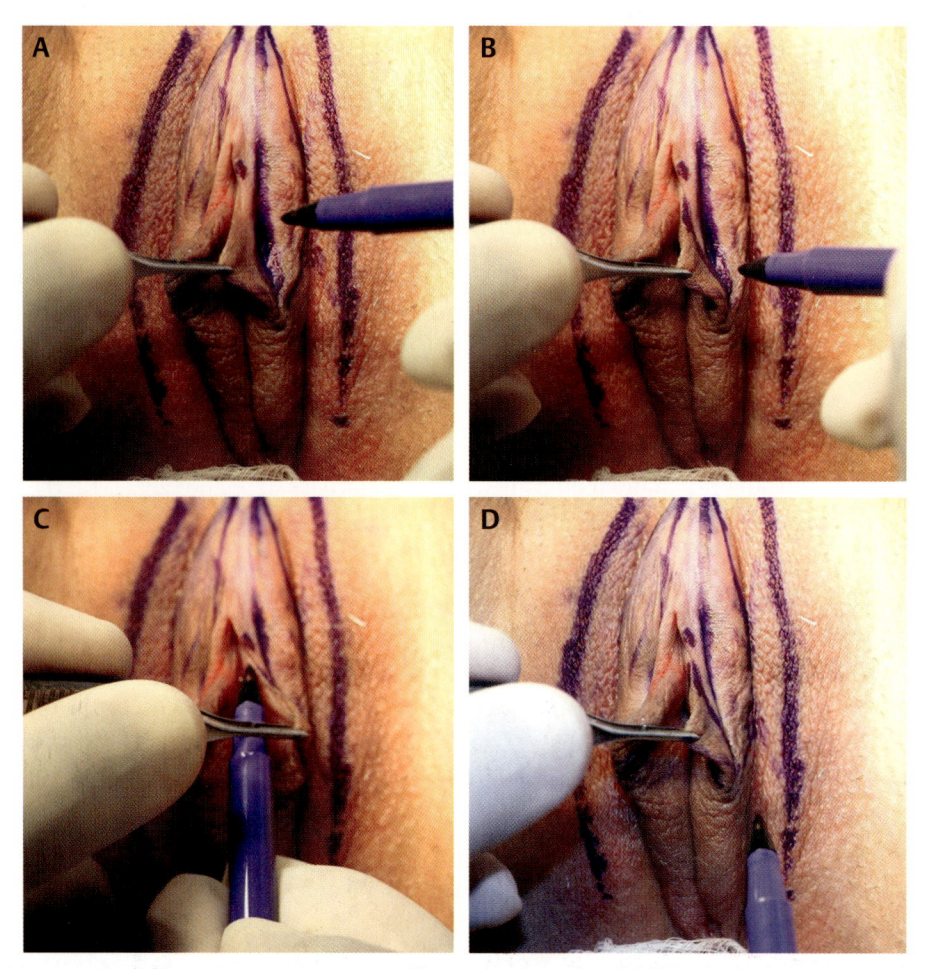

Fig. 7-13 A-D, Medial à junção com os pequenos lábios, a borda proximal do frênulo do clitóris é excisada e afilada à medida que a incisão termina antes da inserção na glande do clitóris.

Este é um dos passos mais importantes na determinação da aparência estética (Fig. 7,13, *E*). O frênulo do clitóris é fechado usando uma sutura contínua ancorada frouxa com fio Vicryl Rapide 5-0, enterrada superiormente para minimizar um nó irritante em uma área sensível (Fig. 7-13, *F*). As incisões laterais são fechadas com o uso de uma sutura contínua profunda com fios Vicryl Rapide 5-0, seguido por uma sutura intracuticular contínua com Monocryl 5-0. Como uma camada final, algumas suturas simples interrompidas isoladas e frouxas, e suturas de colchoeiro vertical com Vicryl Rapide 5-0, são realizadas para aproximar delicadamente as bordas da ferida, para corrigir lacunas e irregularidades, e para reforçar a ferida (Fig. 7-13, *G*). As suturas são realizadas frouxamente para acomodar o inchaço antecipado e minimizar o estrangulamento da borda da ferida. No término do procedimento, as bordas da ferida cirúrgica são infiltradas com bupivacaína a 0,5% acrescida de epinefrina a 1:100.000, com o uso de uma agulha calibre 30, para analgesia pós-operatória e são cobertas por um absorvente não aderente revestido com pomada de bacitracina.

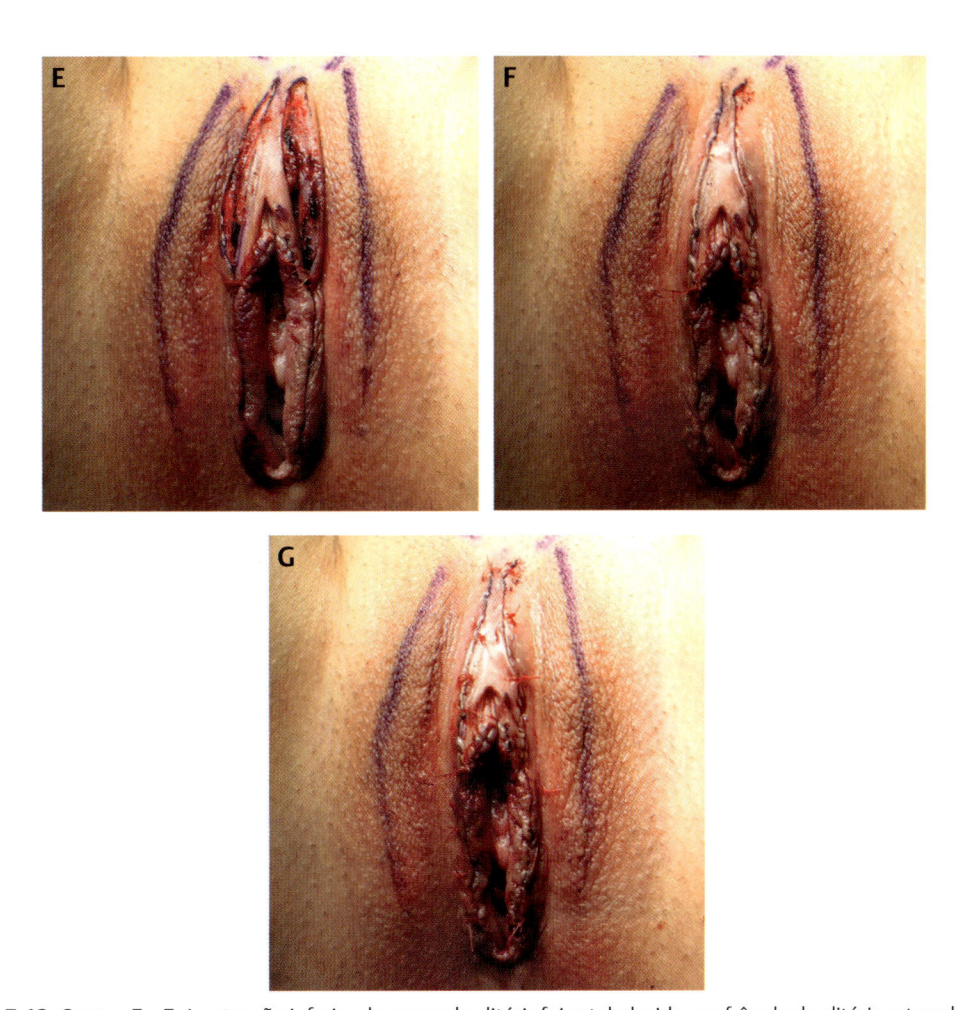

Fig. 7-13, Cont. **E** e **F,** A extensão inferior do capuz do clitóris foi estabelecida, e o frênulo do clitóris suturado. **G,** O reparo foi reforçado com algumas suturas de colchoeiro vertical e suturas simples interrompidas isoladas e frouxas.

Na segunda variação, que Gress[13] descreveu como um tratamento para a protrusão do clitóris, uma meia-lua transversal de tecido, deixando uma distância de pelo menos 1,5 cm entre a glande do clitóris e a uretra, é desenhada com um marcador. Com o fechamento da ferida, a tensão exercida com o fechamento da meia-lua resultará em um recuo da glande do clitóris, enquanto que o fechamento dos segmentos laterais avançará o capuz do clitóris para frente (anterior), fornecendo tração adicional sobre o corpo do clitóris para reduzir a proeminência do mesmo.

Cuidados Pós-Operatórios

Os cuidados pós-operatórios são idênticos àqueles necessários após uma redução dos pequenos lábios. As pacientes são instruídas a colocar gelo na área durante as primeiras 24 a 48 horas, conforme tolerado. Regimes analgésicos padrão são seguidos. O cuidado da ferida consiste na irrigação suave após a micção e batidas leves após a defecação. Banhos de chuveiro são encorajados e de banheira desencorajados, mas banhos de assento (frio é melhor que quente) são permitidos para alívio ou limpeza. As pacientes não devem usar piscinas públicas, banheiras de hidromassagem ou saunas por 4 semanas. Atividade física limitada sem exercícios por 4 semanas é aconselhável. As pacientes são instruídas a não usar tampões vaginais e a aplicar pequenas quantidades de pomada aos absorventes para prevenir aderência ou a usar curativos Telfa não aderentes.

Em um estudo medindo a sensibilidade pós-operatória após a labioplastia com CHR, períodos transitórios de hipersensibilidade do clitóris 3 semanas após o procedimento foram comuns, similar à hipersensibilidade dos mamilos após a mamoplastia de aumento.[29] Ginecologistas frequentemente prescrevem Dermaplast como um analgésico tópico pós-operatório, porém constatei que as pacientes relatam um maior alívio com o uso do *spray* antisséptico e analgésico Neo To Go!.

Procedimentos Auxiliares

Os resultados desses reparos são extremamente difíceis de avaliar por causa da falta de dados. Não existem artigos ou séries de CHR com acompanhamento a longo prazo. Visto que esses procedimentos são frequentemente realizados em conjunto com os procedimentos de redução dos pequenos lábios, as complicações são comumente agrupadas; os leitores são encaminhados aos capítulos sobre redução labial (ver Capítulos 4 a 6 e 9). Como um procedimento estético, uma das queixas mais comuns é a visibilidade persistente ou proeminência do clitóris e/ou capuz do clitóris, e uma ressecção mais agressiva é solicitada, mas a maioria dos médicos recomenda um tratamento conservador.

Resultados e Desfechos

A avaliação dos resultados destes reparos é extremamente difícil em razão da escassez de dados. Não existem artigos sobre séries de CHR com acompanhamento a longo prazo. Visto que a CHR é frequentemente realizada em combinação com os procedimentos de redução dos pequenos lábios, as complicações são comumente agrupadas; os leitores são encaminhados aos capítulos de redução labial (ver Capítulos 4 a 6 e 9). Como um procedimento estético, uma das queixas mais comuns é a visibilidade persistente ou proeminência do clitóris e/ou capuz do clitóris, e uma ressecção mais agressiva é necessária, mas a maioria dos médicos aconselha o tratamento conservador.

Problemas e Complicações

Pouco foi publicado a respeito das complicações, exceto pelos resultados discutidos previamente que estão predominantemente relacionados com os procedimentos combinados, não aqueles únicos à porção do capuz do clitóris. Hamori[5] sugeriu que um retalho de avanço em V-Y do capuz residual seja usado para fornecer cobertura, caso um excesso de tecido do capuz do clitóris seja removido, e o clitóris fique exposto. Na série de Alter[11] de 407 pacientes submetidas a procedimentos combinados, as únicas complicações relatadas do capuz do clitóris foram uma dobra e quatro granulomas de sutura.

De acordo com Lean *et al.*[23] e Minto *et al.*,[30] a cirurgia no clitóris daquelas com genitália ambígua é mais apropriadamente realizada por cirurgiões experientes para minimizar a lesão neurovascular, para cuidadosamente excisar o tecido erétil e perceptível, e para alcançar o melhor resultado possível. A recidiva de fimose do clitóris é alta após a liberação cirúrgica (superior a 50%).[31] Ocasionalmente, irregularidades das incisões podem ser melhoradas com o uso de *resurfacing* por radiofrequência (R. Alinsod, comunicação pessoal, 2013).

Referências

1. Graves KL, Wilson EA, Greene JW Jr. Surgical technique for clitoral reduction. Obstet Gynecol 59:758, 1982.
2. Ostrzenski A. A new hydrodissection with reverse V-plasty technique for the buried clitoris associated with lichen sclerosis. J Gynecol Surg 26:41, 2010.
3. Tepper OM, Wulkan M, Matarasso A. Labioplasty: anatomy, etiology, and a new surgical approach. Aesthet Surg J 31:511, 2011.
4. Alter GJ. Labia minora reconstruction using clitoral hood flaps, wedge excisions, and YV advancement flaps. Plast Reconstr Surg 127:2356, 2011.
5. Hamori CA. Postoperative clitoral hood deformity after labiaplasty. Aesthet Surg J 33:1030, 2013.
6. de Alencar Felicio Y. Labial surgery. Aesthet Surg J 27:322, 2007.
7. Yavagal S, de Farias TF, Medina CA et al. Normal vulvovaginal, perineal, and pelvic anatomy with reconstructive considerations. Semin Plast Surg 25:121, 2011.
8. Cold CJ, McGrath KA. Anatomy and histology of the penile and clitoral prepuce in primates. In Denniston GC, Hodges FM, Milos FM, eds. Male and Female Circumcision. New York: Springer, 1999.
9. van der Putte SC, Sie – Go DM. Development and structure of the glandopreputial sulcus of the human clitoris with a special reference to glandopreputial glands. Anat Rec (Hoboken) 294:156, 2011.
10. Hodgkinson DJ, Hait G. Aesthetic vaginal labioplasty. Plast Reconstr Surg 74:414, 1984.
11. Alter GJ. Aesthetic labia minora and clitoral hood reduction using extended central wedge resection. Plast Reconstr Surg 122:1780, 2008.
12. Alter GJ. Aesthetic labia minora reduction with inferior wedge resection and superior pedicle flap reconstruction. Plast Reconstr Surg 120:358, 2007.
13. Gress S. Composite reduction labiaplasty. Aesthetic Plast Surg 37:674, 2013.
14. Goodman MP. Female cosmetic genital surgery. Obstet Gynecol 113:154, 2009.

15. Hunter JG. Considerations in female external genital aesthetic surgery techniques. Aesthet Surg J 28:106, 2008.
16. Hamori CA. Aesthetic surgery of the female genitalia: labiaplasty and beyond. Plast Reconstr Surg 134:661, 2014.
17. Ostrzenski A. Clitoral subdermal hoodoplasty for medical indications and aesthetic motives. A new technique. J Reprod Med 58:149, 2012.
18. Benson R. Clitoral hood reduction. Presented at the Seventh Annual Congress for Aesthetic Vaginal Surgery, Tucson, AZ, Jan 2012.
19. Lloyd J, Crouch NS, Minto CL et al. Female genital appearance: "normality" unfolds. BJOG 112:643, 2005.
20. Ostrzenski A. Selecting aesthetic gynecologic procedures for plastic surgeons: a review of target methodology. Aesthetic Plast Surg 37:256, 2013.
21. Shaw D, Lefebvre G, Bouchard C et al. Society of Obstetricians and Gynaecologists of Canada. Female genital cosmetic surgery. J Obstet Gynaecol Can 35:1108, 2013.
22. Foldes P, Droupy S, Cuzin B. [Cosmetic surgery of the female genitalia] Prog Urol 23:601, 2013.
23. Lean WL, Hutson JM, Deshpande AV et al. Clitoroplasty: past, present and future. Pediatr Surg Int 23:289, 2007.
24. Alter GJ. Central wedge nymphectomy with a 90-degree Z-plasty for aesthetic reduction of the labia minora. Plast Reconstr Surg 115:2144, 2005.
25. Alter GJ. A new technique for aesthetic labia minora reduction. Ann Plast Surg 40:287, 1998.
26. Gress S. [Aesthetic and functional corrections of the female genital area] Gynakol Geburtshilfliche Rundsch 47:23, 2006.
27. Apesos J, Jackson R, Miklos JR et al., eds. Vagina Makeover & Rejuvenation. Cape Town: MWP Media, 2008.
28. Triana L, Robledo AM. Aesthetic surgery of female external genitalia. Aesthet Surg J 35:165, 2015.
29. Placik OJ, Arkins JA. A prospective evaluation of female external genitalia sensitivity to pressure following labia minora reduction and clitoral hood reduction. Plast Reconstr Surg 136:442e, 2015.
30. Minto CL, Liao LM, Woodhouse CR et al. The effect of clitoral surgery on sexual outcome in individuals who have intersex conditions with ambiguous genitalia: a cross-sectional study. Lancet 361:1252, 2003.
31. Smith YR, Haefner HK. Vulvar lichen sclerosis. Am J Clin Dermatol 5:105, 2004.

CAPÍTULO 8

Aumento dos Grandes Lábios Vaginais com Lipoenxertia

Lina Triana ◊ *Paul E. Banwell*

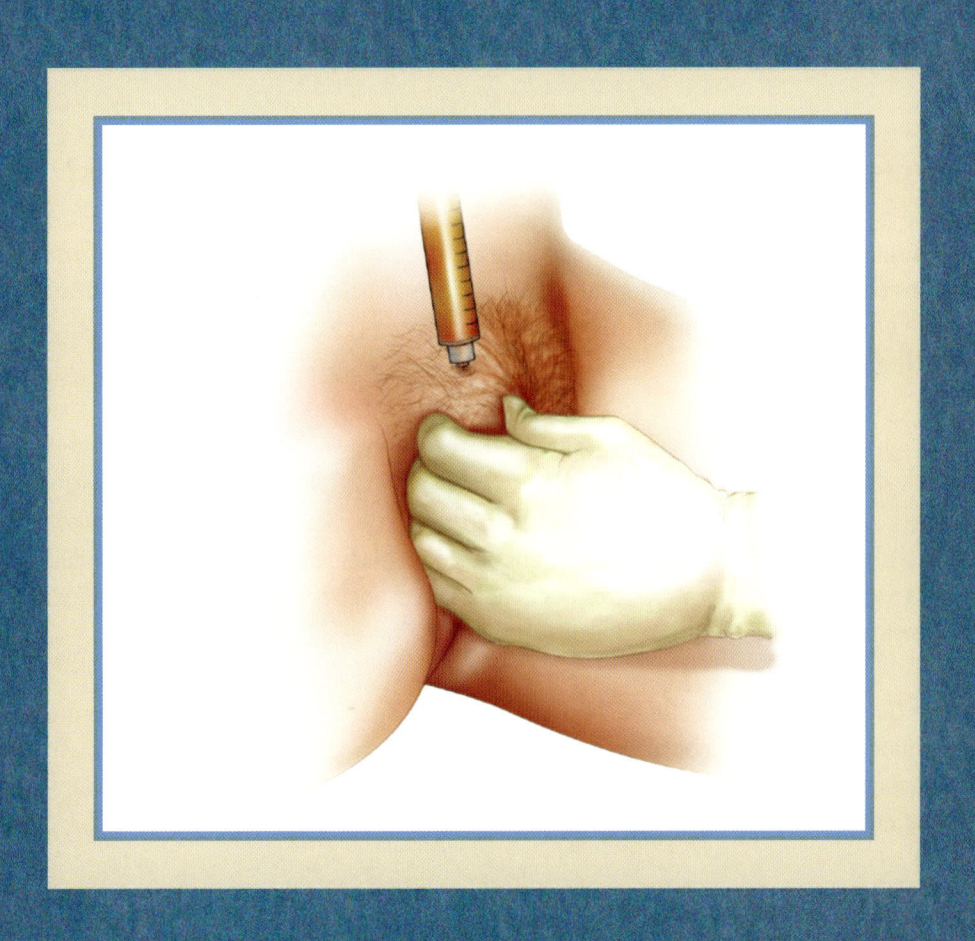

Pontos-Chave

- *As principais indicações para aumento dos grandes lábios são hipoplasia, pele frouxa, ou ambas.*

- *Se os grandes lábios forem muito "flácidos", com excesso significativo de pele, a redução excisional dos grandes lábios também deve ser considerada. As opções de tratamento incluem lipoenxertia autóloga e o uso de preenchedores dérmicos.*

- *Quando apenas a lipoenxertia é realizada em pacientes com uma grande quantidade de pele frouxa, os cirurgiões não devem colocar muita gordura no terço inferior dos grandes lábios. Pacientes que desejam um grande volume devem ser informadas de que mais de um procedimento precisa ser realizado.*

Por que Realizar Aumento dos Grandes Lábios Vaginais?

Este capítulo tem como objetivo descrever uma abordagem não cirúrgica ao aumento dos grandes lábios com transferência de gordura autóloga. Este procedimento pode ser realizado isoladamente ou em conjunto com outros procedimentos cirúrgicos estéticos da genitália externa para melhorar os resultados.

Na sociedade atual, temos maior consciência do aspecto genital decorrente da atual moda da aparência com mínimo pelo pubiano, e o maior debate na mídia e imprensa popular.[1]

Em particular, grandes lábios lisos e proeminentes podem fornecer uma aparência mais jovial à genitália feminina. Atualmente, as mulheres parecem especialmente desejar a aparência jovial de pequenos lábios escondidos e grandes lábios abundantes e lisos.

Técnicas que devolvem a corpulência dos grandes lábios são, portanto, importantes no arsenal de cirurgiões plásticos na abordagem da genitália externa. Lipoenxertia autóloga, através de lipomodelagem, é uma técnica bem descrita para melhorar a aparência dos grandes lábios e um procedimento importante na cirurgia plástica vulvar.[2,3]

Indicações e Contraindicações

As principais indicações para o aumento dos grandes lábios vaginais são hipoplasia, pele frouxa, ou ambas.

Hipoplasia e/ou flacidez dos grandes lábios tem várias causas, e estas podem ser classificadas como congênitas ou adquiridas. Causas adquiridas incluem alterações secundárias a traumas ou tumores, mas também causas fisiológicas, como o envelhecimento e aquelas associadas à menopausa ou alterações durante a gravidez. Pacientes com perda de peso massiva também podem apresentar perda de volume e flacidez significativa.

Muitas pacientes mais jovens com, sob outros aspectos, grandes lábios aparentemente "normais", podem apenas desejar grandes lábios mais protuberantes e cheios, pois isto pode ser visto como um ideal estético.

Não existem contraindicações significativas para o aumento desta área. Os cirurgiões devem alertar as pacientes da potencial infecção, mas este risco não é maior do que com qualquer outra cirurgia genital feminina. Em pacientes muito magras com mínima deposição de gordura, a ausência de uma área doadora adequada pode ser considerada uma contraindicação relativa, e um planejamento cirúrgico e uma discussão com a paciente são fundamentais nestas circunstâncias.

Anatomia

A anatomia da genitália externa feminina foi descrita no Capítulo 1.

Embriologicamente, os grandes lábios nas mulheres derivam das tumefações genitais que, no feto masculino, se desenvolve no escroto.[1] Os grandes lábios são duas pregas cutâneas especializadas que se estendem posteriormente a partir do monte pubiano; tornam-se mais amplos do que os pequenos lábios anteriormente e começam a adelgaçar posteriormente.[3] Os grandes lábios circundam as estruturas internas da genitália feminina, especialmente em mulheres nulíparas, embora a aparência anatômica possa variar amplamente.

Os grandes lábios têm uma face externa pilosa e uma face interna sem pelos, e uma pele mais fina para anexos cutâneos e cobertura glandular semimucosa. Os grandes lábios são naturalmente preenchidos com tecido adiposo subcutâneo em graus variados.

O suprimento sanguíneo aos grandes lábios provém das artérias labial posterior e perineal, ambas os ramos da artéria pudenda interna. O suprimento nervoso é feito pelo nervo pudendo.

Avaliação Clínica e Planejamento

Cirurgia genital estética não é diferente do resto de nossa prática de cirurgia plástica estética; portanto, escutar as pacientes é de suma importância. A motivação para a procura deste procedimento deve ser discutida em detalhes, incluindo as expectativas consideradas e a compreensão das complicações.

O exame é, então, realizado. Recomendamos que as pacientes usem um espelho enquanto nas posições de litotomia e ortostática, de modo que suas considerações possam ser apontadas e comunicadas efetivamente. Documentação minuciosa da anatomia, incluindo quaisquer variações, deve ser encorajada para fins médico-legais.

Se os grandes lábios forem muito "flácidos" com excesso significativo de pele, então uma redução excisional dos grandes lábios também deve ser considerada (ver Capítulo 6). A discussão e decisões sobre o grau de preenchimento com gordura devem ser similares àquelas envolvendo o tamanho do implante de mama. As decisões devem ser tomadas após ouvir atentamente a paciente e entender o resultado final desejado por ela. Devemos sempre informar as pacientes de que alguma quantidade de gordura será reabsorvida após a lipomodelagem dos grandes lábios.

Técnica Cirúrgica

A técnica de transferência de gordura de Coleman foi bem descrita.[4] Cirurgiões geralmente possuem suas próprias técnicas personalizadas para remoção, preparo e injeção de gordura de acordo com o equipamento disponível e preferência pessoal. O procedimento pode ser realizado no consultório, com a paciente sob anestesia local, de acordo com as regulamentações locais de cada país. Bloqueadores não são necessários.

Marcações
Quando a lipoenxertia é realizada isoladamente, recomendamos que a área seja marcada com a paciente na posição de litotomia. Um contorno oval longo é desenhado, começando no nível da face externa do introito e se estendendo até o nível da proeminência púbica (2 a 3 cm acima da parte superior distal do capuz do clitóris).

Remoção do Enxerto de Gordura
O enxerto de gordura pode ser removido de uma área onde esteja disponível em excesso. Áreas como as coxas internas e face interna dos joelhos são facilmente acessadas, pois estão próximas da área a ser preenchida.

Capítulo 8 ■ Aumento dos Grandes Lábios Vaginais com Lipoenxertia

A área a ser lipoaspirada para obtenção do enxerto de gordura também é marcada, e solução tumescente pode ser injetada no tecido subcutâneo, de acordo com a prática habitual. Nossa solução tumescente é preparada usando 500 mL de solução salina, 1 ampola de adrenalina (1:1000) e 25 mL de lidocaína a 1% (Fig. 8-1).

Geralmente, cerca de 80 a 120 cc de gordura podem ser obtidos por lipoaspiração usando seringas de 10 mL, ou aproximadamente uma quantidade três vezes maior que a planejada para uso no lipoenxerto. Preferimos utilizar uma cânula de 1,8 a 2 mm para a extração de gordura. Esta mesma cânula pode ser utilizada para aplicação da solução tumescente, se necessário.

Várias técnicas foram descritas para a remoção e processamento da gordura, como centrifugação, lavagem e filtragem e decantação (Fig. 8-2).

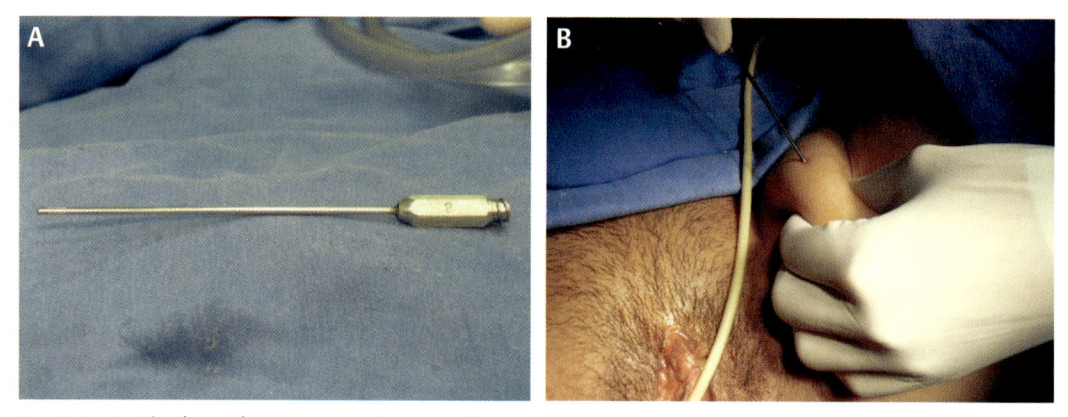

Fig. 8-1 **A,** Cânula usada para a extração. **B,** O sítio mais comum de extração de gordura são as coxas internas.

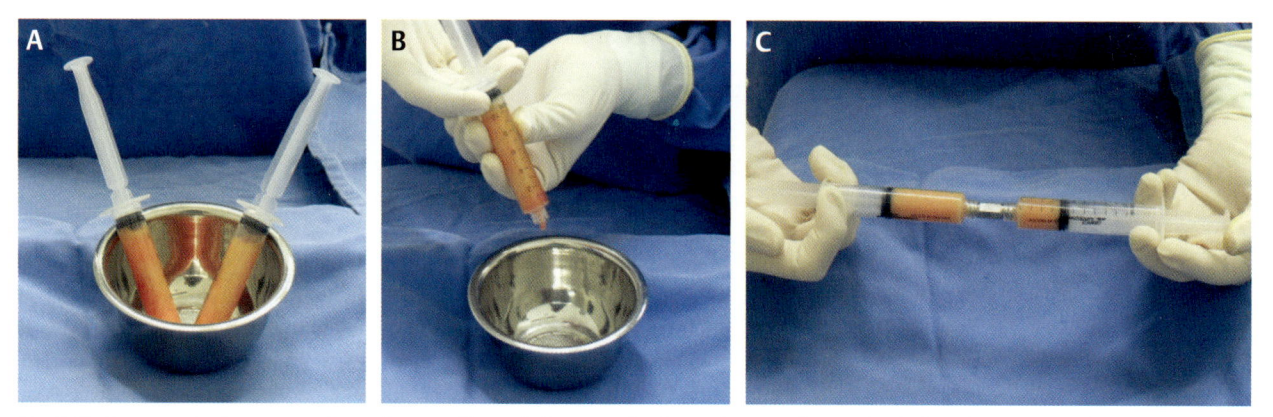

Fig. 8-2 Preparação do enxerto de gordura autólogo. **A,** Decantação da gordura. **B,** Eliminação do líquido, preservando a gordura. **C,** Transferência da gordura de uma seringa para outra para a obtenção de uma consistência mais fina.

Em 1994, Coleman[4-7] desenvolveu um protocolo em lipoenxertia, para o qual ele criou o nome de *LipoEstrutura*. Este protocolo inovador minimizou as manobras traumáticas com tecido adiposo e aperfeiçoou a viabilidade das células adiposas injetadas. Desde então, outros autores descreveram diferentes técnicas de remoção e preparação da gordura. Análise da morfologia do adipócito sugere que o número de células alteradas seja estatisticamente mais elevado nas amostras centrifugadas do que nas amostras sedimentadas.[8]

Preferimos remover a gordura com cânulas e seringas regulares de 10 mL, e processar as amostras com o uso de decantação simples.

Injetando Gordura nos Grandes Lábios

A paciente é colocada na posição de litotomia na mesa de cirurgia.

Incisões são realizadas, uma de cada lado acima dos grandes lábios. A disposição destas incisões é fundamental para garantir que o comprimento total dos lábios seja tratado. O posicionamento muito baixo destas incisões pode, ocasionalmente, levar a deficiências no preenchimento da face superior. A Figura 8-3 mostra exemplos da injeção e moldagem.

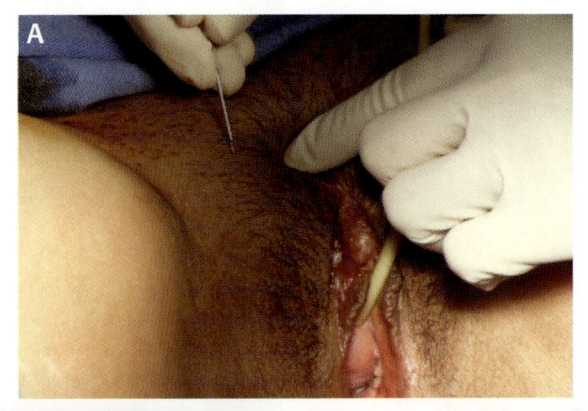

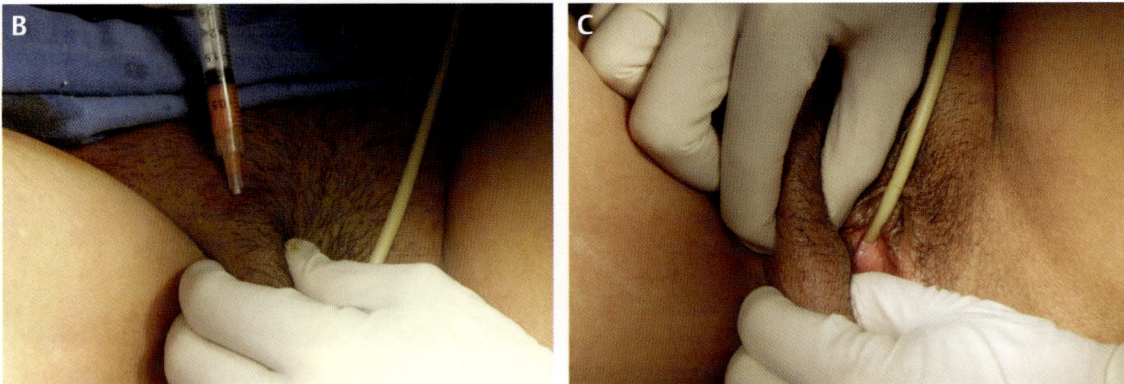

Fig. 8-3 Lipoinjeção de enxerto de gordura autóloga. **A,** Inserção da seringa onde queremos que a gordura permaneça. **B,** Injeção de enxerto de gordura autóloga. **C,** Moldagem da gordura.

Uma técnica de injeção excelente é crucial para prevenir lagos de gordura, que podem ocorrer com a necrose e/ou formação de cisto. Uma abordagem em camadas tipo "espaguete", com injeções nas camadas profundas e superficiais, é essencial para prevenir estes problemas.

Quando a gordura é introduzida, uma das mãos é posicionada na própria seringa, empurrando gentilmente seu êmbolo, enquanto a outra mão fica na área marcada guiando a gordura para o local onde esta precisa permanecer, à medida que é ativamente introduzida.

A gordura é injetada uniformemente nos grandes lábios até que o tamanho desejado seja alcançado (Fig. 8-4). No final do procedimento, o cirurgião modela a gordura com ambas as mãos.

Cuidados Pós-Operatórios

Inchaço e sensibilidade são esperados por até 4 semanas. Nenhuma recomendação especial é dada às pacientes, além de evitar exercícios intensos e intercurso sexual por 4 semanas.

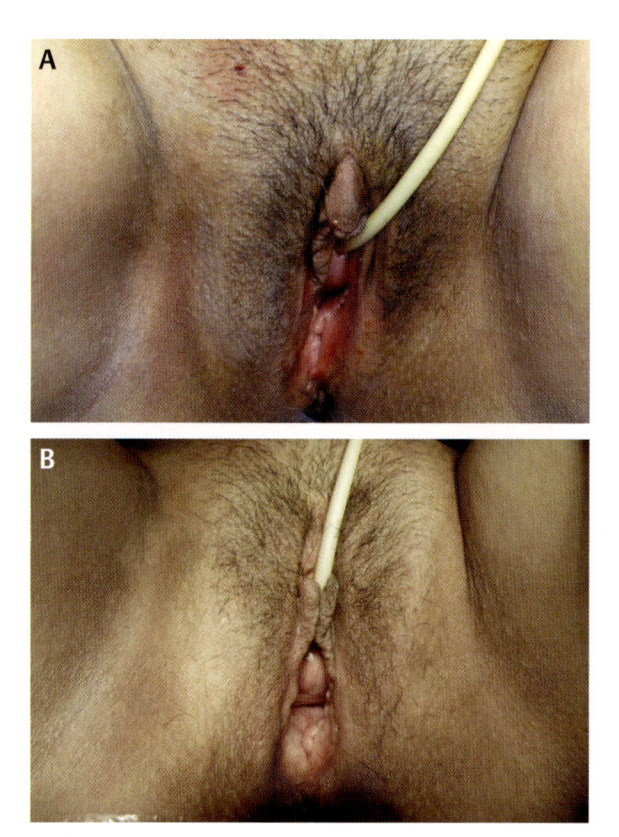

Fig. 8-4 Lipoinjeção de enxerto de gordura. **A,** Lipoinjeção no lado direito. **B,** Lipoinjeção bilateral.

Resultados e Desfechos

O aumento dos grandes lábios tem como objetivo produzir lábios mais cheios e joviais. O uso de injeção de gordura pode alcançar este resultado desejado,[9] porém a integração do enxerto de gordura é variável, e algumas pacientes requerem procedimentos secundários para satisfazer suas expectativas[8] (Figs. 8-5 a 8-7).

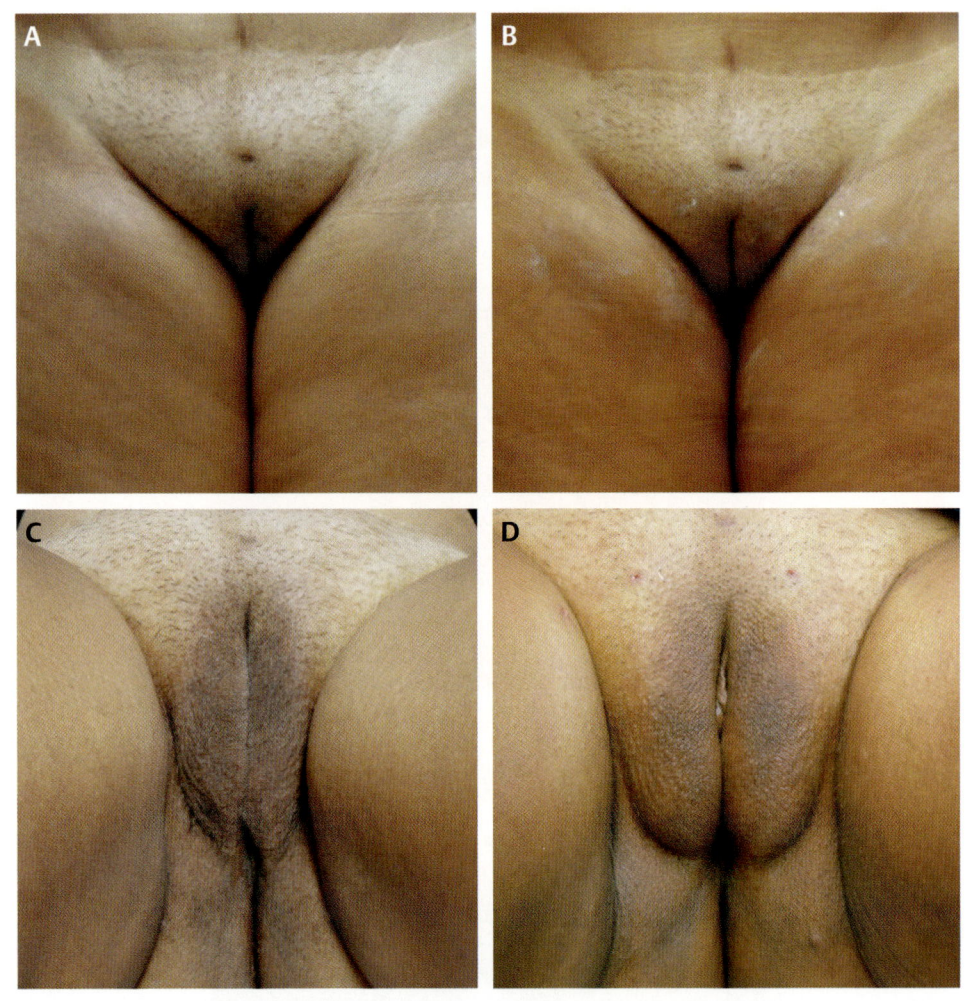

Fig. 8-5 Esta mulher de 57 anos de idade foi submetida à labioplastia com lipomodelagem. **A** e **C,** Aparência pré-operatória. **B** e **D,** Resultado pós-operatório.

Capítulo 8 ▪ Aumento dos Grandes Lábios Vaginais com Lipoenxertia 121

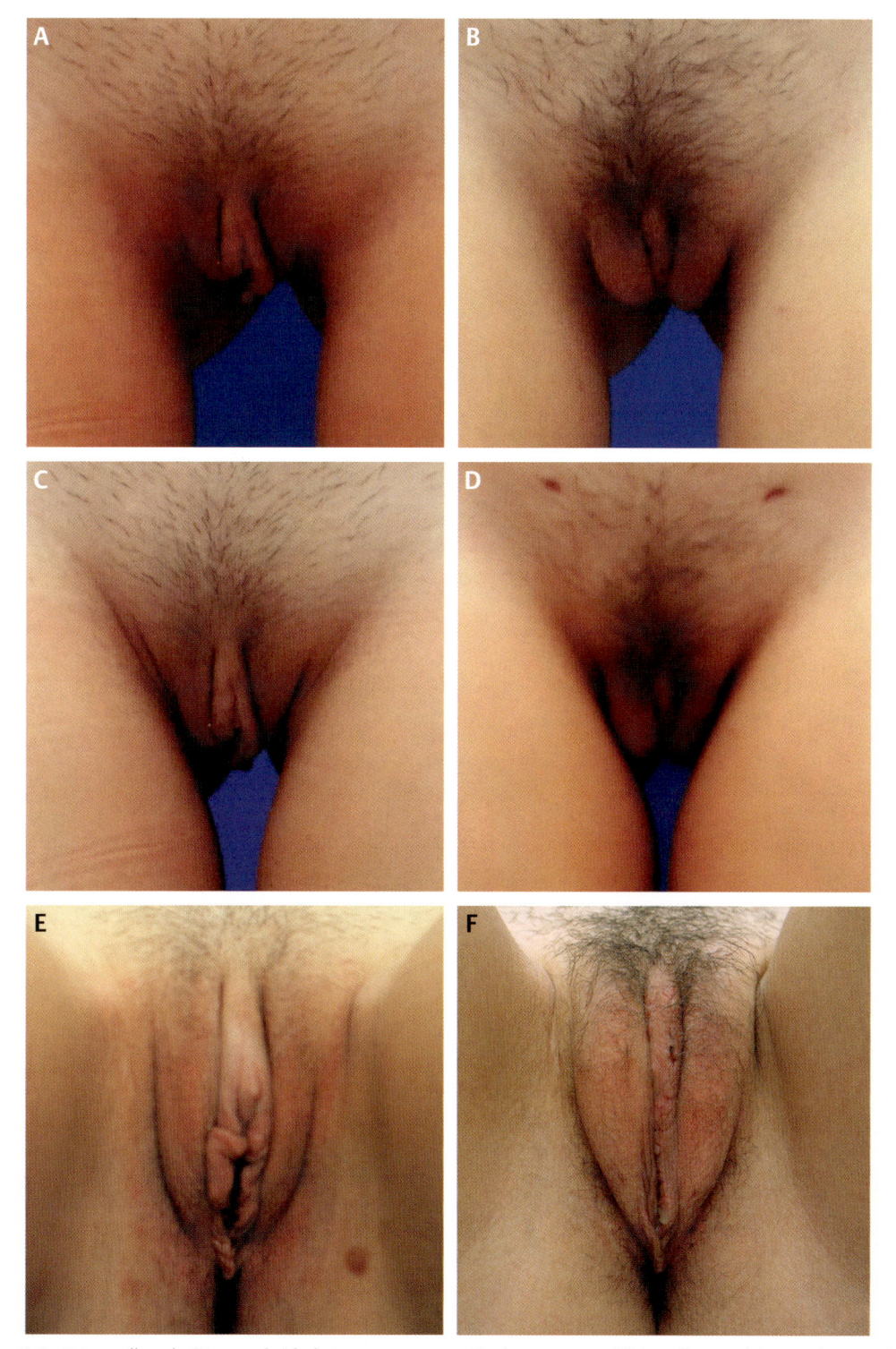

Fig. 8-6 Esta mulher de 32 anos de idade teve uma ressecção dos pequenos lábios e lipomodelagem dos grandes lábios no mesmo procedimento. **A, C** e **E,** Aparência pré-operatória. **B, D** e **F,** Resultados pós-operatórios.

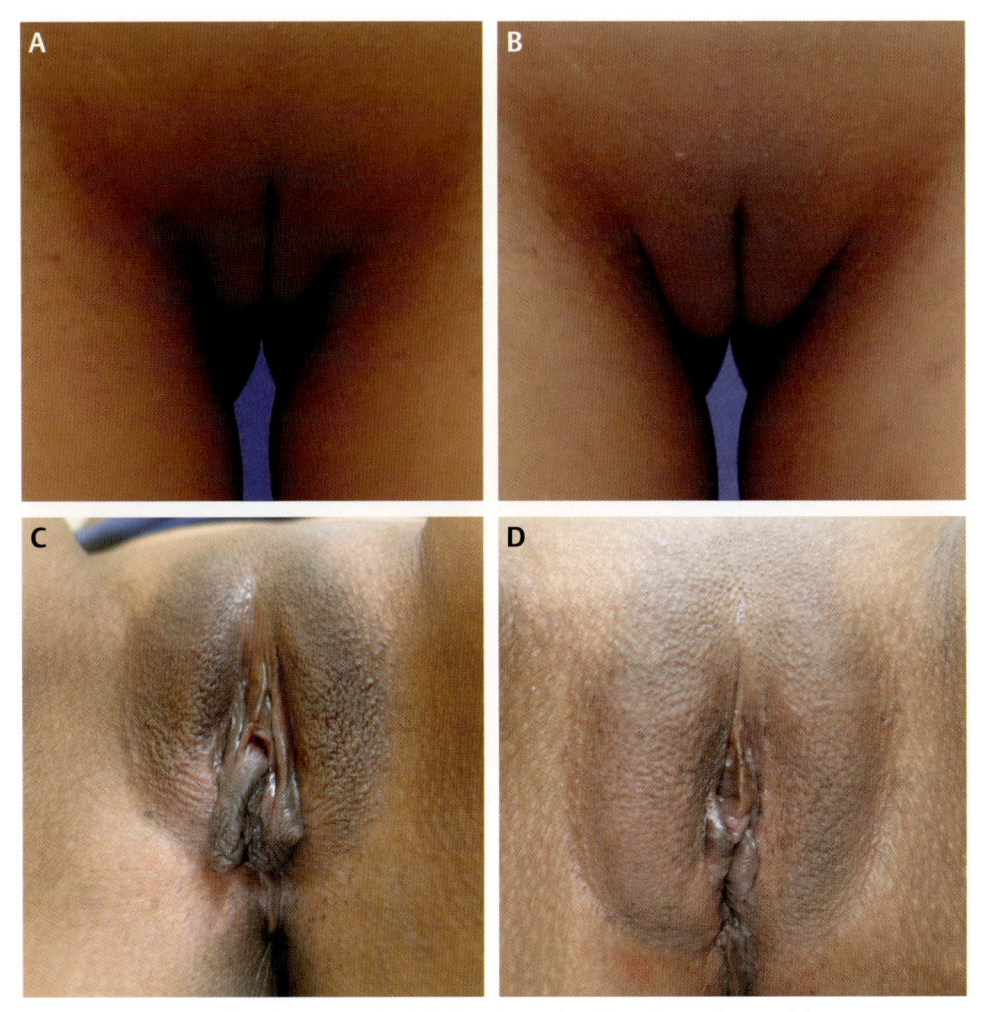

Fig. 8-7 Esta mulher de 32 anos de idade foi submetida à labioplastia e lipomodelagem. **A** e **C**, Aparência pré-operatória. **B** e **D**, Resultados pós-operatórios.

Problemas e Complicações

Durante todo o procedimento de lipoenxertia, devemos considerar que queremos que os grandes lábios tenham uma aparência mais delgada inferiormente e uma aparência mais ampla da porção superior. Se apenas a lipoenxertia for realizada em uma paciente com uma grande quantidade de pele frouxa, excesso de gordura não deve ser colocado no terço inferior dos grandes lábios. Este erro é facilmente cometido, pois geralmente esta área tem uma maior quantidade de pele frouxa.

Injeções de gordura são tecnicamente menos complicadas do que outros procedimentos de aumento e deixam cicatrizes menores, porém a reabsorção de gordura pode ser variável nos grandes lábios e, em alguns casos, imprevisível. As pacientes devem ser orientadas sobre isso antes da cirurgia. Aquelas que desejam um grande volume devem ser informadas de que mais de um procedimento precisa ser realizado. Nestas situações, procedimentos em estágios devem ser agendados com um intervalo mínimo de 3 meses, a fim de estimular condições vasculares satisfatórias para uma adicional extração de enxerto.

Cistos gordurosos podem ser esperados em até 30% dos casos. A maioria não é visível, sendo palpável apenas à paciente. Aconselhamos dizer às pacientes para massageá-los regularmente, a fim de ajudar a diminuir seu tamanho e melhorar a hipersensibilidade.

Necrose gordurosa pode ocorrer e pode resultar em infecção da gordura se não tratada rapidamente. Na suspeita de necrose gordurosa, a extração da gordura liquefeita por incisões adicionais pode ser necessária. Necrose gordurosa pode apresentar-se como uma área de inflamação e/ou dor, e geralmente diminui após a prescrição de antibióticos orais. No entanto, drenagem da gordura é sempre aconselhável, se os sintomas persistirem.

Conclusão

Aumento dos grandes lábios com o uso de transferência de gordura autóloga pode melhorar a aparência das áreas vaginal e perineal sem cicatrizes visíveis, ao mesmo tempo em que preserva a sensibilidade normal da região.[10] Esta técnica é uma parte importante de nosso arsenal na cirurgia estética da genitália feminina, em associação a outros procedimentos.

Referências

1. Hamori CA. Aesthetic surgery of the female genitalia: labiaplasty and beyond. Plast Reconstr Surg 134:661, 2014.
2. Mirzabeigi MN, Jandali S, Mettel RK, et al. The nomenclature of "vaginal rejuvenation" and elective vulvovaginal plastic surgery. Aesthet Surg J 31:723, 2011.
3. Triana L, Robledo AM. Aesthetic surgery of female external genitalia. Aesthet Surg J 35:165, 2015.
4. Coleman SR. Structural fat grafts: the ideal filler? Clin Plast Surg 28:111, 2001.
5. Coleman SR. Hand rejuvenation with structural fat grafting. Plast Reconstr Surg 110:1731, 2002.
6. Coleman SR. Long-term survival of fat transplants: controlled demonstrations. Aesthetic Plast Surg 19:421, 1995.
7. Coleman SR. Facial recontouring with lipostructure. Clin Plast Surg 24:347, 1997.
8. Lin JY, Wang C, Pu LL. Can we standardize the techniques for fat grafting? Clin Plast Surg 42:199, 2015.
9. Triana L, Robledo AM. Refreshing labioplasty techniques for plastic surgeons. Aesthetic Plast Surg 36:1078, 2012.
10. Vogt PM, Herold C, Rennekampff HO. Autologous fat transplantation for labia majora reconstruction. Aesthetic Plast Surg 35:913, 2011.

CAPÍTULO 9

Aumento dos Grandes Lábios Vaginais com Preenchedores

Nicolas Berreni

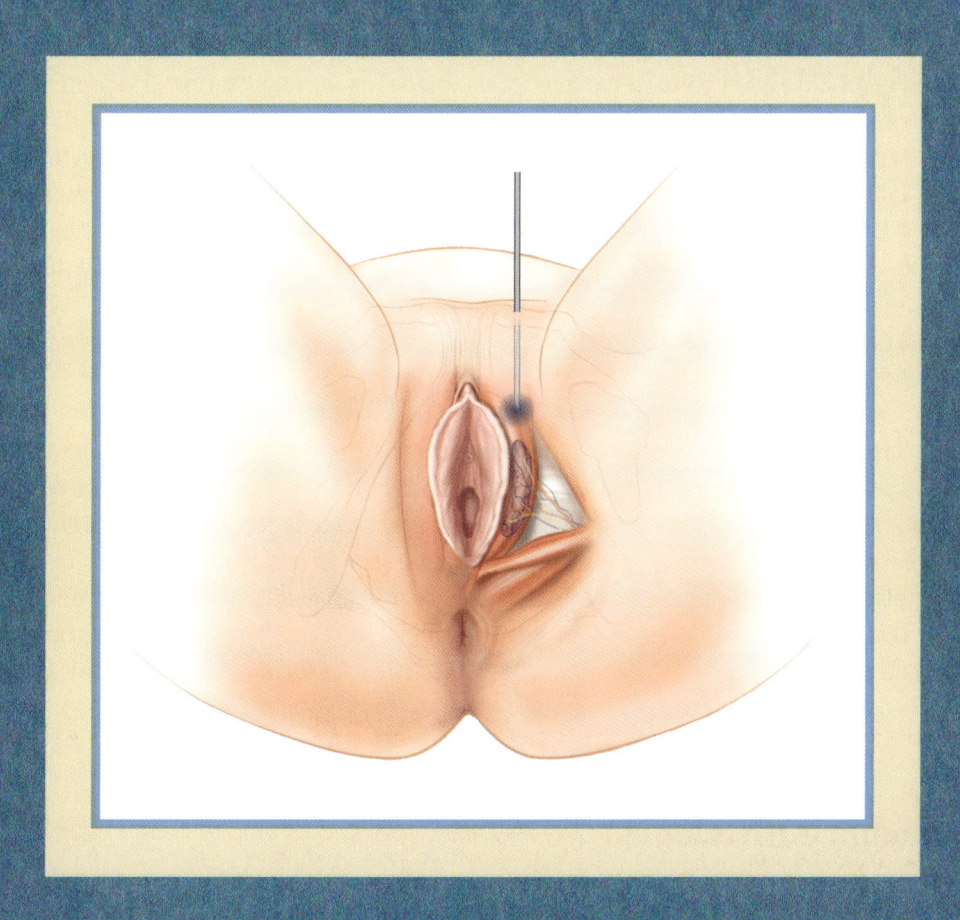

> ## Pontos-Chave
>
> - O uso de ácidos hialurônicos (HAs) injetáveis específicos para a reconstrução e remodelação dos grandes lábios fornece um tratamento eficaz, reversível e seguro, que é dependente do excelente conhecimento anatômico e funcional do cirurgião da área genital, de seu domínio da técnica e da qualidade dos produtos utilizados.
>
> - Rejuvenescimento ou restauração da região vulvovaginal com produtos biodegradáveis heterogêneos, como o HA, promete ser uma área de extenso desenvolvimento, especialmente na sinergia com outros métodos não cirúrgicos atuais ou futuros.

Os grandes lábios exercem um papel vital na proteção dos pequenos lábios (ninfas) na parte superior do vestíbulo e no introito (terço inferior da vagina) na parte posterior. Esta proteção previne o atrito indesejado dos pequenos lábios, particularmente a dor por atrito causada por atividades esportivas (p. ex., equitação e ciclismo), ou roupas apertadas e justas. Hipertrofia dos grandes lábios é uma causa de vulvite crônica e secura vulvovaginal, causando desconforto, prurido e dispareunia de intromissão. Consequências funcionais, psicológicas e sexuais são limitações reais na vida das mulheres e podem afetar a sexualidade, libido e autoconfiança.

A estética da área vulvar depende da harmonização dos tecidos subcutâneos do monte pubiano que recobrem o osso púbico com a porção superior dos grandes lábios.

O desejo crescente das mulheres em corrigir ou manter a aparência jovial de uma área genital mais sensual foi provavelmente amplificado pela popularidade crescente da remoção dos pelos pubianos e vulvares,[1] mas também resulta do desejo em apagar as consequências do envelhecimento, parto e diversas lesões. O conhecimento anatômico da região vulvovaginal é essencial para a prática das técnicas de restauração e rejuvenescimento genitais. A complexidade intrincada da relação entre as estruturas profundas e superficiais, e a relação íntima entre a pele, membranas mucosas, músculos, ligamentos e fáscia definem estas unidades anatômicas e funcionais.[2]

Anatomia e Histologia

Os grandes lábios são formados por uma superfície cutânea, constituída por epitélio escamoso estratificado (ceratinizado e pigmentado), derme vascular densa, rica em glândulas sebáceas, glândulas apócrinas e uma camada profunda de fibras de músculo liso: o dartos labial (Fig. 9-1).

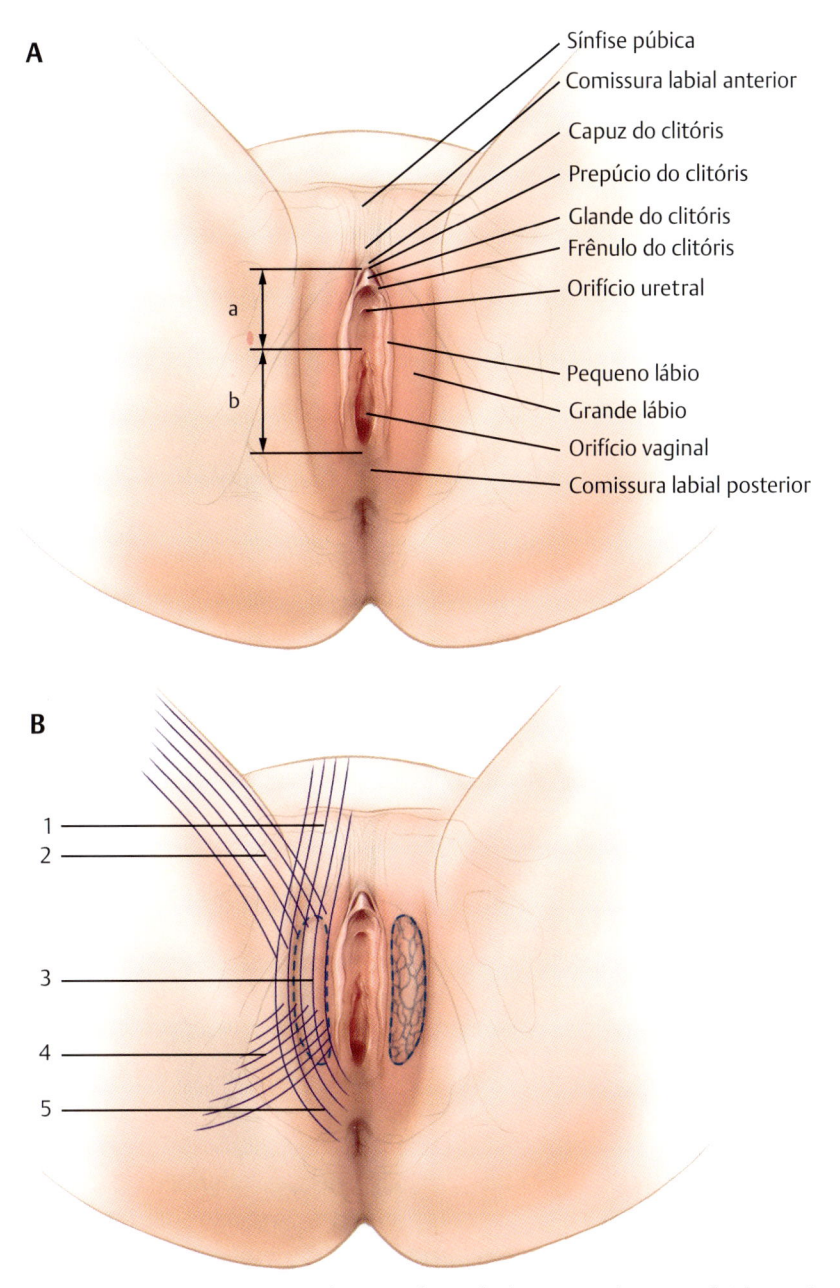

Fig. 9-1 A, O períneo superficial. **B,** Dissecção do corpo abaixo da derme e gordura superficial para visualizar a gordura labial. (*a*, Parte uretral do vestíbulo; *b*, parte himenal do vestíbulo; *1*, expansão conjuntiva do clitóris púbico; *2*, expansão inguinal; *3*, corpo adiposo labial; *4*, expansão glútea; *5*, expansão perineal.)

Outros componentes dos grandes lábios incluem uma camada de gordura abaixo da pele que regride com o envelhecimento ou excessiva perda de peso, e um corpo adiposo labial, que é uma formação fibroadiposa rica em vasos e um órgão semierétil reforçado por fibras elásticas com expansões fibrosas que o empurram para frente, para os lados e para trás. Regressão do tecido adiposo dos lábios é causada pelo efeito gravitacional do peso corporal sobre o períneo e pelo movimento de fricção repetitivo das coxas.

Durante o envelhecimento, a superfície cutânea dos lábios sofre a mesma degradação que a derme do corpo. O plano subcutâneo adiposo dos grandes lábios sofre um "derretimento de gordura" ou lipoatrofia. Isto cria uma aparência e hipotonicidade murchas com perda de volume de material de enchimento e uma aparência enrugada da superfície cutânea. Esta perda de proteção também afeta os pequenos lábios e o vestíbulo, resultando em secura vulvovaginal, dor espontânea ou induzida durante o intercurso sexual e hipertrofia compensatória dos pequenos lábios pelo deslizamento da derme.[3] Hipotonia associada à lipoatrofia subcutânea provoca o relaxamento e extensão da derme sobrejacente aos grandes lábios para a derme da face externa dos pequenos lábios, aumentando seu relevo.

Os principais princípios da remodelação ou restauração dos grandes lábios são baseados na reconstrução de diferentes planos:

- Rejuvenescimento dérmico superficial dos grandes lábios é similar ao rejuvenescimento e biorrevitalização da derme da face:
  - HA não reticulado ou de baixa reticulação injetado intradermicamente ou superficialmente com agulha, rolo, microagulhas ou pistola injetora, de acordo com as técnicas bem conhecidas de mesoterapia.
  - O uso de plasma rico em plaquetas em múltiplas injeções, isoladamente ou combinado com HA, que possibilita uma reconstrução notável da espessura da derme, eliminando rugas vulvares, linhas finas e dobras.
- Tratamentos de rejuvenescimento da derme profunda dos grandes lábios melhoram o tônus dos músculos labiais e vulvares (dartos), a troficidade e a aparência jovial dos grandes lábios. Técnicas por radiofrequência e efeitos térmicos aplicados na área genital corrigem de forma notável a perda vulvovaginal, provocada pelo envelhecimento ou trauma do parto, através de seus efeitos sobre a neocolagênese e tônus dos músculos lisos (ver Capítulo 16).
- Em continuidade com o tecido adiposo da região púbica, o tecido adiposo dos lábios ajuda a aumentar o relevo dos grandes lábios e a diferenciar entre a face externa pilosa e a face interna glabra. Esta gordura subcutânea é constituída de uma camada superficial e um nível profundo que recobre a área superficial do períneo. As glândulas de Bartholin e os corpos eréteis, com seus vários músculos e fáscias, estão localizados entre a fáscia superficial do períneo e a membrana perineal (ou a fáscia inferior do diafragma urogenital), que entra em contato com as camadas profundas do tecido adiposo. Músculos bulboesponjosos cobrem os bulbos vestibulares, e os músculos isquiocavernosos cobrem os copos cavernosos[3] (Fig. 9-2).

A perda de espessura do tecido adiposo associada a causas, como o envelhecimento (após a menopausa), perda de estrogênio, perda de peso significativa (perda de peso pós-parto) e microtraumas diários (por esportes, roupas justas, remoção de pelos), pode acelerar o envelhecimento da pele. Isto resulta em um "afrouxamento" geral, com colapso da saliência da pele vulvar e rugas profundas. O contorno dos grandes lábios – com uma superfície externa, uma superfície interna e uma borda livre saliente – é criado pelo mesmo tecido adiposo subcutâneo. Este contorno fornece a aparência de um V invertido.

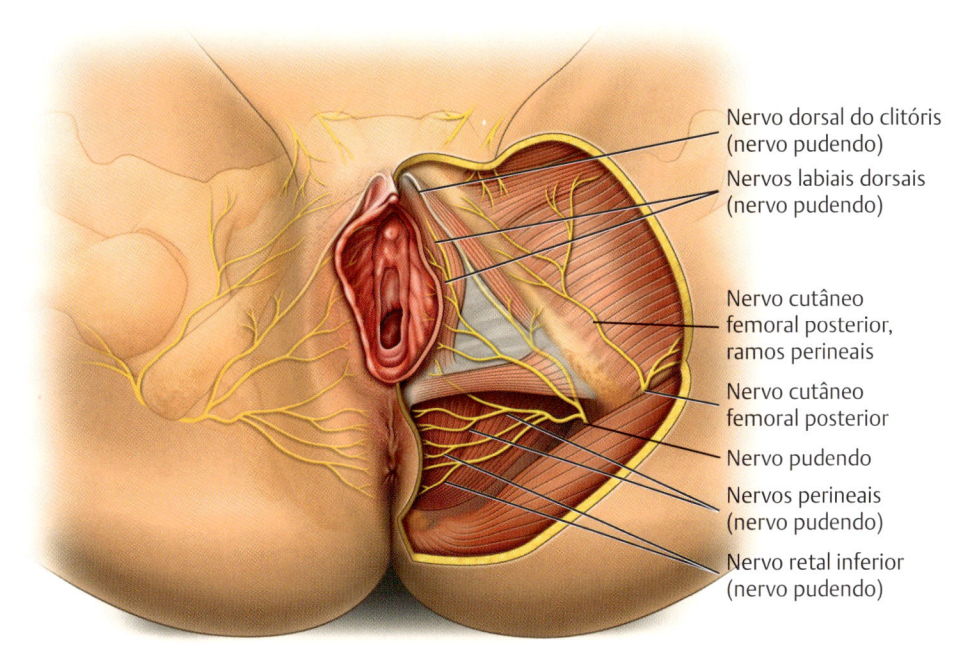

Fig. 9-2 A fáscia perineal superficial e a membrana perineal.

Correção desta atrofia adiposa por meio de injeções de HA é uma alternativa à lipoenxertia. Este método de rejuvenescimento genital não cirúrgico e minimamente invasivo é particularmente atraente por sua simplicidade de implementação, sua facilidade de ser realizada no consultório e seus resultados convincentes.

Indicações e Contraindicações

Indicações

- Mulheres com mais de 18 anos de idade.
- Pacientes que desejam rejuvenescimento estético dos grandes lábios, ou proteger a vulva e os pequenos lábios.

Contraindicações

- Sexo masculino.
- Mulheres grávidas ou que amamentam.
- Hipersensibilidade conhecida a um dos componentes injetados (p. ex., HA e manitol).
- Infecções vulvovaginais no sítio de injeção (bacterianas, virais, como herpes ou HPV, ou fúngicas).
- Problemas cutâneos, como inflamação perto da área de injeção.
- A presença de produtos semipermanentes ou permanentes na área a ser tratada.
- Cirurgia vulvar recente na área de tratamento ou cânceres progressivos recentes ou adjacentes.

Contraindicações Relacionadas com o Ácido Hialurônico

- Um histórico de doença autoimune, doença estreptocócica ou febre reumática aguda com localização cardíaca

Avaliação da Paciente

A avaliação dos grandes lábios lipoatróficos e, portanto, a quantidade necessária a ser injetada são realizadas comparando-se e avaliando-se a espessura da gordura púbica e a protrusão dos pequenos lábios. Precisamos encontrar um equilíbrio estético e funcional entre estas estruturas.

Planejamento e Preparação Pré-Operatórios

As pacientes recebem um tratamento antisséptico de 3 dias com óvulos intravaginais de neomicina com polimixina B e nistatina. Durante os 3 dias antes da intervenção, nenhum pelo é removido da vulva por raspagem ou qualquer outro meio.

Solicitamos às pacientes com crescimento significativo de pelos vulvares para realizar uma "raspagem" 2 ou 3 dias antes do procedimento. Isto envolve o corte dos pelos com tesouras a um comprimento de 1 cm.

Antes da injeção, uma antissepsia cirúrgica minuciosa é realizada, em pelo menos três etapas, em toda a superfície dérmica, vulvar e intravaginalmente. (Nós geralmente usamos iodopovidona a 10%, ocasionalmente, gluconato de clorexidina ou cloreto de benzalcônio).

Técnica Cirúrgica

Anestesia

Xilocaína 2% é injetada intradermicamente, 0,2 mL de cada lado. Estes sítios de injeção serão usados novamente. Também realizamos injeções profundas e subcutâneas (cinco a sete injeções de 0,3 mL) ao longo do futuro trajeto da cânula, seguindo a linha previamente desenhada, descrita a seguir.

Marcações

Vários pontos de introdução são possíveis, dependendo da posição e preferência do cirurgião. A Figura 9-3 demonstra os pontos que são mais seguros e mais consistentes com as características anatômicas. Os pontos superiores que utilizo estão localizados na área púbica lateral, dois a três dedos de distância em cada lado de uma linha vertical central, entre o púbis e a comissura posterior. Os pontos inferiores e os pontos laterais posicionados a 2 cm dos pequenos lábios

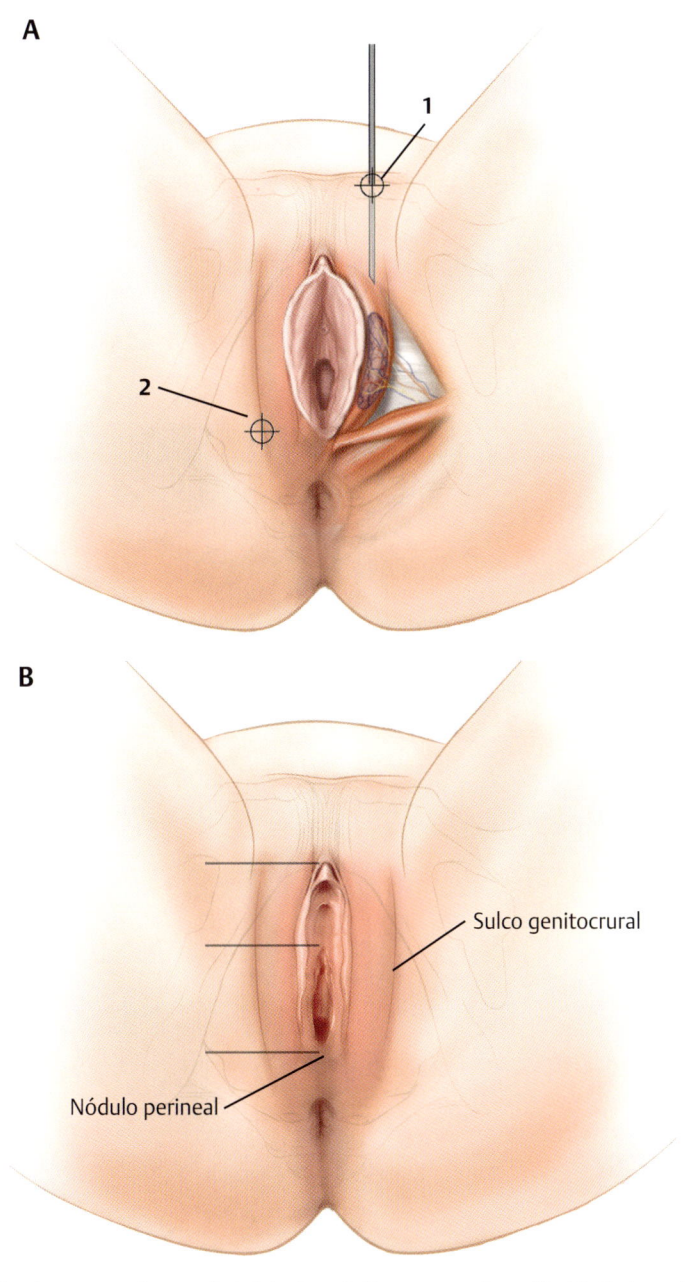

Fig. 9-3 Localização dos pontos das possíveis injeções. **A,** Pontos superiores (*1* e *2*). O plano de injeção deve permanecer na gordura superficial abaixo da pele, bem acima da gordura profunda e do músculo bulboesponjoso. **B,** Ponto inferior.

constituem a comissura posterior. Para estas injeções, a paciente permanece em uma posição litotômica, e o cirurgião insere a agulha ou a cânula de injeção de forma ascendente e diagonalmente em direção ao sulco genitocrural.

Linhas pontilhadas são desenhadas na pele, ao longo do trajeto proposto da cânula. A direção deve ser oblíqua, orientada em direção ao nódulo perineal, sem invadir a superfície interna da borda livre dos lábios e o sulco genitocrural remoto externo. Paramos abaixo da comissura posterior e imediatamente acima do centro perineal.

Posicionamento da Paciente

A paciente pode ser colocada em uma posição ginecológica, com as pernas ligeiramente separadas, ou em supina sobre uma mesa de exame clínico simples (Fig. 9-4). O médico pode-se posicionar da mesma forma de quando realiza um exame pélvico, sentado em um banco. (Uma mesa elétrica ajustável é essencial para uma visibilidade ideal e conforto de trabalho). Ao realizar lipoenxertia, prefiro ficar de pé no mesmo lado que estou injetando.

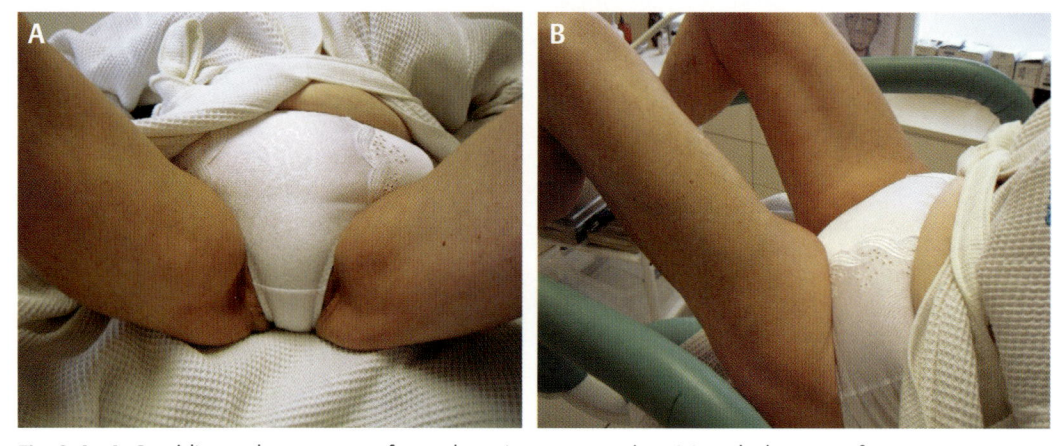

Fig. 9-4 A, O médico pode se sentar na frente da paciente, que está posicionada da mesma forma que para um exame ginecológico. **B,** Uma posição mais favorável é ficar de pé do lado da paciente, que está em supina na mesa.

Capítulo 9 ▪ Aumento dos Grandes Lábios Vaginais com Preenchedores   **133**

Técnica

Materiais

Os seguintes materiais são necessários para este procedimento (Fig. 9-5):

- Agulhas: Comprimento: 13 mm, 20 mm, 25 mm; diâmetro: calibre 27 a 30.
- Cânulas: Comprimento: 80 mm, diâmetro: calibre 18.
- Xilocaína 2%.
- Compressas, luvas.
- Seringas de HA: 2 mL por seringa.
- Canetas e/ou marcadores.

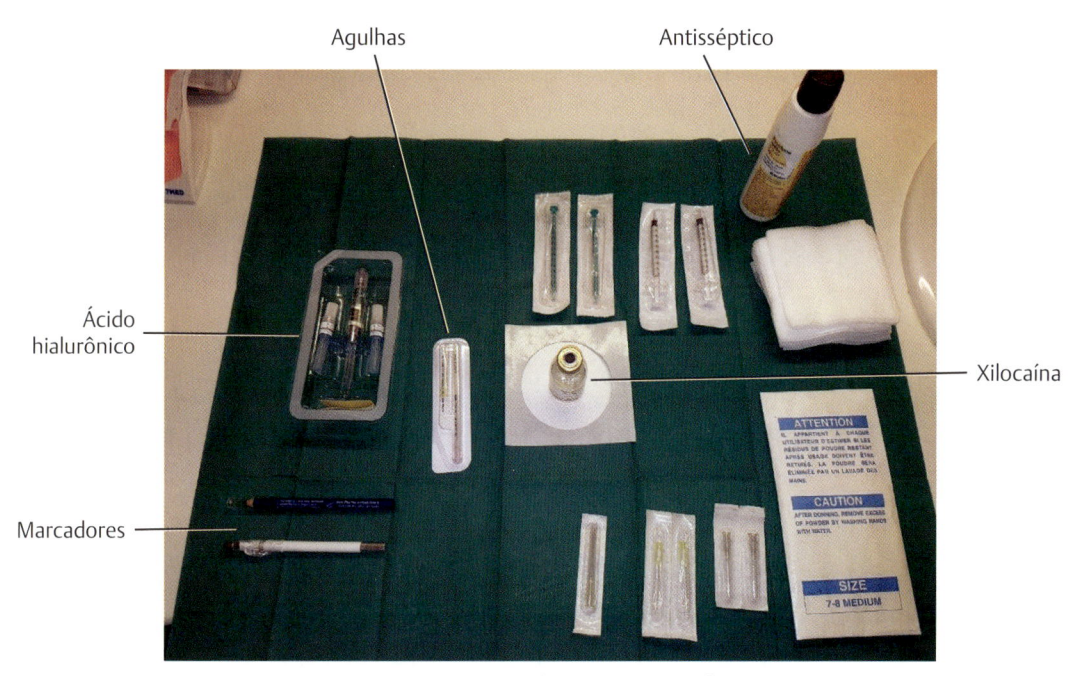

Fig. 9-5 Materiais necessários para o procedimento.

Ácido Hialurônico

HA é um polímero aniônico de alto peso molecular. É um membro da superfamília dos glicosaminoglicanos não sulfatados, e sua estrutura é baseada na repetição linear de sequências de dissacarídeos (ácido D-glicurônico e D-N-acetilglicosamina).

A sintetização do HA é endógena. Está naturalmente presente em muitos tecidos e exerce funções fisiológicas importantes nos organismos vivos, incluindo a manutenção da viscoelasticidade de tecidos conectivos líquidos, como o líquido sinovial nas articulações e o humor vítreo do olho; controle da hidratação tecidual, especialmente na derme, membranas mucosas e camadas submucosas; transporte de água; organização de proteoglicanos na matriz extracelular; reparo tecidual e diversas funções receptor-mediadas no descolamento de células, controle tumoral e inflamação.[4] Uma das características mais importantes desta molécula é a sua conservação entre as espécies. A estrutura do HA é idêntica em todos os filos e em espécies tão diversificadas, como o muco de *Pseudomonas*, os vermes *Ascaris,* e mamíferos, como o rato, coelho e humanos.[5]

A renovação endógena do HA é controlada pelas enzimas sintases do HA (isoformas 1, 2 e 3) e hialuronidases (Hyal-1, Hyal-2 e Hyal-3), e parece ser relativamente rápida. A meia-vida normal do HA varia de 3 semanas na cartilagem a 2 dias na derme.[6] Este aspecto do metabolismo do HA foi crucial no início da década de 1990, quando produtos injetáveis à base de HA foram disponibilizados no mercado. A rápida renovação endógena tornou necessária a transformação e o reforço dos géis à base de HA, a fim de prolongar seus efeitos clínicos. Portanto, a solução foi encontrada no processo de reticulação. Basicamente, é uma reação simples entre um químico e as fibras do HA. O objetivo é o de criar ligações químicas covalentes e estáveis para aproximar as fibras do HA. Ao realizar este passo, a acessibilidade da hialuronidase à rede do HA diminui drasticamente. As ligações covalentes criadas afetarão a reologia do produto, especialmente os parâmetros de viscosidade e elasticidade. Até a presente data, produtos disponíveis no mercado são reticulados por diepoxioctano, polietilenoglicol ou 1,4-butanodiol diglicidil éter.

Na ginecologia, o HA foi estudado pela primeira vez por causa de suas propriedades antiaderentes pós-operatórias demonstradas.[7] Também foi amplamente utilizado como um ingrediente importante nos géis hidratantes e lubrificantes tópicos ou injetáveis para condições, como a dispareunia.[8] Em razão do crescente interesse nos preenchedores à base de HA para volumização facial na cirurgia plástica, o uso deste produto como uma nova ferramenta para tratar a lise de gordura associada à idade da genitália feminina pareceu lógico. Mais especificamente, atrofia dos grandes lábios parecia ser o alvo perfeito para iniciar aqueles tratamentos. Diversos artigos foram publicados para descrever as técnicas de lipoenxertia dos grandes lábios.[9-11] Estes procedimentos são realizados em uma sala de cirurgia, e uma sobrecorreção inicial é geralmente necessária, por causa da reabsorção pós-operatória clássica da gordura enxertada. Para facilmente compensar esta perda, géis à base de HA foram desenvolvidos.

Injeções com HA na gordura dos grandes lábios devem ser adaptadas a esta camada anatômica. Gordura subcutânea está presente nas camadas cutâneas superficial, média e profunda dos grandes lábios (Fig. 9-6). O plano de injeção de HA deve ser adaptado à localização anatômica específica. Muitos produtos no mercado facial são projetados para serem injetados na gordura, mas a

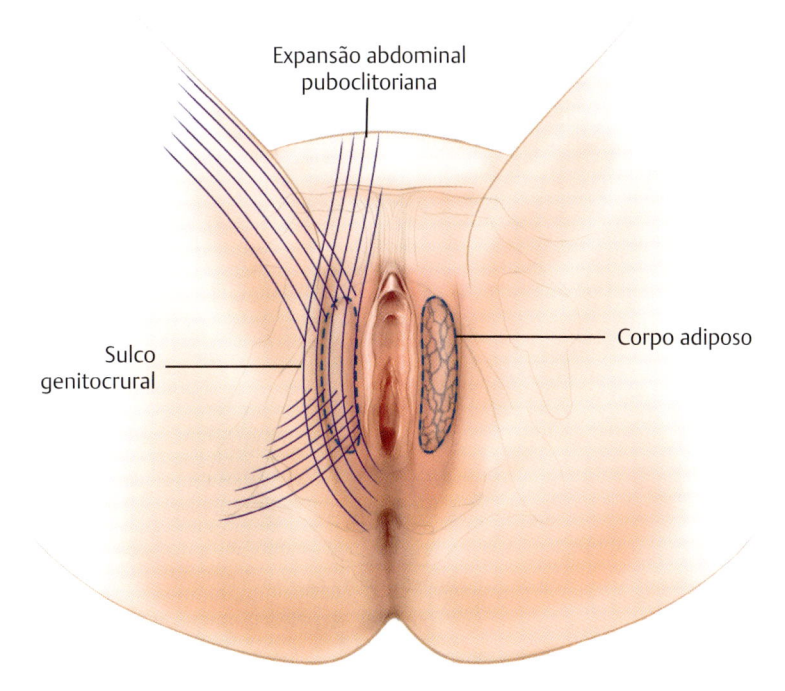

Fig. 9-6 O corpo adiposo e as extensões das diferentes fáscias conectadas.

gordura dos grandes lábios pode ser considerada equivalente à gordura facial? O perfil genotípico dos adipócitos dos grandes lábios ainda não foi especificamente estudado, mas, anatomicamente, a gordura dos grandes lábios está conectada à fáscia de Camper superficial, e também à fáscia de Colles mais profunda (que é comparável à fáscia de Scarpa nos grandes lábios). A fáscia de Colles é a extensão da fáscia superficial da parede abdominal. Está inserida nos ramos musculares isquiopúbicos e no diafragma urogenital; portanto, este compartimento lipídico está sujeito a grandes restrições mecânicas. Os estresses mecânicos sobre os lábios estão relacionados com as forças de pressão criadas pela gravidade, peso corporal, atrito das coxas, caminhadas extensas, atividades esportivas e pressão transmitida pela contração abdominal sobre o períneo.

Além disso, os grandes lábios são estruturas anatômicas primariamente dedicadas à proteção e absorção de choque. Por todas essas razões, a gordura dos grandes lábios é diferente da gordura facial. Portanto, as características do gel de HA injetado devem ser adaptadas a este ambiente específico, a fim de evitar a migração do produto após o tratamento.

Em razão da importância anatômica, funcional e sexual da área genital, particularmente os grandes lábios, precisamos escolher com cuidado os produtos que utilizamos. Muitos HAs injetáveis foram criados como preenchedores "volumizadores", incluindo Voluma (Allergan), que é comumente utilizada para esta indicação, Belotero (Merz), Sculptra (Sanofi) e Radiesse (Bioform Medical). Porém, estes produtos aprovados pela FDA são destinados ao rejuvenescimento facial. Embora resultados satisfatórios possam ser alcançados com o uso destes produtos na área genital, não são aprovados para esta finalidade. A adaptação técnica do produto para a indicação e questões legais e de segurança nunca devem ser ignoradas. Apenas um produto (Desirial Plus, Vivacy) foi clinicamente testado e recebeu aprovação europeia para esta indicação muito específica. Ainda não é aprovado pela FDA. Este produto também contém manitol, um componente natural de origem vegetal que pode retardar a degradação do ácido hialurônico pela hialuronidase nativa e radicais livres produzidos durante a injeção.

Desirial Plus é o produto que uso especificamente para a remodelação vulvar. Este produto já foi submetido a vários estudos clínicos. O produto final é o resultado de um "comprometimento" entre as diferentes características fisicoquímicas que caracterizam os HAs, incluindo viscosidade, peso molecular, concentração (21 mg/g), especificidade monofásica, elasticidade, fluidez, reticulação, higroscopicidade. Desse modo, o produto do tipo volumizador pode ser perfeitamente adaptado às aplicações genitais e restrições previamente mencionadas.

Pelo fato de o comportamento reológico dos preenchedores à base de HA ser muito diferente daquele da gordura enxertada, o volume não deve ser comparado diretamente. Em 2011, Vogt *et al.*[11] publicaram um relato de caso, em que 52 mL de gordura foram injetados para corrigir a assimetria dos grandes lábios. Este volume não é alcançável com preenchedores à base de HA. No entanto, com 1 a 4 mL de HA, correções satisfatórias e de aparência natural são possíveis em razão do alto nível de elasticidade dos géis, quando comparado àquele da gordura enxertada. Preenchedores à base de HA também podem ser utilizados para procedimentos de retoque após a lipoenxertia.

Método

Após injeção de xilocaína 2%, aguardamos alguns minutos para o início de seu efeito. Realizamos um pequeno orifício com o uso de uma agulha calibre 27 e introduzimos uma cânula de 8 cm com um diâmetro 18 G. A cânula inteira é introduzida após a linha marcada e avançada estritamente pela via subcutânea. HA é injetado de forma retrógrada, de baixo para cima (Fig. 9-7).

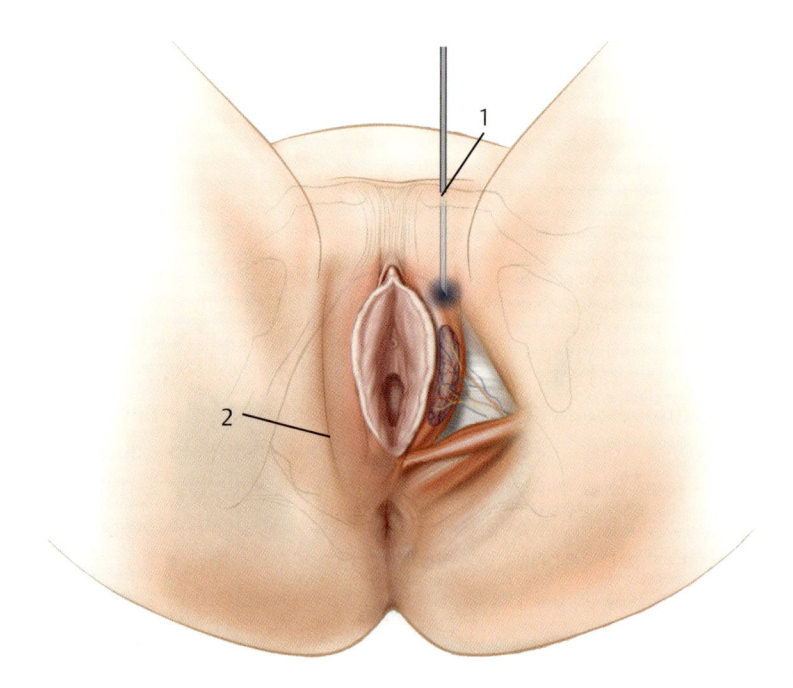

Fig. 9-7 Introdução da cânula a partir de um ponto superior.

Este método de injeção tem como vantagem a visualização perfeita e a distribuição harmoniosa do produto, visto que a injeção é controlada entre o polegar e o dedo indicador. Tentamos criar uma aparência sensual, feminina e jovial dos lábios!

Após as injeções, massageamos digitalmente a área para uma distribuição homogênea do produto e resultados estéticos harmoniosos.

Cuidados Pós-Operatórios

As pacientes são instruídas a não participar de atividades sexuais e esportivas, e a não tomar banhos de banheira e nadar. Elas não devem usar roupas apertadas durante 1 semana.

Resultados e Desfechos

Esta mulher de 25 anos de idade estava preocupada com o aspecto enrugado de sua vulva e as repercussões graves sobre sua vida sexual (Fig. 9-8). Eu injetei 2 mL de HA (Desirial Plus) em cada grande lábio.

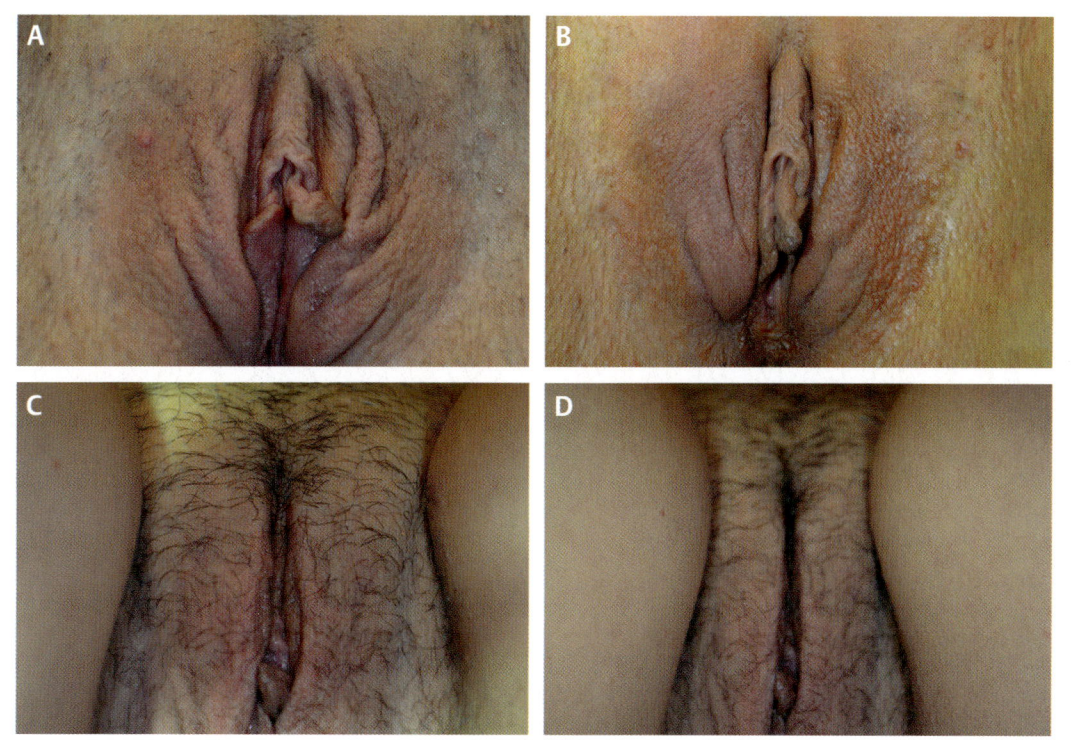

Fig. 9-8 **A,** Esta paciente, uma atleta profissional de *kite surf*, é demonstrada antes das injeções. **B,** Imediatamente após as injeções. **C,** Um mês após as injeções. **D,** Três meses após as injeções.

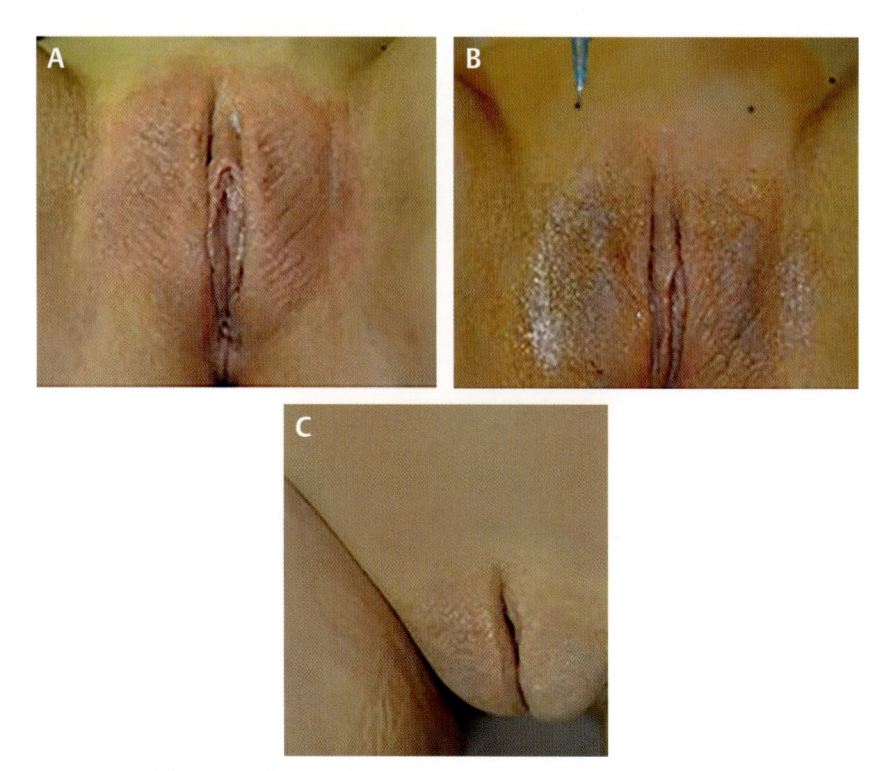

Fig. 9-9 **A,** A paciente é demonstrada antes das injeções. **B,** Durante as injeções. **C,** Seis meses após as injeções.

Esta mulher de 45 anos de idade foi submetida à terapia com progestina por 10 anos para patologia ginecológica. A terapia acarretou efeitos graves em sua derme vulvar e causou lipoatrofia labial. Eu injetei 2 mL de HA (Desirial Plus) em cada grande lábio (Fig. 9-9).

A Figura 9-10 mostra como as injeções de Desirial Plus resultaram em uma melhora significativa dos distúrbios funcionais, como relatado pela paciente.

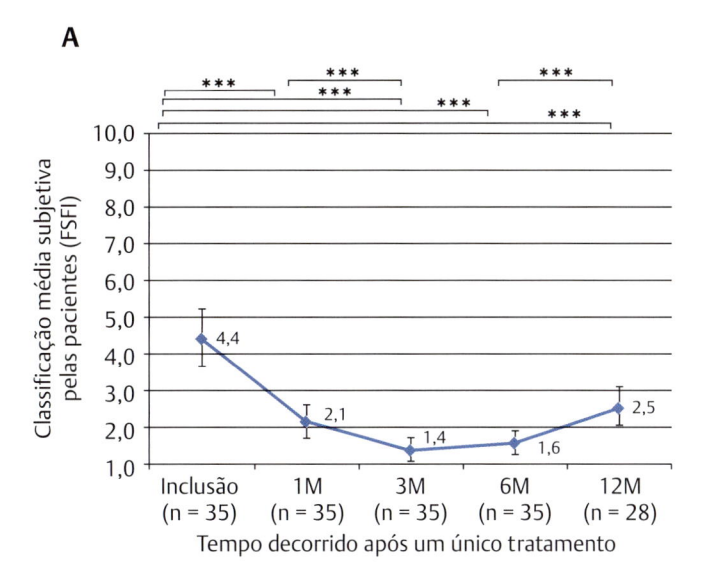

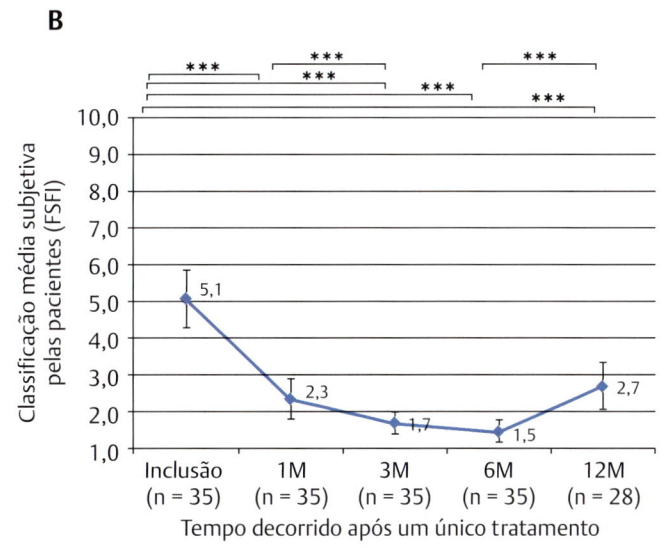

Fig. 9-10 Confirmação de uma redução média muito significativa do prurido e irritação vulvar em uma população de 35 pacientes, bem como de uma alta durabilidade do efeito (superior a 6 meses) após um único tratamento com Desirial Plus. **A,** Prurido. **B,** Irritação. (*FSFI*, Índice de Função Sexual Feminina.)

Problemas e Complicações

Complicações relacionadas com a lipoenxertia dos lábios são relatadas no Capítulo 8. Ao contrário das técnicas cirúrgicas, como aquelas que utilizam injeções de gordura autóloga (lipoenxertia) para a remodelação dos grandes lábios, complicações das injeções de HA são muito raras e frequentemente relacionadas com problemas técnicos. As complicações das injeções de Desirial Plus nos lábios estão associadas a uma técnica insatisfatória de injeção e à distribuição do preenchedor. Estas incluem a criação de nódulos de aglomerados heterogêneos e saliência labial desagradável, incluindo uma aparência de "pudim", colunas ou "testículos".

Injeções no corpo adiposo labial podem causar hematomas, cistos, linfangite dolorosa ou distribuição desarmônica do produto preenchedor, criando uma aparência nodular. O resultado foi descrito como "meias" ou "pilares".

Teoricamente, como com as injeções faciais de HA, um nódulo ou granuloma pode ser causado pela reatividade inflamatória hiperimune, e o mesmo necessita de tratamento específico (corticosteroides) ou excisão.

Os médicos precisam respeitar as condições específicas das técnicas de injeção e marcar as zonas seguras em torno dos grandes lábios. A maioria dos problemas é leve e de fácil resolução (Tabela 9-1). Já ocorreram extravasamento e perda total do produto injetado para a gordura isquiorretal (Fig. 9-11).

Tabela 9-1 Efeitos Negativos Conhecidos do Tratamento com Desirial Plus*

Efeito Colateral	Porcentagem de Pacientes Afetadas
Equimose (leve à moderada)	3
Dor durante a injeção (leve à moderada)	6
Edema transitório (leve a moderado)	9
Dor durante a massagem pós-injeção (leve à moderada)	6
Vermelhidão/eritema (leve a moderado)	9

*Também há efeitos clássicos e transitórios que não duram por muito tempo.
Os resultados do estudo clínico de mais de 50 pacientes confirmaram que os efeitos negativos ocorrem em menos de 10% dos casos e são idênticos àqueles de qualquer injeção.

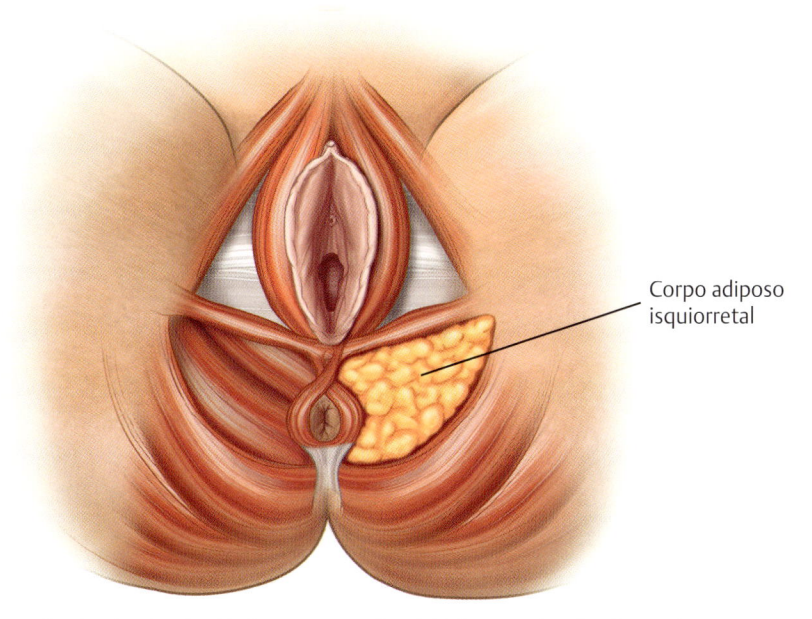

Fig. 9-11 Continuidade entre a gordura labial e a gordura isquiorretal.

Referências

1. Herbenick D, Schick V, Reece M et al. Pubic hair removal among women in the United States: prevalence, methods and characteristics. J Sex Med 7:3322, 2010.
2. Nicolas Berreni. The aesthetic gynecology, an innovation. Université Nice Sophia Antipolis, 2013.
3. Kamina P. Anatomie clinique de l'appareil génital féminin. Encyclopedia Gynecological Surgical Medicine, 1993.
4. Kogan G, Soltes L, Stern R et al. Hyaluronic acid: its function degradation in in vivo systems. In Atta-ur-Rahmanm, ed. Studies in Natural Product Chemistry, vol 34. Philadelphia: Elsevier Science, 2008.
5. Price RD, Berry MG, Navsaria HA. Hyaluronic acid: the scientific and clinical evidence. J Plast Reconstr Aesthet Surg 60:1110, 2007.
6. Garg HG, Hales CA. Chemistry and Biology of Hyaluronan. Oxford: Elsevier Science, 2004.
7. Haney AF, Doty E. A barrier composed of chemically cross-linked hyaluronic acid (Incert) reduces postoperative adhesion formation. Fertil Steril 70:145, 1998.
8. Morali G, Polatti F, Metelitsa EN et al. Open, non-controlled clinical studies to assess the efficacy and safety of a medical device in form of gel topically and intravaginally used in postmenopausal women with genital atrophy. Arzneimittelforschung 56:230, 2006.
9. Goodman MP. Female cosmetic genital surgery. Obstet Gynecol 113:154e, 2009.
10. Goodman MP, Placik OJ, Benson RH III et al. A large multicenter outcome study of female genital plastic surgery. J Sex Med 7(4 Pt 1):1565, 2010.
11. Vogt PM, Herold C, Rennekampff HO, eds. Autologous fat transplantation for labia majora reconstruction. Aesthetic Plast Surg 35:913, 2011.

CAPÍTULO 10

Complicações da Cirurgia Estética Genital Feminina

Christine A. Hamori

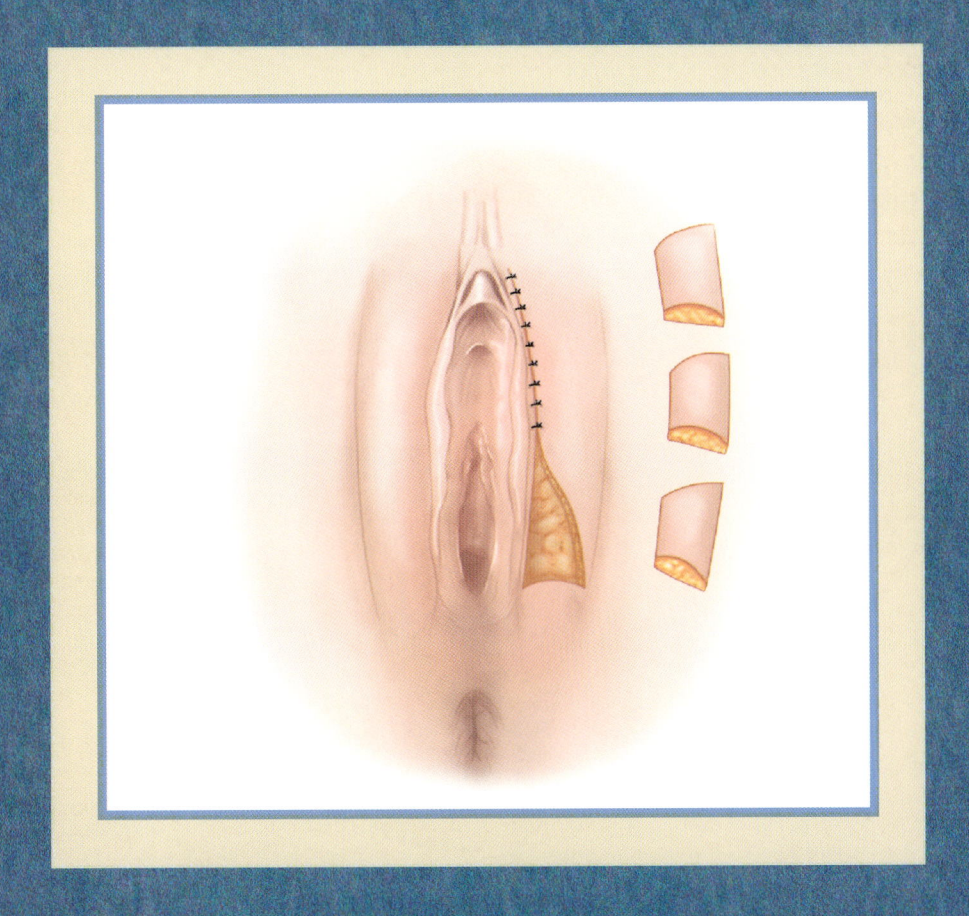

Pontos-Chave

- A taxa de complicações da cirurgia estética vulvar é baixa, entre 2 e 4%.[1,2]

- Redução dos pequenos lábios é uma cirurgia segura e eficaz. Complicações ocorrem em fumantes e naquelas com BMIs altos. Deiscência da borda é a complicação mais comum da ressecção linear e ressecção em cunha.

- Grandes hematomas são raros, porém requerem drenagem cirúrgica na sala de cirurgia. Hematomas menores se resolvem com o tempo, porém causam equimose e dor.

- Várias complicações, como alargamento da cicatriz, fenestrações, "aspecto de cofrinho", formação de membrana e diferença na pigmentação, podem ocorrer com a técnica em cunha.

- Complicações do desbaste da borda incluem irregularidade do contorno, amputação e "deformidade em forma de pênis".

- Lipoenxertia e preenchedores no monte pubiano e grandes lábios restauram o volume, porém podem necessitar de mais de um tratamento. Necrose gordurosa é incomum, porém pode ocorrer.

- plicações da redução dos grandes lábios incluem visibilidade da cicatriz e afastamento da abertura vaginal. Ressecção conservadora e fechamento livre de tensão prevenirão estes problemas.

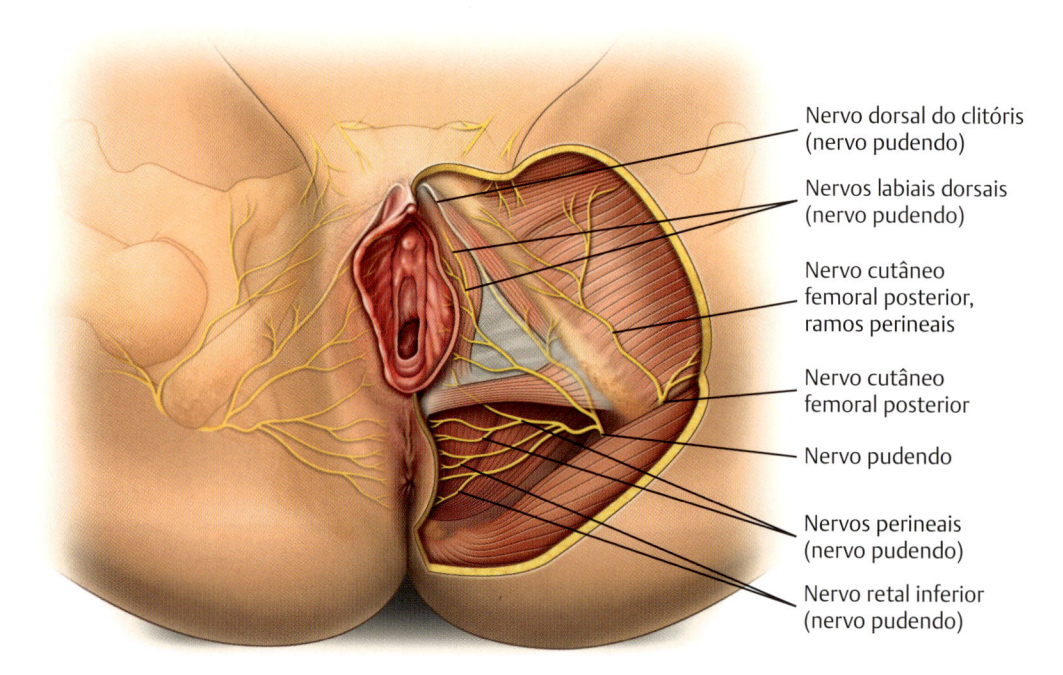

Fig. 10-1 Nervos superficiais e profundos do períneo feminino.

Em geral, a taxa de complicações da cirurgia estética vulvar é baixa, entre 2 e 4%.[1,2] As estruturas neurológicas são bastante profundas e bem colateralizadas (Fig. 10-1). As complicações variam de acordo com o procedimento. Visto que a labioplastia é o procedimento estético feminino mais comum, informações sobre as taxas de complicações estão primariamente ligadas às reduções dos pequenos lábios. Em uma revisão de 407 reduções dos pequenos lábios, Alter[2] relatou uma taxa geral de reoperação de 2,9%.

Complicações da Redução dos Pequenos Lábios

Complicações da Ressecção em Cunha

Redução dos pequenos lábios é uma técnica segura e eficaz para reduzir o tamanho e protrusão dos pequenos lábios. Complicações podem ocorrer, e os cirurgiões devem ser capazes de tratá-las. Complicações das labioplastias em cunha que requerem revisão ocorrem em 4% dos casos.[2,3] Estas incluem hematoma, deiscência da borda, fenestrações, diferença na pigmentação e alargamento das cicatrizes (Figs. 10-2 a 10-6). Pacientes que desenvolvem problemas de cicatrização da ferida geralmente apresentam altos BMIs ou têm um histórico de tabagismo. A técnica de ressecção linear da borda pode ser uma escolha mais apropriada nessas pacientes. Complicações da ferida causadas por procedimentos de desbaste da borda são, em geral, menos comuns.

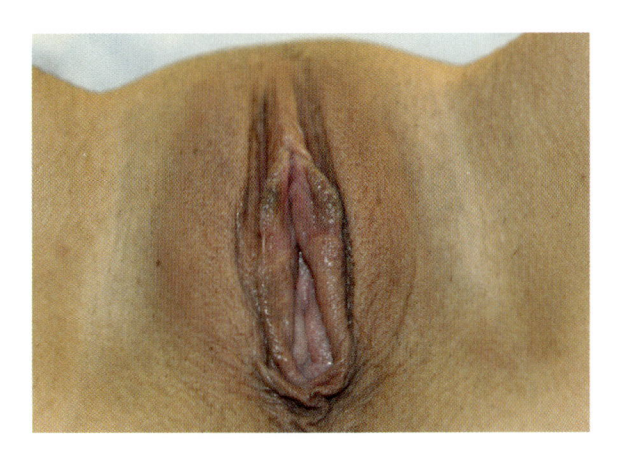

Fig. 10-2 Esta fumante de 33 anos de idade é demonstrada 8 semanas após a labioplastia em cunha com formação de membrana no lado direito (deiscência parcial).

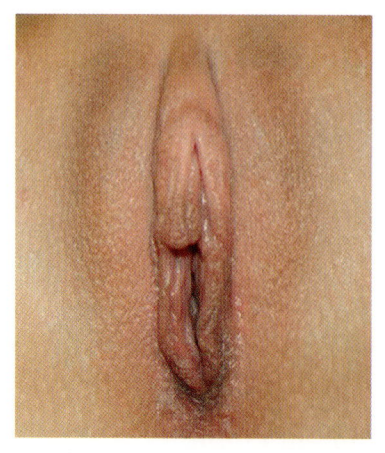

Fig. 10-3 Esta fumante de 22 anos de idade, demonstrada 4 meses após uma labioplastia em cunha, apresenta um entalhe grande no lado direito.

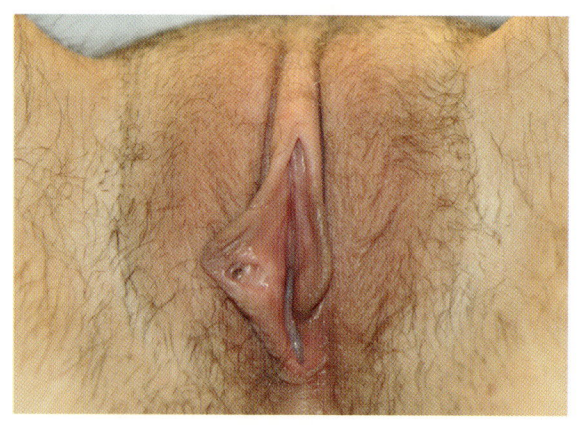

Fig. 10-4 Esta fumante de 29 anos de idade, demonstrada 8 semanas após a labioplastia em cunha, possui uma fenestração.

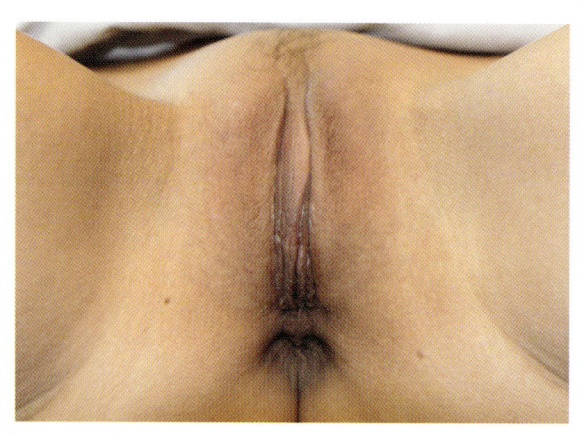

Fig. 10-5 Esta paciente de 42 anos de idade, demonstrada 2 anos após uma labioplastia em cunha, apresenta alargamento da cicatriz e divergência na pigmentação.

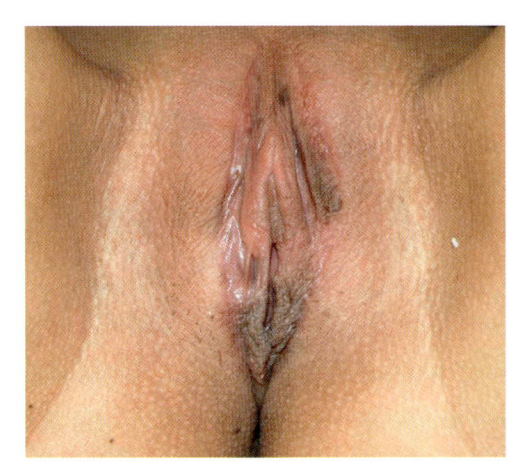

Fig. 10-6 Esta fumante de 25 anos de idade, demonstrada 4 meses após uma labioplastia em cunha e redução dos grandes lábios, apresenta diferença na pigmentação, alargamento da cicatriz e estreitamento do introito.

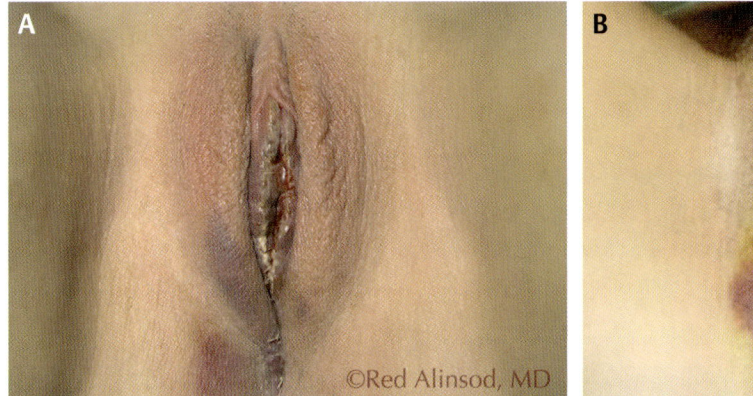

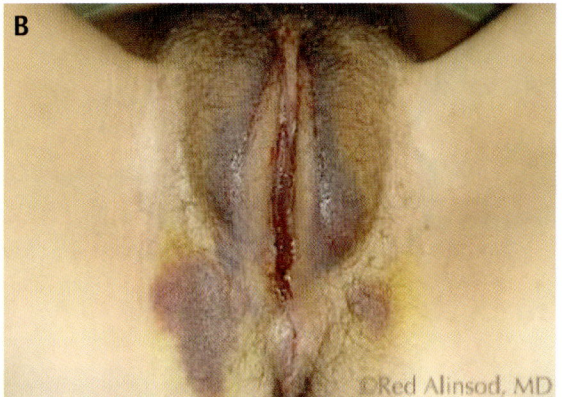

Fig. 10-7 Imagens do primeiro dia do pós-operatório de duas pacientes. **A,** Equimose leve. **B,** Equimose moderada.

Equimose e Hematomas

Equimose pós-operatória é comum durante a primeira semana pós-labioplastia. Aquelas propensas à equimose podem tomar *Arnica montana* antes do procedimento para ajudar a reduzir o tempo da descoloração. Hematomas verdadeiros são raros entre as complicações cirúrgicas perineais pós-operatórias (Fig. 10-7). Hematomas menores se manifestam com dor, inchaço localizado e sensibilidade ao toque. As pacientes frequentemente ficam assustadas e ansiosas para saber se uma intervenção cirúrgica é necessária. Com o uso de uma câmera de celular, as pacientes podem tirar uma foto da área e enviar ao cirurgião, que pode usá-la para ajudar a determinar a medida mais apropriada. Hematomas pequenos geralmente são absorvidos, mas, ocasionalmente, o "óleo no cárter" (fluido tingido) pode escoar da incisão vários dias ou mesmo semanas depois. As pacientes devem ser informadas desta possibilidade se um hematoma for observado no exame físico. Hematomas nos pequenos lábios são geralmente unilaterais, o que pode causar preocupação nas pacientes com respeito à assimetria. Tranquilização é necessária para aliviar os medos de uma deformidade persistente. Gelo, pressão e monitorização para o aumento da lesão são os principais tratamentos.

Hematomas grandes geralmente se formam dentro de um período de 24 horas após a cirurgia (Fig. 10-8). Em minha experiência, hematomas cirúrgicos ocorrem mais frequentemente após a redução dos grandes lábios. Os planos fasciais do períneo e potenciais espaços da vulva possibilitam o acúmulo de grandes quantidades de sangue antes que o sangramento seja tamponado (Fig. 10-9). Estes casos precisam ser tratados imediatamente, com a paciente sob anestesia geral. Após irrigação dos coágulos e obtenção da hemostasia, drenos de aspiração devem ser colocados para prevenir a formação de seroma. Logo que os drenos sejam removidos, e o inchaço reduzido, um bom resultado estético é possível.

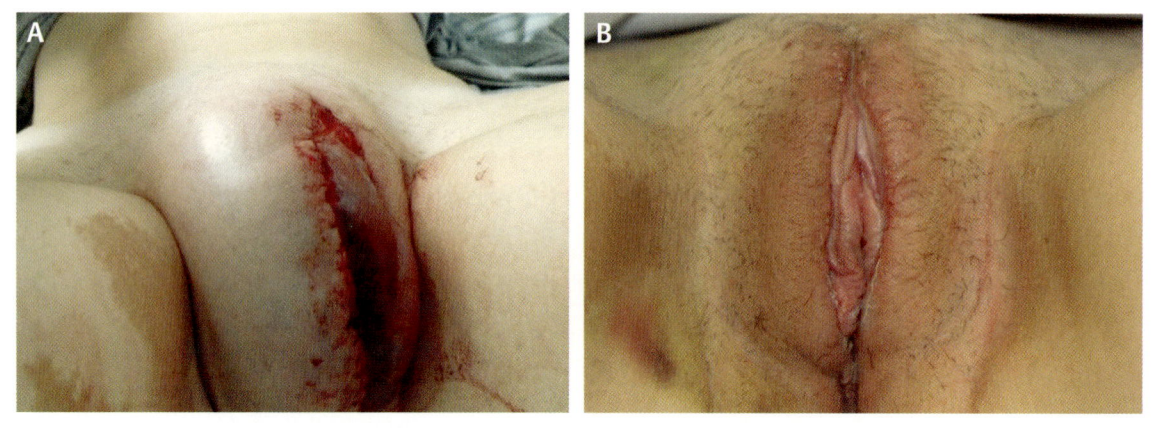

Fig. 10-8 A, Esta mulher de 24 anos de idade tem um hematoma grande 8 horas após uma redução dos grandes lábios. **B,** Duas semanas após a drenagem do hematoma grande.

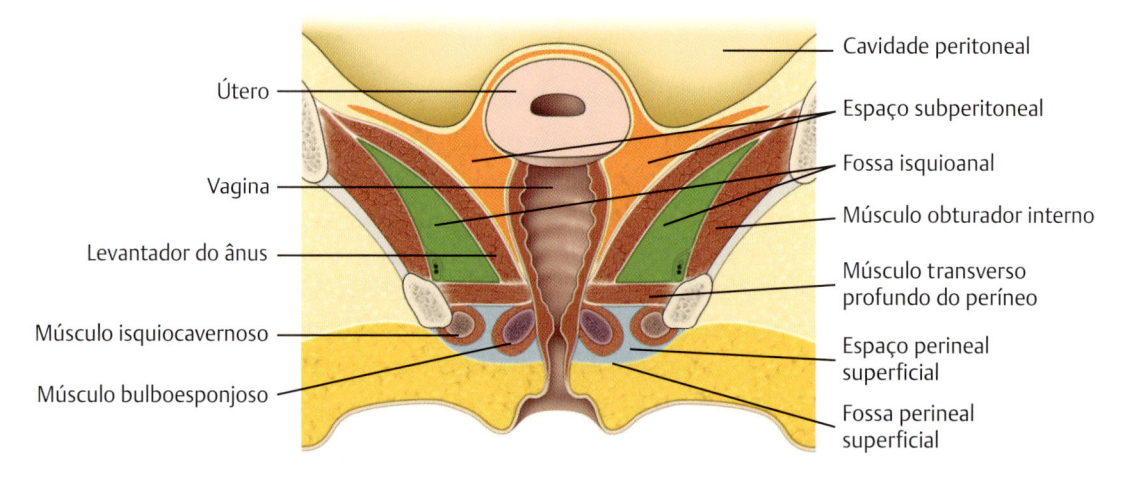

Fig. 10-9 Os músculos perineais e os espaços potenciais.

Deiscência da Borda

A complicação mais comum da técnica em cunha é uma deiscência da borda ou deformidade em entalhe.[2] Estas são observadas frequentemente em pacientes fumantes e obesas. Orientação pré-operatória minuciosa sobre o hábito de fumar (abandono completo do tabagismo 8 semanas antes da cirurgia) e controle do peso deve fazer parte do controle pré-operatório de pacientes de labioplastia.

Deiscência ou entalhe da borda geralmente ocorre na borda mais distal do fechamento da cunha (ver Fig. 10-3). As bordas mucosas tendem a inverter, evitando, desse modo, a aproximação da submucosa e cicatrização apropriada. Suturas interrompidas profundas com Monocryl 4-0, realizadas na derme do defeito cuneiforme, reduzem de forma significativa a incidência de deiscência da borda e formação de membrana. Tensão na sutura é outra causa de deiscência; portanto, uma ressecção em cunha conservadora é importante. Os resíduos labiais anterior e posterior devem ser aproximados com mínima ou nenhuma tensão. Uma sutura de colchoeiro vertical, com fio Monocryl 5-0, ao longo da borda principal, ajuda a reduzir a incidência de entalhe e deiscência.

Para pacientes em que a deiscência é uma preocupação, como pacientes fumantes e obesas, a realização de um desbaste da borda, em oposição a uma técnica em cunha, pode ser prudente. Um desbaste da borda não cria uma ferida tão profunda quanto a técnica em cunha. Desse modo, se problemas com a cicatrização da ferida se desenvolverem, a ferida resultante a ser fechada por segunda intenção é menor. Deiscência da cunha é geralmente tratada por redução da borda (desbaste dos segmentos salientes para corresponder à linha de base do segmento com deiscência), em contraste com a repetição de uma ressecção em cunha, que apresenta uma alta taxa de recidiva.

Alargamento da Cicatriz

Cicatrizes na labioplastia em cunha geralmente apresentam uma boa resolução. No entanto, se tensão indevida for colocada sobre a sutura, alargamento ou espessamento da cicatriz pode ocorrer (Fig. 10-10). Reexcisão dessas cicatrizes atenuadas é difícil, pois adicional ressecção de tecido resulta em mais tensão ao longo da nova linha de sutura. Cicatrizes espessadas, que ocorrem muito raramente nos pequenos lábios, podem ser tratadas com injeções de baixas doses de esteroides.

Fig. 10-10 Esta paciente de 24 anos de idade apresenta hipertrofia da cicatriz 8 semanas após a redução dos grandes lábios.

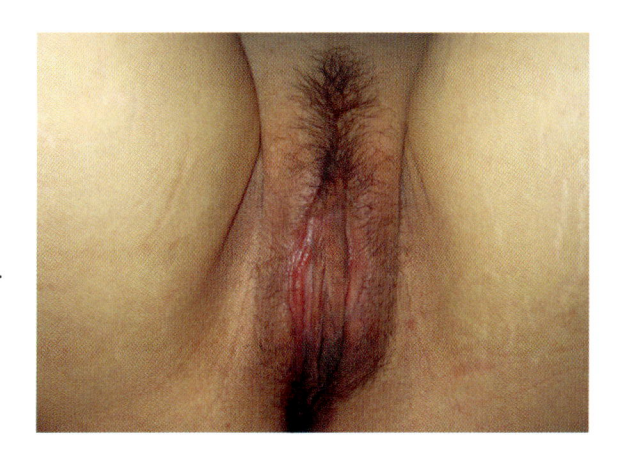

Fenestrações

Janelas, rasgos e membranas se localizam mais proximalmente ao longo da linha do fechamento da cunha. Esses podem ocorrer quando excesso de tecido submucoso é removido com a técnica em cunha (Fig. 10-11). Estas fenestrações também ocorrem com maior frequência com as técnicas de labioplastia por desepitelização. Outras causas de fenestrações incluem suturas transfixantes apertadas, que podem ocorrer durante o fechamento da ferida, que ocluem os vasos. Mínima tensão deve ser colocada à sutura. Para prevenir complicações, uma quantidade mínima de submucosa deve ser removida, e uma aproximação dérmica adequada dos tecidos residuais realizada. A única exceção a isto é com pequenos lábios muito espessos, em que a redução do volume (excesso de submucosa) é necessária para alcançar um resultado estético satisfatório (Figs. 10-12 e 10-13).

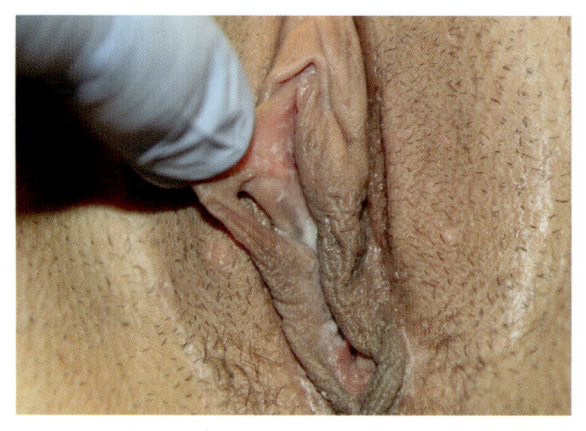

Fig. 10-11 Esta paciente de 30 anos de idade apresenta uma fenestração 8 semanas após uma labioplastia em cunha.

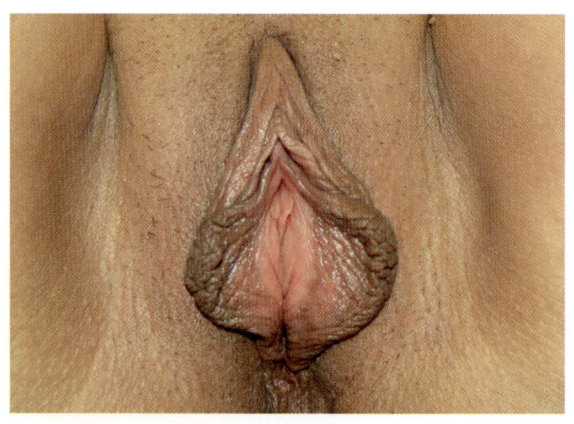

Fig. 10-12 Esta paciente de 49 anos de idade apresenta borda espessada e excesso de submucosa.

Pequenos defeitos ou entalhes da borda, em que uma quantidade residual adequada de tecido permanece, podem ser tratados com fechamento primário. Defeitos maiores que se estendem mais proximalmente ao longo do fechamento labial podem ser melhorados por desbaste do tecido residual em ambos os lados do entalhe, até o nível do entalhe (Fig. 10-14). Este desbaste modificado da borda pode reduzir de forma significativa a protrusão dos pequenos lábios, e pode não ser adequado em casos de entalhes proximais grandes. Se a deiscência for de espessura total, estendendo-se até a base do fechamento da cunha, retalhos locais obtidos do tecido labial residual ou capuz do clitóris podem ser necessários.[4]

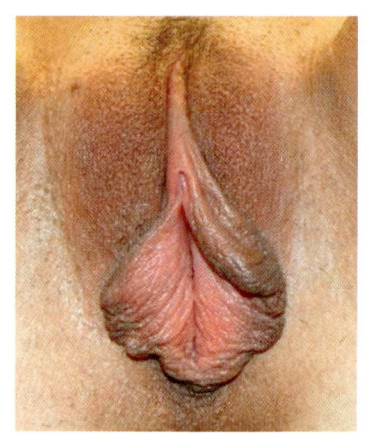

Fig. 10-13 Esta paciente de 22 anos de idade possui uma submucosa espessa, assimetria e uma forquilha conectada posteriormente.

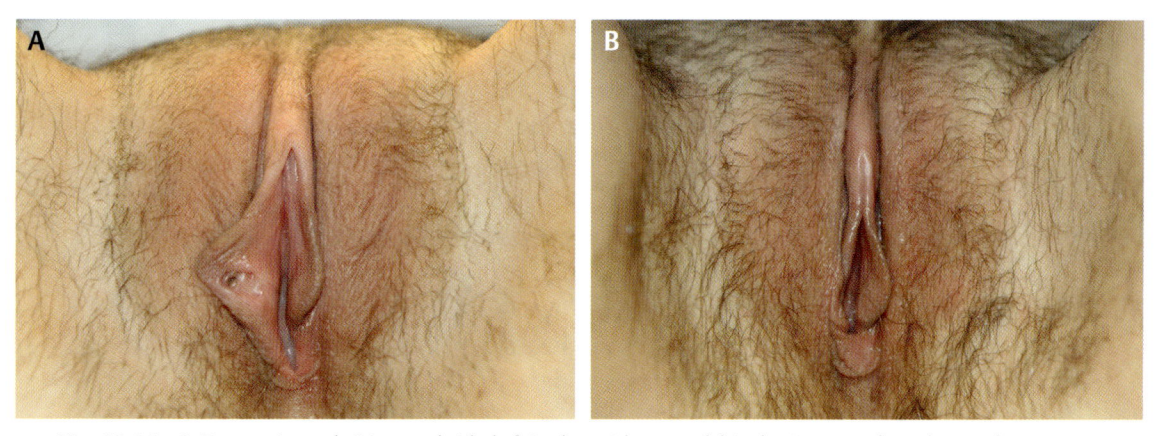

Fig. 10-14 A, Esta paciente de 29 anos de idade foi submetida a uma labioplastia em cunha e desenvolveu uma fenestração, que foi tratada com uma ressecção da borda. **B,** Ela é demonstrada 8 semanas após a ressecção da borda.

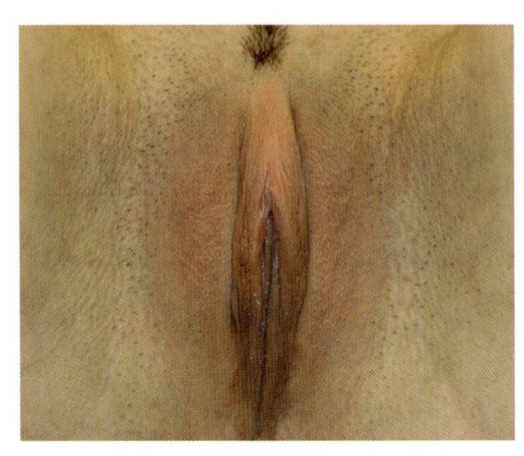

Fig. 10-15 Esta mulher de 30 anos de idade possui uma aparência de cofrinho após ser submetida a uma labioplastia em cunha com distração posterior do capuz do clitóris.

Aspecto de Cofrinho

Ressecção em cunha agressiva dos lábios pode causar uma aparência em forma de fenda estreita ou cofrinho (Fig. 10-15). A aparência de cofrinho é popular nos estados costeiros dos Estados Unidos, como a Califórnia e a Flórida. Mulheres na indústria de entretenimento adulto solicitam especificamente a "vagina de Barbie" (ver Capítulo 5). Outras consideram artificial o aspecto de cofrinho. Todavia, remoção de um segmento em cunha muito grande pode retrair o capuz do clitóris posteriormente, cobrindo a glande do clitóris. Isto pode diminuir a sensibilidade do clitóris. Correção pode envolver uma incisão em V invertido ao longo do capuz dorsal, encurtando, desse modo, o comprimento e restaurando a cobertura clitoriana apropriada.

Formação de Membrana

Formação posterior de membrana pode ser causada por uma ressecção em cunha em pacientes com confluência posterior dos pequenos lábios, ao longo da forquilha posterior (ver Fig. 10-13). As pacientes podem ter a sensação de atrito e desconforto com o intercurso, por causa do pinçamento posterior do introito (Fig. 10-16). O tratamento consiste em uma liberação sagital da membrana, com fusão das membranas residuais aos pequenos lábios posteriores. A observação desta variante anatômica no pré-operatório e a realização deste procedimento durante a ressecção em cunha podem prevenir este problema. As pacientes devem ser orientadas no pré-operatório sobre a localização desta cicatriz. A resolução desta área é mais demorada, resultando em maior desconforto, comparado à incisão em cunha.

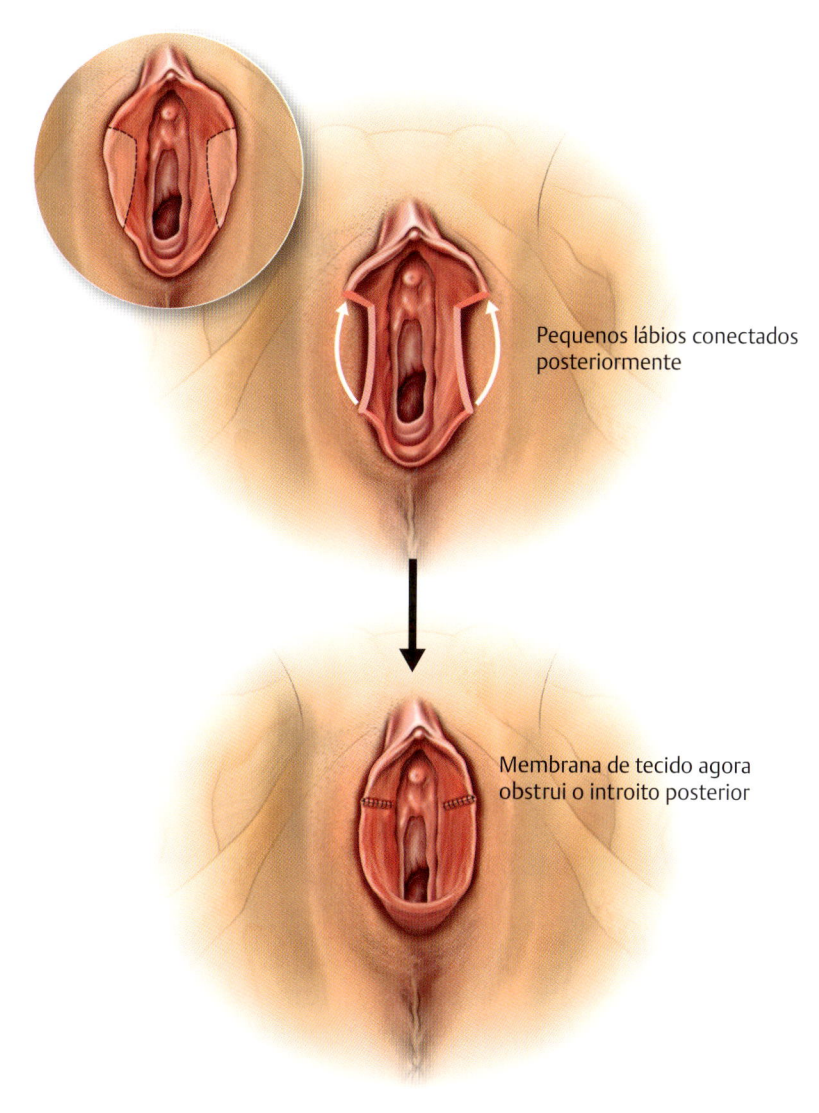

Fig. 10-16 Formação de membrana posterior após uma ressecção em cunha. Pacientes com uma forquilha posterior ou lábio posterior conectado estão sujeitas a uma fricção posterior com o intercurso após uma ressecção em cunha. Para prevenir elevação do lábio posterior com um fechamento da cunha, a membrana deve ser incisada sagitalmente após o fechamento das cunhas, criando dois pequenos lábios separados posteriormente.

Diferença na Pigmentação

Os padrões de pigmentação variam amplamente na área perineal. Os pequenos lábios tendem a ser mais intensamente pigmentados ao longo do arco distal. A cunha deve ser posicionada de modo que os tecidos labiais residuais (segmentos anterior e posterior) tenham uma pigmentação similar. Falha em combinar a cor ao longo do sítio de fechamento pode resultar em uma alteração súbita do pigmento ou faixa (Fig. 10-17). Se a pigmentação dos pequenos lábios for incômoda à paciente, a realização de uma ressecção da borda deve ser fortemente considerada. Uma combinação de uma cunha e um desbaste da borda pode tratar áreas segmentares de pigmenta-

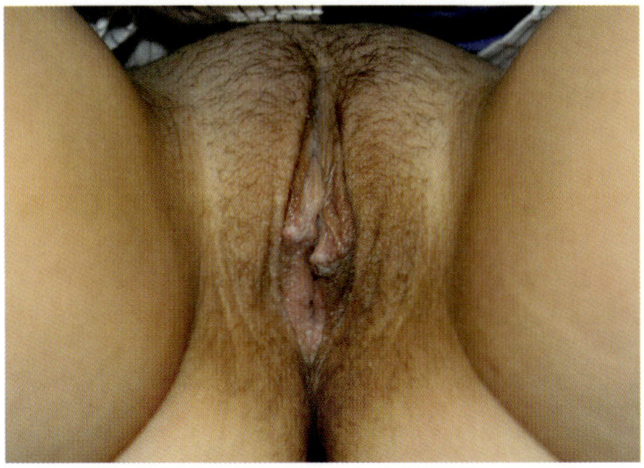

Fig. 10-17 Esta paciente de 23 anos de idade é demonstrada 2 semanas após uma ressecção em cunha, com uma faixa pigmentada ao longo do sítio de incisão.

ção. A maioria das variações de pigmento é autorresolutiva, mas pode levar de 6 a 12 meses para que uma transição súbita pareça uniforme.

O tratamento da diferença na pigmentação ou faixa é difícil. Clareamento com hidroquinona raramente alcança uma melhora a longo prazo significativa da faixa. Adicional ressecção da borda distal dos pequenos lábios e da área de diferença na pigmentação pode ser necessária.

Complicações do Desbaste da Borda

Amputação

Procedimentos de ressecção da borda são tecnicamente mais fáceis de realizar, mas complicações podem ocorrer. Os problemas mais comuns estão relacionados com o desbaste agressivo da borda livre dos pequenos lábios. Sobrerressecção pode resultar em amputação completa dos pequenos lábios. Especificamente, o terço superior dos pequenos lábios retrai mais dramaticamente do que os dois terços inferiores, e compensação deve ser considerada ao realizar as marcações. Os cirurgiões precisam resistir à tentação de colocar pinças sobre os pequenos lábios redundantes para distraí-los antes do desbaste. A mucosa úmida rosada da porção medial dos pequenos lábios é curta, comparada ao tecido pigmentado ceratinizado, que começa lateralmente e dobra internamente. Em uma tentativa de remover uma quantidade adequada de tecido da borda, excesso de mucosa pode ser ressecado, resultando em eversão deste tecido, secura vaginal e desconforto com o intercurso.

Deformidade em Forma de Pênis

Pacientes com capuzes do clitóris grandes que são submetidas a procedimentos de desbaste da borda podem ter excesso de saliência do capuz do clitóris no pós-operatório (Fig. 10-18). As pacientes podem declarar que observam "um pênis" nesta área quando olham no espelho. Técnicas de desbaste da borda não reduzem a projeção anterior do capuz do clitóris da mesma forma que os procedimentos em cunha. Um capuz grande e um frênulo do clitóris parcialmente

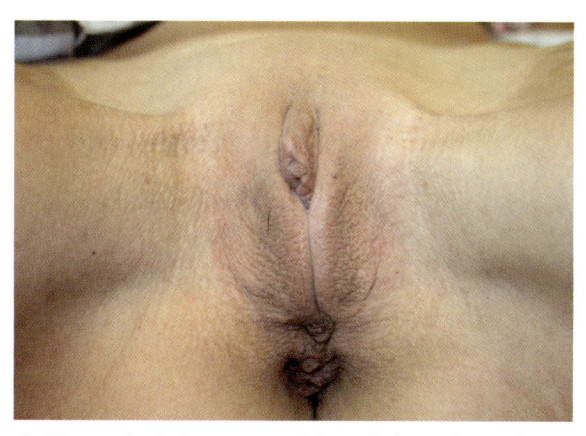

Fig. 10-18 Esta paciente de 41 anos de idade com uma deformidade em forma de pênis é demonstrada 10 meses após uma ressecção em cunha agressiva de seus pequenos lábios.

amputado se tornam mais evidentes após o desbaste da borda labial e devem ser tratados durante a labioplastia. A junção do capuz e frênulo do clitóris é uma área anatômica esteticamente complicada, e muita atenção deve ser dada para esculpir esta transição. Prevenção requer uma ancoragem intraoperatória apropriada da confluência do capuz do clitóris e pequenos lábios, quando um desbaste da borda é realizado.[5]

Correção da proeminência do capuz do clitóris provocada por um desbaste agressivo da borda, consiste na redução do capuz do clitóris e deslocamento posterior do capuz para uma posição mais anatômica. Isto pode ser realizado por ressecção em cunha, se os pequenos lábios residuais forem adequados, ou por reancoragem da confluência do capuz do clitóris e pequenos lábios para uma posição mais posterior.

Complicações da Lipoenxertia e da Labioplastia de Aumento

Lipoenxertia do monte pubiano e grandes lábios podem revolumizar a área, fornecendo uma aparência mais jovial. Tal como com outras áreas do corpo, a integração e longevidade da gordura podem variar. As pacientes devem ser informadas de que uma segunda sessão de enxerto de gordura pode ser necessária 6 a 8 meses após o tratamento. Necrose gordurosa que resulta em nódulos e cistos é incomum quando uma técnica apropriada é utilizada (ou seja, a técnica de Coleman, que envolve o uso de pequenas cânulas e injeção lenta). No caso de necrose gordurosa e inflamação persistente, excisão cirúrgica dos enxertos pode ser necessária.

Preenchedores de ácido hialurônico e preenchedores à base de cálcio são eficazes para aumentar o volume dos grandes lábios. Estes tratamentos podem ser caros por causa do volume do produto necessário para volumizar a área (três a oito seringas). Complicações incluem equimose e dor na injeção. Assimetria após a reabsorção do preenchedor pode ser um problema e requer mais injeções para correção. Preenchedores de ácido hialurônico são vantajosos, pois podem ser dissolvidos com hialuronidase, caso uma quantidade muito grande for injetada nos grandes lábios. Nenhum caso de embolização do preenchedor foi relatado, mas grandes vasos subcutâneos que se encontram abaixo da derme podem estar em risco.

Complicações da Redução dos Grandes Lábios

Visibilidade da Cicatriz

Cicatrizes sagitais proeminentes visíveis são supostamente o problema mais comum com a redução dos grandes lábios (Fig. 10-19). O posicionamento da cicatriz é muito importante para a obtenção de um resultado estético satisfatório. Pele pilosa começa imediatamente lateral ao sul-

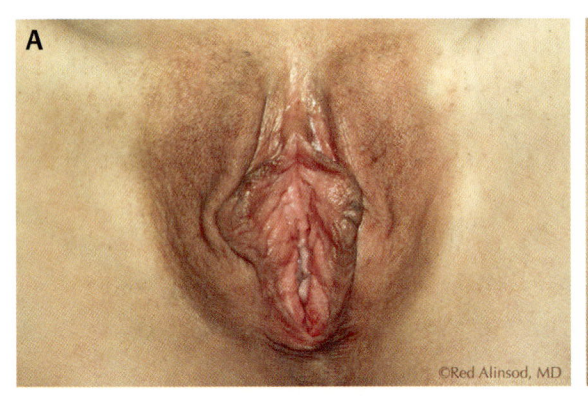

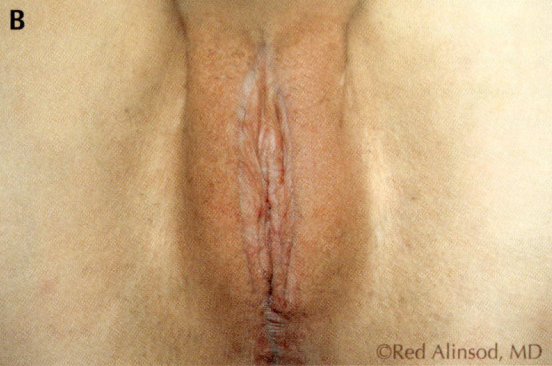

Fig. 10-19 **A,** Esta paciente é demonstrada antes da redução dos grandes lábios. **B,** No pós-operatório, ela apresenta uma cicatriz proeminente.

Fig. 10-20 Posicionamento apropriado da cicatriz após redução dos grandes lábios. **A,** Antes da labioplastia dos grandes lábios. **B,** Imediatamente após a cirurgia. **C,** Resultado final.

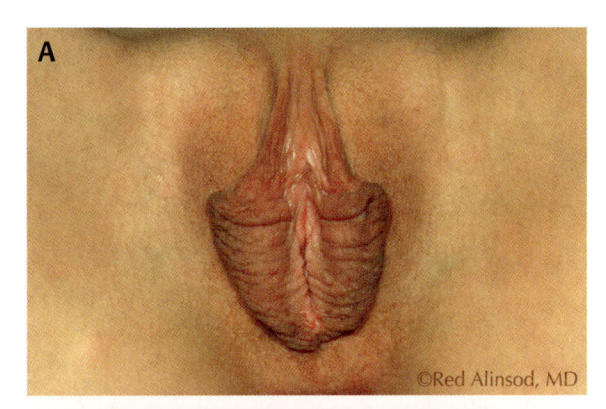

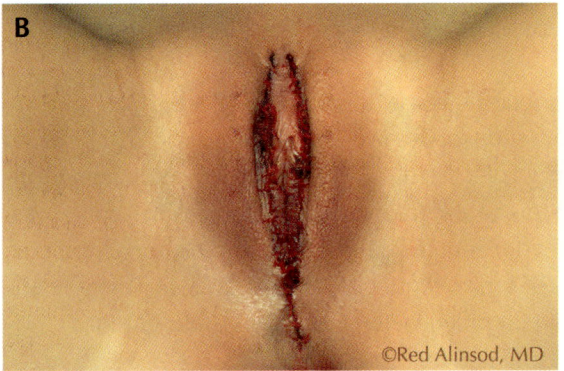

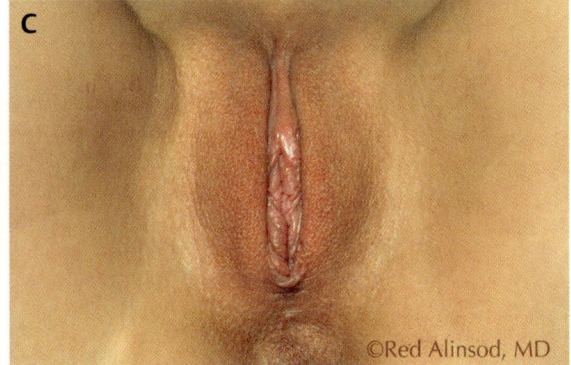

co intervulvar. A incisão medial deve ser colocada ligeiramente interna à linha pilosa. Ressecção conservadora e leve inversão ou rolamento da borda medial do retalho com suturas dérmicas ajudam a camuflar a cicatriz na sombra da protuberância do grande lábio (Fig. 10-20).

Afastamento da Abertura Vaginal

Ressecção agressiva dos grandes lábios resulta em alargamento do introito e secura vaginal (Fig. 10.21).

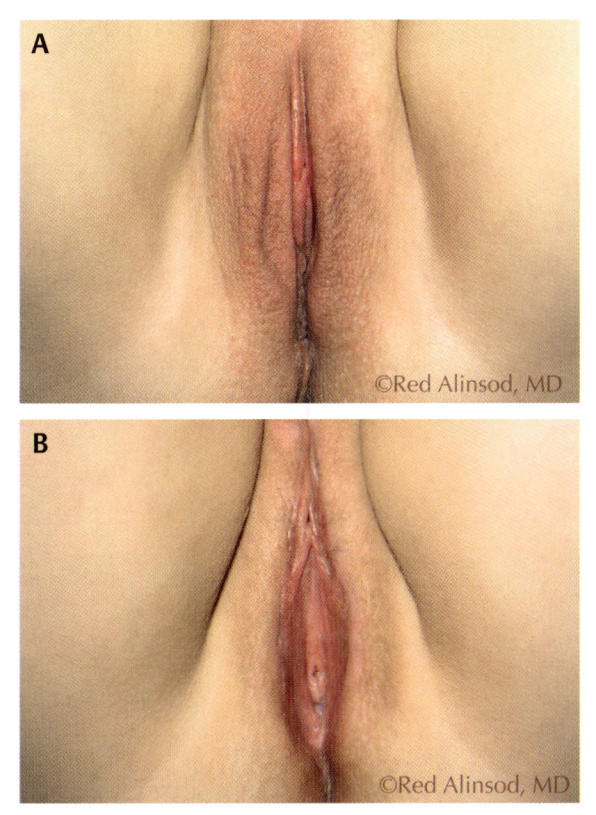

Fig. 10-21 Grandes lábios sobrerressecados. **A,** Antes da labioplastia dos grandes lábios. **B,** Após a labioplastia dos grandes lábios.

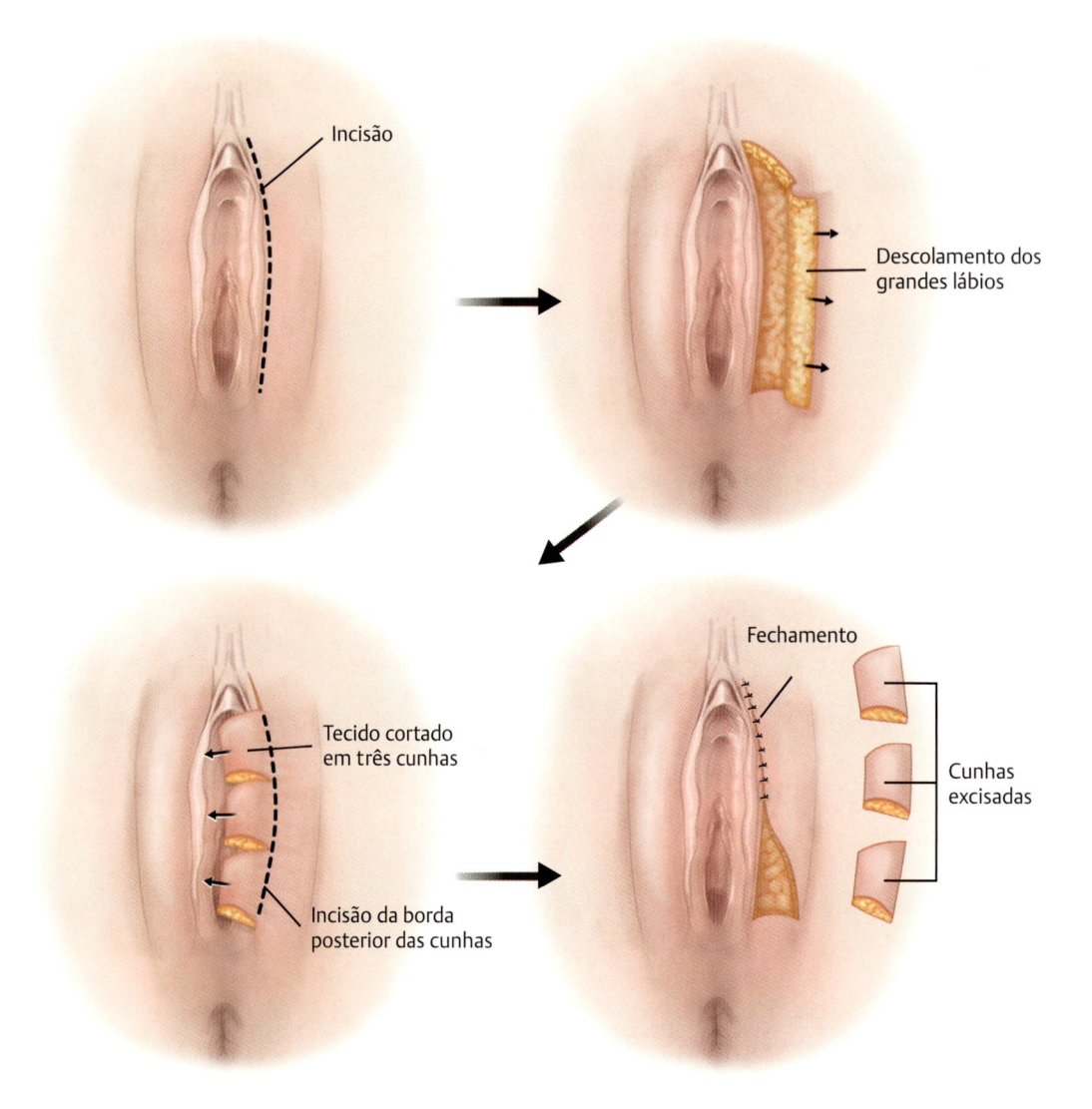

Fig. 10-22 Excisão em "saia havaiana".

Sobrerressecção pode ser inicialmente evitada com uma incisão intervulvar medial e, então, dissecando lateral, criando um retalho. Uma vez que o descolamento lateral adequado seja alcançado, ressecção cutânea segmentar é realizada por meio de bissecção do retalho cutâneo até a porção imediatamente lateral da incisão medial. Os segmentos triangulares anterior e posterior do retalho são excisados (excisão em "saia havaiana"), e a incisão do sulco intervulvar é fechada (Fig. 10-22).

Capítulo 10 ▪ Complicações da Cirurgia Estética Genital Feminina **159**

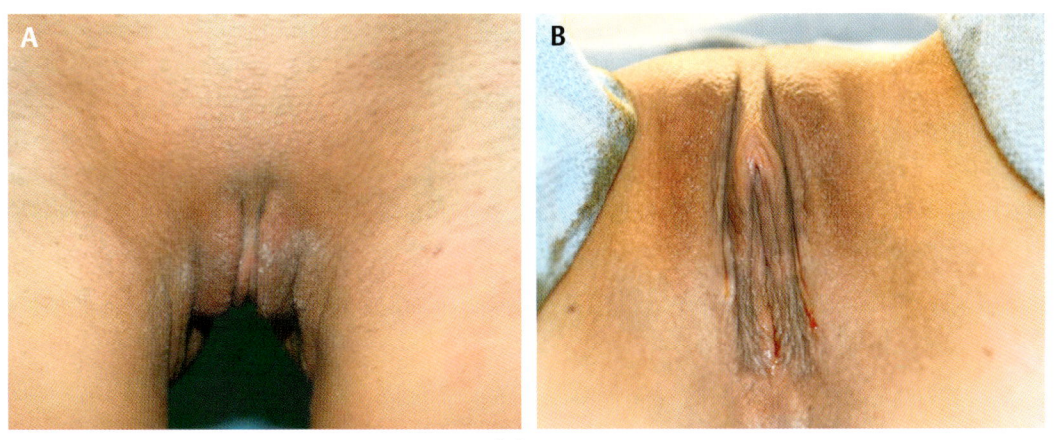

Antes da lipoenxertia

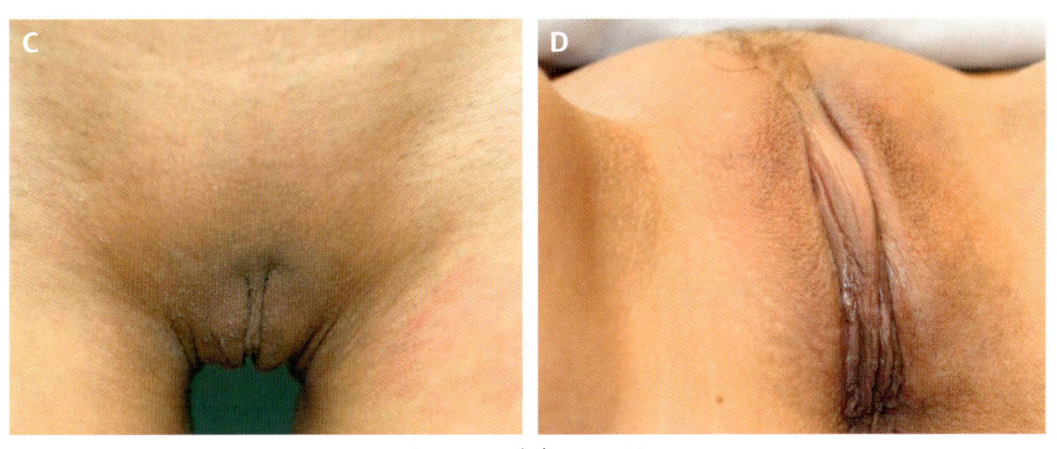

4 meses após lipoenxertia

Fig. 10-23 A e B, Esta paciente de 42 anos de idade é demonstrada antes da lipoenxertia dos grandes lábios e monte pubiano, com 18 cc de gordura injetados no monte e 12 cc injetados em cada grande lábio. **C e D,** Aparência quatro meses após a cirurgia.

Grandes lábios joviais são carnudos e arredondados (Fig. 10-23), não planos e retraídos. Portanto, uma ressecção conservadora é a norma.

Procedimentos Secundários

Pacientes que foram submetidas a uma cirurgia labial podem ter a anatomia distorcida pelo tecido cicatricial. Avaliação minuciosa de toda a vulva é essencial antes de proceder com a intervenção cirúrgica. Os tecidos labiais residuais são importantes e geralmente necessitam de modificação para alcançar o melhor resultado estético. Por exemplo, no caso de deiscência da borda nas ressecções em cunha, uma combinação de excisão da cicatriz e desbaste dos segmentos residuais dos pequenos lábios é frequentemente necessária.

Em geral, hipertrofia da cicatriz é rara na cirurgia estética vulvar. As cicatrizes nos grandes lábios podem-se tornar alargadas, especialmente se o fechamento tiver sido realizado sob tensão. Dose baixa de triancinolona pode ser usada para achatar essas cicatrizes. Outras opções para tratar cicatrizes visíveis e alargadas dos grandes lábios são tatuagem para camuflar a área ou remodelamento fracionado para restaurar a pigmentação. Outra opção é a excisão cirúrgica das cicatrizes amplas e realização de um fechamento em multicamadas para minimizar a tensão durante a cicatrização.

Referências

1. Goodman MP, Placik OJ, Benson RH III et al. A large multicenter outcome study of female genital plasic surgery. J Sex Med 7:1565, 2010.
2. Alter GJ. Aesthetic labia minora and clitoral hood reduction using extended central wedge resection. Plast Reconstr Surg 122:1780, 2008.
3. Goodman MP. Female genital cosmetic and plastic surgery: a review. J Sex Med 8:1813, 2011.
4. Alter GJ. Labia minora reconstruction using clitoral hood flaps, wedge excisions, and YV advancement flaps. Plast Reconstr Surg 127:2356, 2011.
5. Triana L, Robledo AM. Aesthetic surgery of female external genitalia. Aesthet Surg J 35:165, 2015.

CAPÍTULO 11

Perineoplastia e Vaginoplastia

Marco A. Pelosi III ◊ Marco A. Pelosi II

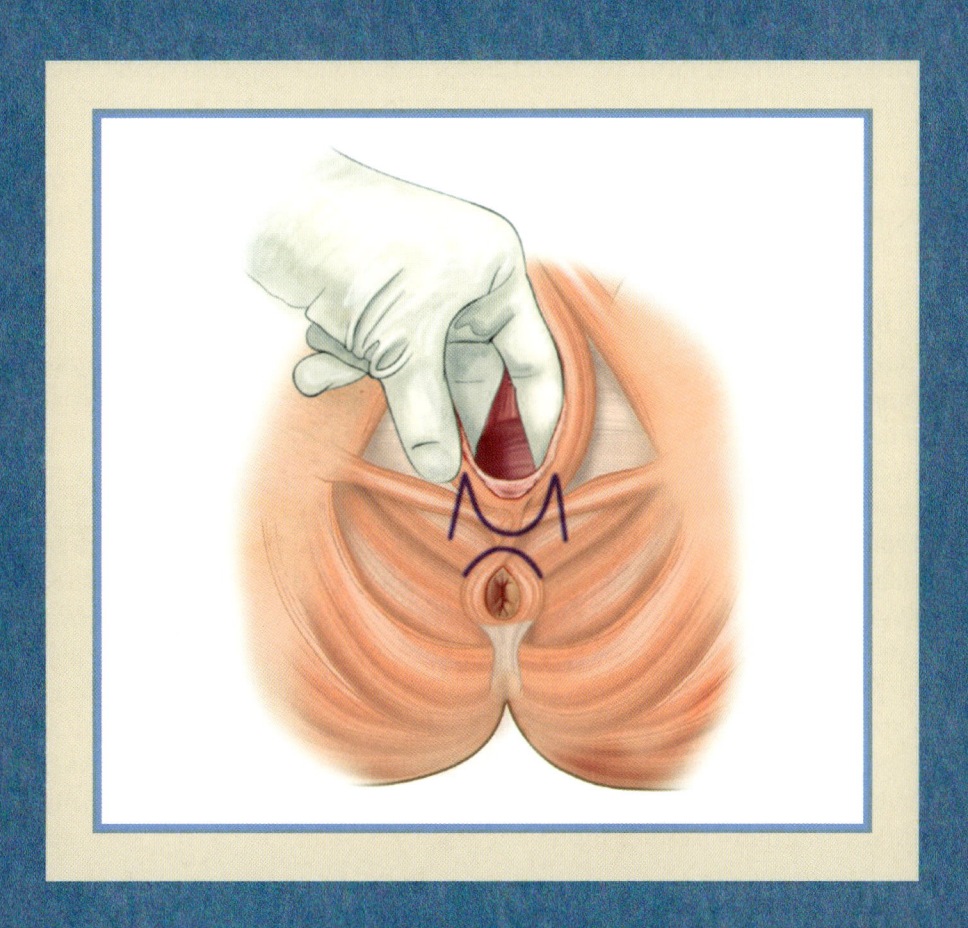

> ## Pontos-Chave
>
> - Os procedimentos de perineoplastia fortalecem a pele e os músculos do introito vaginal, e criam uma convergência dos grandes lábios posteriormente.
>
> - Procedimentos de colpoperineoplastia fortalecem a pele e os músculos do canal vaginal inferior e do introito vaginal.
>
> - Em ambos os procedimentos – perineoplastia e colpoperineoplastia – o retalho perineal é movido para a camada de gordura subcutânea, ao passo que o retalho vaginal é uma dissecção superficial unicamente da pele.
>
> - Palpação transretal digital facilita a visualização e sutura dos músculos elevadores.

Vaginoplastia é um termo geral para qualquer procedimento que remodele a vagina. Estes procedimentos incluem as cirurgias estéticas e funcionais do introito e do canal. Alguns exemplos comuns são perineoplastia, vestibulectomia, reparos de cistocele, reparos de retocele, colpocleise e colpoperineoplastia. Na ginecologia estética, a palavra *vaginoplastia* assumiu uma conotação mais específica ao se referir a procedimentos que reduzem o calibre do introito vaginal e do canal vaginal, com plicatura simultânea dos músculos elevadores do ânus.

Redução cirúrgica da largura do períneo é chamada de *perineoplastia*. Tecnicamente, envolve a excisão dos tecidos na linha média, abrangendo o períneo e a porção inferior da vagina posterior, e a aproximação dos tecidos imediatamente lateral à zona de excisão. Nas cirurgias ginecológicas terapêuticas, a perineoplastia é realizada para aumentar o suporte do assoalho pélvico durante a cirurgia reconstrutiva pélvica.[1-6] Na ginecologia estética, a perineoplastia é realizada para criar uma bainha muscular externa de circunferência vaginal reduzida para complementar uma zona mais profunda de redução de calibre, tipicamente executada por uma plicatura conservadora da musculatura elevadora do ânus e uma ressecção da pele flácida da parede vaginal posterior. Um efeito secundário da perineoplastia, puramente estético, é uma convergência dos grandes lábios posteriormente (Fig. 11-1), um realinhamento anatômico que fortalece a frouxidão ao longo do comprimento dos grandes lábios. Nós aproveitamos esse efeito ao planejar procedimentos estéticos dos grandes lábios. A palavra *perineorrafia* é frequentemente utilizada como um sinônimo para perineoplastia. A maioria dos médicos utiliza estas palavras indistintamente, embora seja linguisticamente incorreto. O sufixo – *rafia* simplesmente significa "suturar", enquanto – *plastia* significa "modelar".

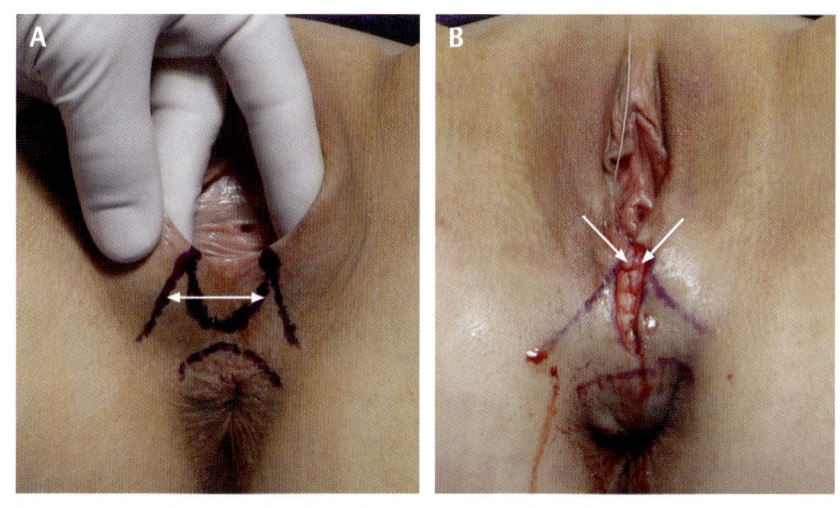

Fig. 11-1 A, As bordas mediais dos músculos bulbocavernoso e perineal são amplamente afastadas antes da cirurgia (*seta*). **B,** A perineoplastia converge as bordas centralmente (*setas*) para estreitar o introito e melhorar o tônus muscular abaixo dos grandes lábios.

Na maioria dos casos, a perineoplastia é realizada como um componente da colpoperineoplastia – o fortalecimento do canal vaginal e dos músculos elevadores do ânus, previamente descrito. O cenário mais comum para uma perineoplastia isolada é a revisão de uma colpoperineoplastia para uma queixa de frouxidão persistente, em que apenas a porção externa do canal vaginal exibe frouxidão residual. A aplicação incorreta mais comum do procedimento é o seu uso na presença de frouxidão do canal vaginal, em que o cirurgião fracassa em reconhecer o diagnóstico. Na ginecologia terapêutica, a perineoplastia é ocasionalmente utilizada no processo de excisão local ampla de neoplasias localizadas. Muitos cirurgiões plásticos utilizam o termo *vaginoplastia externa* ao falar sobre perineoplastia ou mesmo cirurgia labial. Este é um uso incorreto do termo que é comum, particularmente na Internet.

Perineoplastia define qualquer alteração no formato do períneo, incluindo tentativas em alargar o períneo e criar um introito vaginal mais amplo. Na prática, entretanto, os procedimentos de ampliação não são referidos como *perineoplastia*. Nessas situações, observamos nomes mais descritivos como expansão perineal, liberação perineal ou vestibulectomia, frequentemente indicando o motivo subjacente para a intervenção.

Rejuvenescimento vaginal é um sinônimo vago para *vaginoplastia*. O uso popular do termo rejuvenescimento vaginal na ginecologia estética se originou no final da década de 1990, quando o Dr. David Matlock de Beverly Hills, Califórnia, um ginecologista de clínica privada, criou e registrou o termo *Rejuvenescimento Vaginal a Laser* (LVR) para anunciar uma versão da colpoperineoplastia conduzida com o uso de um laser como instrumento de corte. Um laser diodo de 980 nm foi utilizado para cortar e não contrair o tecido, como muitos pensavam. *Vaginoplastia* é um termo ginecológico tradicional que abrange as colporrafias anterior e posterior, mas o público leigo a utiliza amplamente para definir procedimentos que estreitam o introito e o canal vaginal.

Histórico

O conceito de estreitamento das dimensões vaginais alteradas pelo parto não é novo. Rejuvenescimento ou estreitamento vaginal existe há mais de 1.000 anos, e foi introduzido por mulheres.[7] O trabalho da médica Trotula de Ruggiero, de Salerno, foi publicado em 1050 d.C. sob o título *Treatments for Women*. A autora descreveu a sutura das lacerações vaginais ocorridas no parto, que constitui a base para todas as técnicas modernas de vaginoplastia.

Também neste volume, há cinco receitas não cirúrgicas para a "restauração" da virgindade. A seção inicia como segue: "Um constritivo para a vagina, de modo que as mulheres sejam consideradas virgens, é feito desta maneira."[8] A historiadora medieval renomada, Monica Green, que passou décadas pesquisando todas as versões existentes de Trotula e da cultura em Salerno antes de sua tradução definitiva, opinou: "Pode ser que alguns destes constritivos fossem destinados apenas a estreitar a vagina, a fim de melhorar a fricção do intercurso sexual, e não necessariamente para produzir um fluxo sanguíneo falso de "defloração"; em outras palavras, eles podem ter sido usados como auxiliares ao prazer sexual no casamento."[8]

O Renascimento proporcionou grandes avanços no conhecimento anatômico através das dissecções cadavéricas. Vesalius (1514 a 1564), na Universidade de Pádua, representou da melhor forma estas dissecções em *De Humana Corporis Fabrica*,[9] A máquina de impressão, que foi inventada um século antes, foi instrumental na ampla disseminação desta informação.

No entanto, a instrumentação e técnica cirúrgicas ginecológicas sofreram pouca, ou nenhuma, mudança desde aquela época greco-romana. Todavia, o famoso cirurgião francês, Ambroise Paré (1510 a 1590), em *Gynaeciorium Physicus et Chirurgicus,* e, subsequentemente, seu pupilo Jacques Guillemeau (1550 a 1612), em seu texto de 1609 *De la Grossesse et Accouchement des Femmes*, foram os primeiros a descrever os reparos de lacerações retovaginais no parto, marcando o início da perineoplastia complexa.[7]

Indicações e Contraindicações

Perineoplastia é indicada apenas para o estreitamento do introito vaginal. Colpoperineoplastia é indicada para estreitamento do introito vaginal e canal vaginal inferior. Retocele, cistocele e incontinência urinária não são tratadas por uma perineoplastia ou uma colpoperineoplastia, e requerem reparos específicos, que podem ser realizados simultaneamente. Os procedimentos de perineoplastia e colpoperineoplastia devem ser adiados pelas pacientes que planejam ter filhos por parto vaginal no futuro. Pacientes com infecções ativas, lesões cutâneas não diagnosticadas ou outra patologia da região vulvar devem ser tratadas por um ginecologista antes da cirurgia.

Avaliação da Paciente

Ao contrário das pacientes médicas que buscam assistência para uma doença, deformidade ou disfunção, as pacientes estéticas buscando benefícios pessoais ou sociais, como confiança e aceitação, devem ser completamente saudáveis.[10] A American Society of Anesthesiologists desenvolveu um Sistema de Classificação do Estado Físico para pacientes cirúrgicas que descreve seis categorias: ASA I até ASA VI. Pacientes apropriadamente escolhidas são identificadas como pacientes ASA I ou ASA II. Estas pacientes não possuem enfermidade médica ou uma condição médica crônica bem controlada. (Informações detalhadas sobre o sistema ASA está disponível na página *www.asahq.org*). Custos de hospitalização. associados aos procedimentos estéticos, planejados ou não planejados, não são cobertos pelo seguro médico convencional.

Após a conversa inicial a respeito da solicitação cosmética e a análise psicossocial necessária, uma anamnese ginecológica e sexual detalhada é obtida. Esta informação é útil para determinar se as pacientes têm sintomas de disfunção vesical, intestinal ou do assoalho pélvico, ou problemas sexuais que possam afetar o tratamento.

Um exame físico é conduzido com a paciente na posição ginecológica padrão de litotomia dorsal, e em uma posição ortostática para analisar detalhadamente a presença de prolapso do órgão pélvico. Um exame com espéculo é realizado para identificar qualquer infecção, que pode interferir com o procedimento cirúrgico. Os reflexos clitoriano e sacral bulbocavernosos são avaliados no períneo. Batidas leves no clitóris ou acariciamento dos grandes lábios devem produzir um reflexo de contração do esfíncter anal externo. A paciente é solicitada para tossir, a fim de analisar a hipermobilidade vesical. A largura dos músculos elevadores e a qualidade do tônus do músculo puborretal são avaliadas digitalmente. Uma prática comum é medir o hiato com os dedos, com os músculos em repouso e com os músculos contraídos. Estes dados são convertidos em centímetros. Se os músculos elevadores estiverem frouxos ou amplamente separados, a realização isolada de perineoplastia será insuficiente para satisfazer o pedido da paciente de estreitamento vaginal, e uma colpoperineoplastia é indicada. A espessura e as dimensões do corpo perineal são anotadas. Um corpo perineal adelgaçado com necessidade de reparo frequentemente tem uma membrana cutânea fina, com pouco ou nenhum tecido muscular. Um exame retal digital é conduzido para avaliar a presença de uma retocele ou perineocele, que, quando presente, justifica o reparo durante a cirurgia. O aumento de volume retal, pressão e constipação são sintomas muito comuns destas condições.

Os cirurgiões devem explicar os limites do estreitamento vaginal contemplado por meio da palpação das estruturas visadas e exibição da anatomia com o uso de um espelho de mão. Marcações são úteis para definir as fronteiras dos tratamentos propostos e para exibir as estruturas não visadas na consulta e na cirurgia. Dilatadores e dedos são usados como auxiliares para ajudar as pacientes a visualizar o grau do estreitamento planejado. Uma discussão sobre o grau de estreitamento após a cirurgia é essencial.

Uma avaliação médica completa e documentada deve preceder a cirurgia em pacientes que não passaram recentemente por um exame. Qualquer distorção anatômica que possa aumentar o risco de lesão deve ser avaliada e tratada por meios apropriados no pré-operatório. Análise sanguínea inclui testes para sinais de infecção, anemia e coagulopatia. Teste de gravidez é realizado ou repetido no dia da cirurgia, independente do histórico.

Medicamentos, suplementos, ervas e outras substâncias que poderiam prejudicar a coagulação (p. ex., vitamina E, gingko biloba, ibuprofeno e estatinas) devem ser descontinuados 1 semana antes da cirurgia. Substâncias que interagem negativamente com os agentes anestésicos, cicatrização e medicamentos perioperatórios também devem ser suspensas. Casos estes não possam ser descontinuados ou substituídos, o plano cirúrgico deve ser modificado, adiado ou suspenso. Tabagismo não é uma contraindicação à perineoplastia.

Expectativas e motivações precisam ser exploradas a fundo nas pacientes estéticas. Expectativas irrealistas nunca serão atingidas pela cirurgia, mesmo se os procedimentos forem realizados com perfeição por quaisquer padrões médico e estético. "Viciadas" em cirurgia estética, "perfeccionistas" e pacientes que esperam que a cirurgia estética remediará os conflitos interpessoais são exemplos de tipos de personalidades desorientados a serem avaliados na consulta inicial.

O grau de estreitamento planejado deve ser enfatizado, os riscos de estreitamento excessivo devem ser explicados meticulosamente, e as políticas de revisão devem ser explicadas claramente.

Planejamento e Preparação Pré-Operatória

A preparação para cirurgia estética vaginal é simples. Resultados aceitáveis das análises sanguíneas são confirmados. As pacientes devem-se apresentar para a cirurgia descansadas e bem hidratadas. Se sedação ou anestesia geral for planejada, as pacientes são aconselhadas a não ingerir nada oralmente por 8 horas antes da cirurgia. Consentimento informado é obtido, medicamentos pós-operatórios e instruções de cuidados da ferida são revisados, e informações de contato são atualizadas, conforme necessário.

Técnica Cirúrgica

Anestesia

A perineoplastia pode ser realizada com anestesia local, com ou sem sedação, com anestesia peridural, ou anestesia geral. Cada modalidade tem vantagens, desvantagens, riscos inerentes e adequação para as exigências específicas de cada cirurgia e paciente. Em nossa prática, um anestésico local é usado nas pacientes de perineoplastia, salvo se outros procedimentos que justifiquem um tipo diferente de anestesia sejam realizados simultaneamente. Independente da técnica, a equipe cirúrgica deve ser capacitada e estar preparada, e o estabelecimento deve ser equipado para lidar com quaisquer efeitos adversos potenciais dos medicamentos.

Anestesia local tumescente (TLA), comumente usada para lipoaspiração, é um anestésico de ação prolongada excelente para a cirurgia estética vaginal e possui propriedades hemostáticas.[10] A TLA consiste em cloridrato de lidocaína (800 mg/L), bicarbonato de sódio (10 mEq/L) e epinefrina (1 mg/L) diluídos em solução salina normal. Este anestésico é injetado diretamente no sítio cirúrgico, o suficiente para causar vasoconstrição local. Tipicamente, 30 a 60 mL de TLA são suficientes para produzir um efeito anestésico que dura de 8 a 12 horas. Outros anestésicos locais populares incluem bupivacaína (Marcaína e Exparel) com epinefrina e ropivacaína (Naropin) com epinefrina.

Cuidados Perioperatórios

Antibióticos profiláticos de amplo espectro são regularmente fornecidos imediatamente antes da cirurgia. As pacientes são colocadas em uma posição de litotomia dorsal, com as pernas acondicionadas em estribos tipo bota, e os joelhos levemente flexionados. Meias de compressão pneumática intermitente são normalmente empregadas. Sondagem vesical de demora e tampão vaginal não são tipicamente usados durante a perineoplastia. Quando uma colpoperineoplastia é realizada, um cateter vesical transuretral e tampão vaginal são mantidos no pós-operatório por 24 horas.

Técnica de Perineoplastia

Marcações

O procedimento começa com a marcação do diâmetro desejado do introito vaginal. O cirurgião insere dois dedos da mão não dominante na vagina, enquanto usa a mão dominante para juntar os grandes lábios na linha média, abaixo dos dedos. O ponto de contato superior entre os dois lados é marcado, e linhas oblíquas são estendidas em sentido externo a partir do ponto de contato para referência (Fig. 11-2).

A margem anterior do esfíncter anal externo é marcada. Isto indica o limite posterior do campo cirúrgico. A extensão do campo até o esfíncter é injustificada e causará um maior desconforto pós-operatório.

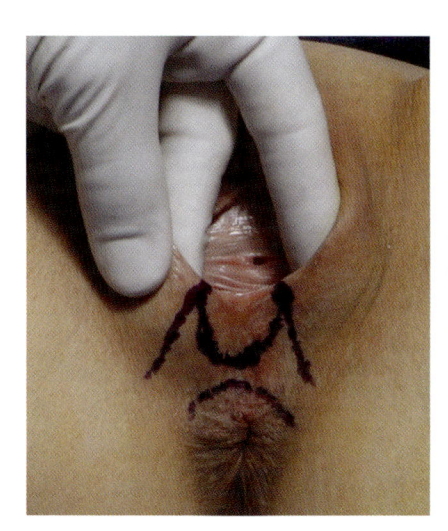

Fig. 11-2 As marcações do retalho perineal em U são delimitadas inferiormente pelo esfíncter anal externo e bilateralmente pelo nível do contato desejado entre os grandes lábios.

A zona de excisão perineal é marcada como um padrão em forma de U ou V dentro dos limites das prévias marcações. Os braços do U ou V devem ser amplos o bastante para possibilitar acesso aos músculos bulbocavernosos abaixo da superfície cutânea. Isto minimiza a necessidade de uma posterior dissecção adicional e produz uma dissecção mais eficiente.

Anestesia Local

TLA é injetada se o procedimento for realizado com a paciente sob anestesia local ou geral. Os principais benefícios são hemostasia e analgesia prolongada. A TLA é injetada com uma agulha espinhal (calibre 18) conectada a uma seringa. Quando a anestesia local é o único agente fornecido, a pele é primeiramente infiltrada com uma pequena quantidade de TLA com o uso de uma agulha pequena (calibre 30), a fim de eliminar a sensação da agulha maior.

O períneo é infiltrado com TLA em uma única injeção da esquerda para a direita ou em duas injeções separadas nos lados esquerdo e direito, dependendo dos contornos e dinâmica dos tecidos. A parede vaginal inferior posterior é infiltrada subcutaneamente paralelamente à superfície com um padrão em leque, enquanto uma pressão digital descendente é aplicada com os dedos da mão não dominante.

Incisão Perineal

A incisão perineal em U ou V se estenderá internamente até o anel himenal. Pinças são aplicadas ao anel himenal nos alvos incisionais para máximo controle (Fig. 11-3, *A*). A incisão é realizada profundamente até a gordura subcutânea para criar um retalho de espessura uniforme (Fig. 11-3, *B*). A incisão pode ser realizada com qualquer instrumento de escolha do cirurgião. Neste estágio, preferimos realizar incisões com bisturi, descolamento com tesouras e hemostasia eletrocirúrgica.

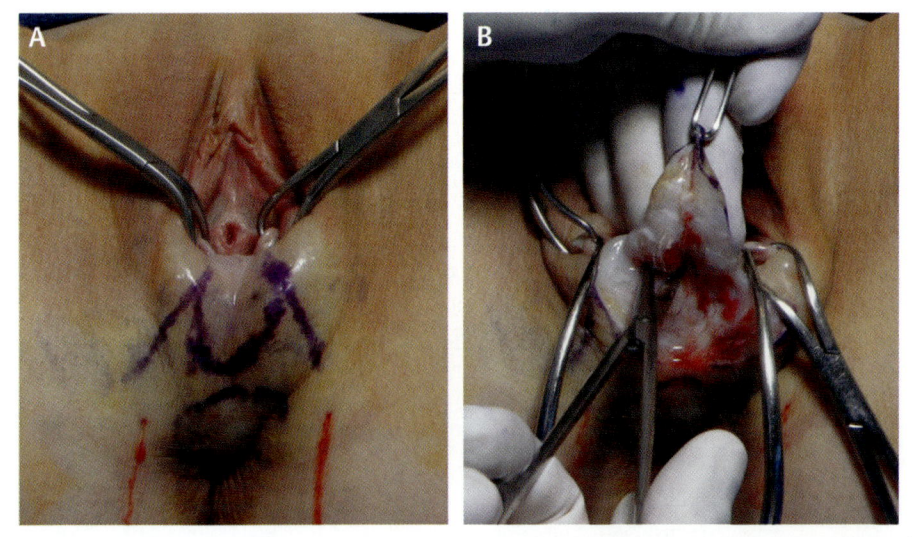

Fig. 11-3 **A,** As pinças marcam os limites superiores (proximais) do retalho perineal em U, no nível do anel himenal. **B,** O retalho perineal em U é elevado com uma camada espessa de gordura subcutânea. O tecido cicatricial é visível no interior do retalho.

Incisão do Espaço Retovaginal

Identificação e penetração no espaço retovaginal são essenciais para um desenvolvimento apropriado da vagina inferior e para prevenção de lesão da parede retal. O espaço retovaginal é penetrado mais facilmente retraindo o retalho perineal, pressionando os dedos da mão dominante contra o retalho e avançando com a tesoura de dissecção contra a pressão dos dedos (Fig. 11-4). O emprego de tração externa bilateral sobre o introito, com o uso de um afastador Gelpi ou pinças Allis, facilita a dissecção. Uma vez que a dissecção se encontre no nível das pinças colocadas no anel himenal, o espaço retovaginal terá sido alcançado. A dissecção é ampliada até que toda a pele superficial entre as pinças tenha sido descolada.

Incisão do Retalho Vaginal

Um padrão triangular é marcado a partir das pinças posicionadas no anel himenal, e direcionado internamente em direção à linha média (Fig. 11-5). O comprimento do triângulo deve ser similar àquele do retalho perineal. O retalho vaginal é descolado com tesouras contra a pressão

Fig. 11-4 O espaço retovaginal é penetrado no nível do anel himenal pela extensão da dissecção subcutaneamente ao longo da parede vaginal posterior. O emprego de contrapressão com a mão não dominante ajuda na dissecção.

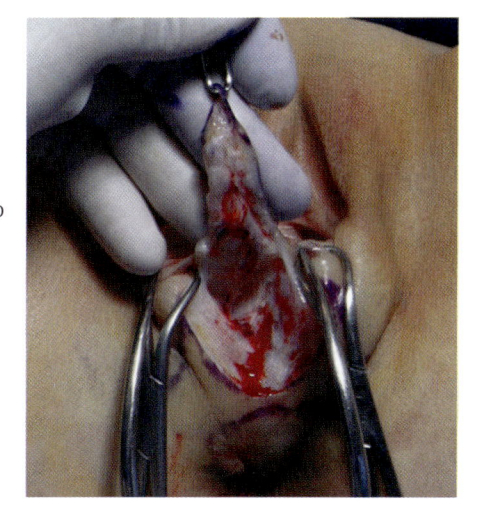

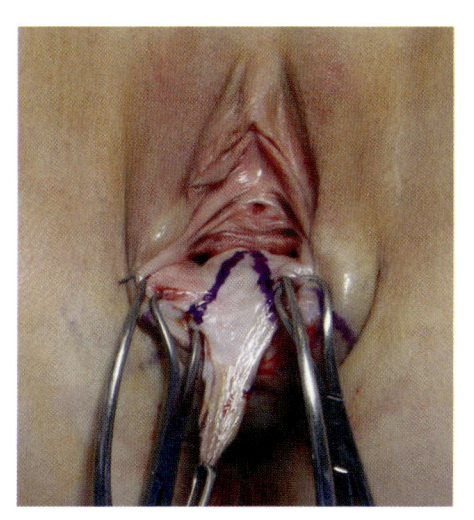

Fig. 11-5 O retalho vaginal inferior em V é marcado com um tamanho similar ao retalho perineal em U. O retalho é elevado na forma de um retalho apenas cutâneo. Para uma perineoplastia, esta é a etapa final da dissecção. Para uma colpoperineoplastia, a parede vaginal posterior é descolada extensivamente, além do retalho em V, e o retalho é alargado superiormente.

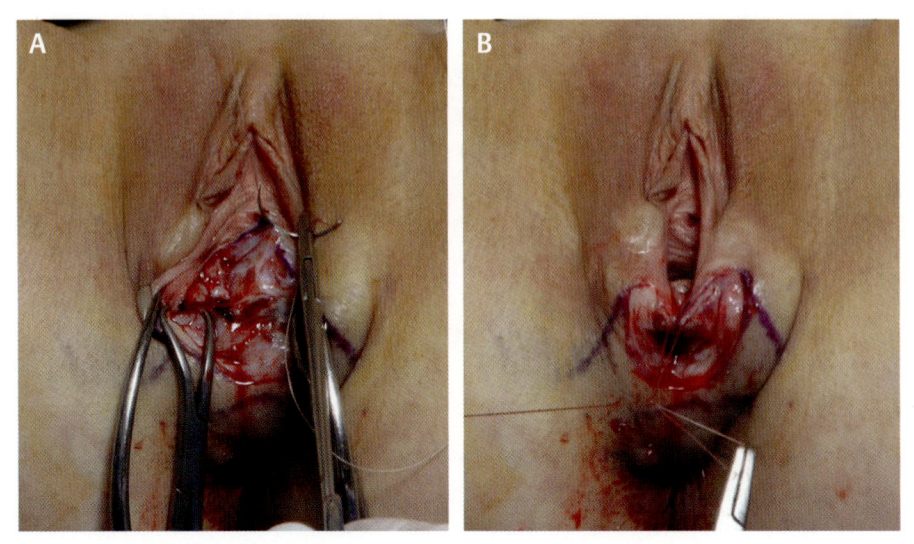

Fig. 11-6 A, Após excisão do retalho vaginal, a incisão vaginal é fechada, começando no ápice, com suturas contínuas estreitamente espaçadas. **B,** O fechamento da incisão vaginal termina no anel himenal.

digital da mão não dominante, como na etapa anterior. É útil ter um assistente para retrair o ápice do triângulo com uma pinça atraumática. Uma vez que o retalho tenha sido completamente descolado, o mesmo é excisado. Nenhuma dissecção adicional é necessária, a menos que uma colpoperineorrafia seja planejada. Se a TLA for apropriadamente injetada, e a dissecção adequadamente conduzida, o campo cirúrgico não deve conter sangue.

O campo cirúrgico é irrigado com solução salina. Se a integridade da parede retal anterior estiver sendo questionada, um exame retal digital é realizado.

Fechamento Vaginal

Começando no ápice da incisão vaginal, uma sutura contínua com fio de absorção tardia montado em um porta-agulha sem trava é usada para aproximar a parede vaginal posterior do nível do anel himenal (Fig. 11-6). Simetria é mantida durante todo o procedimento, ao mesmo tempo em que uma distância curta entre as passagens da agulha é garantida.

Fechamento Perineal

Os músculos bulbocavernosos são identificados. O grande lábio é segurado entre os dedos da mão não dominante, e tração é aplicada com uma pinça ao tecido muscular incisado visível (Fig. 11-7, *A*). Uma preensão apropriada do músculo deve transmitir tensão ao grande lábio. Se nenhuma tensão for sentida, a pinça deve ser ajustada. O tecido pinçado é contido com uma agulha de sutura, a pinça é removida, e o processo é repetido no lado contralateral para aproximar os músculos bulbocavernosos com duas ou três suturas interrompidas com fios de absorção tardia (Fig. 11-7, *B* e *C*). Preensões amplas (laterais) dos músculos bulbocavernosos não devem ser realizadas, pois isto causará excesso de tensão sobre o períneo. Em seguida, os músculos transversos do períneo, entre os músculos bulbocavernosos e o esfíncter anal, são identificados (Fig. 11-7, D). Estes são aproximados com duas ou três suturas interrompidas com fios de absorção tardia (Fig. 11-7, E). A pele é fechada em duas camadas – sutura contínua da subderme e interrompida da pele – com fios finos de absorção tardia para concluir o procedimento.

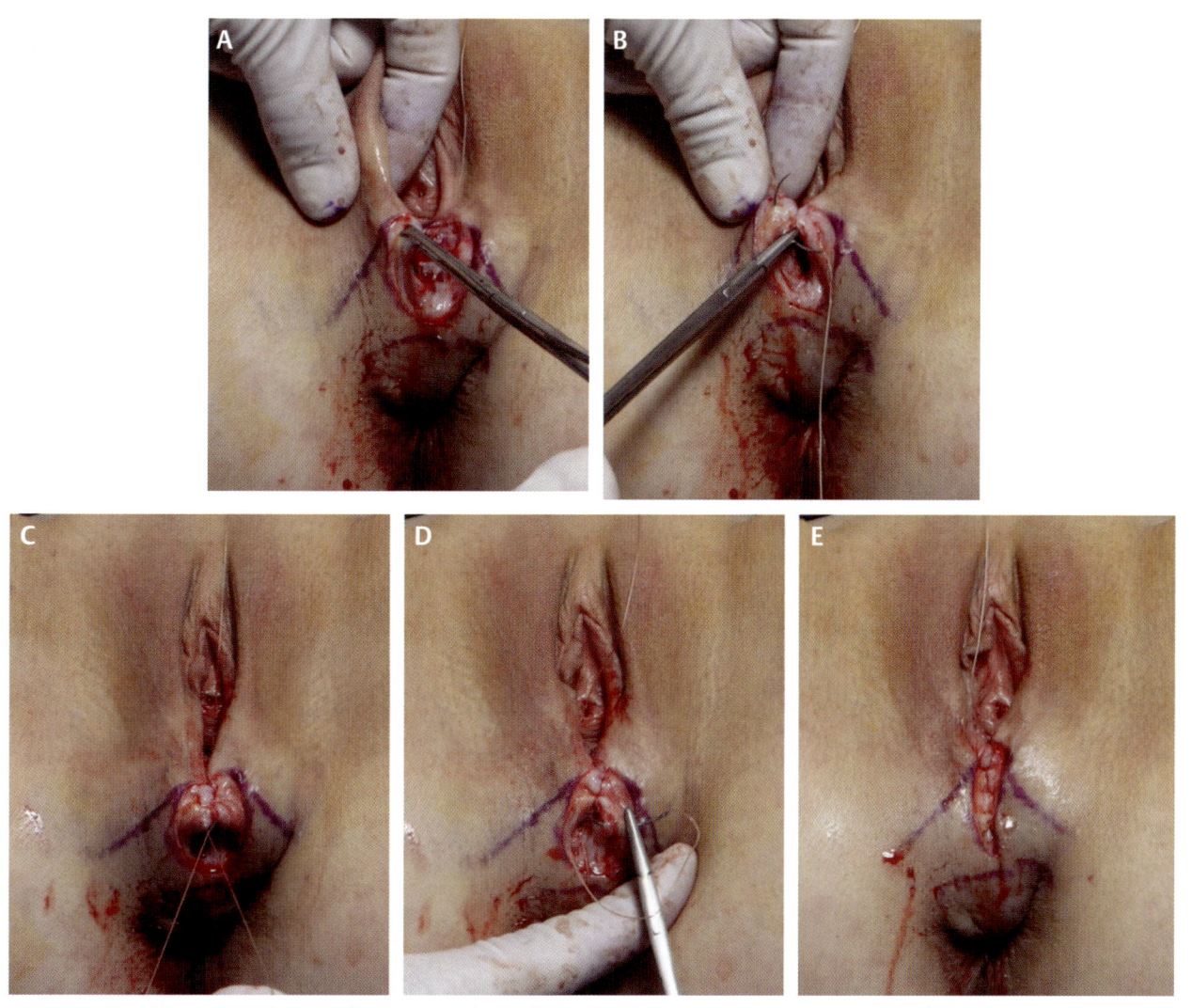

Fig. 11-7 **A,** O músculo bulbocavernoso direito é identificado com uma pinça. A tração exercida sobre a pinça será palpável ao longo do comprimento do grande lábio direito, quando aplicada adequadamente. **B,** A pinça é removida e substituída por uma sutura *crown stitch* para aproximar os músculos bulbocavernosos direito e esquerdo na linha média. **C,** Duas ou três suturas interrompidas são colocadas para reforçar a plicatura do músculo bulbocavernoso. **D,** Os músculos transversos do períneo estão localizados imediatamente posteriores aos músculos bulbocavernosos e são plicados em seguida. **E,** Duas ou três suturas interrompidas nos músculos transversos do períneo completam a plicatura muscular da perineoplastia. A pele é fechada.

Técnica de Colpoperineoplastia

Uma colpoperineoplastia é essencialmente uma perineoplastia com a adição de uma dissecção estendida da parede vaginal posterior e plicatura da musculatura elevadora do ânus na linha média. Os passos iniciais da dissecção do retalho perineal são idênticos, bem como os passos finais do fechamento vaginal e perineal. A descrição técnica começará com a dissecção do retalho vaginal posterior.

Incisão Estendida do Retalho Vaginal

Ao contrário da dissecção do retalho vaginal em V usado na perineoplastia, a dissecção da parede vaginal posterior de uma colpoperineoplastia é realizada por uma incisão na linha média, e o V é ressecado nos lados direito e esquerdo da incisão mediana após a plicatura do músculo elevador do ânus ter sido finalizada. O plano retovaginal avascular apropriado é dissecado com maior eficiência quando abordado pela incisão mediana do que pela borda de um V ressecado.

Uma abordagem típica começa com a excisão do retalho perineal em U em sua base, no nível do anel himenal. A parede vaginal posterior é retraída em três pontos: bilateralmente no anel himenal, e na linha média o mais proximalmente possível sem perder a tensão (Fig. 11-8, *A*). Em seguida, tesouras pequenas são avançadas na linha média, imediatamente abaixo do epitélio vaginal, para criar um túnel para dissecção do espaço retovaginal (Fig. 11-8, *B*). A dissecção é estendida bilateralmente, o máximo que a exposição e tração permitirem, e o epitélio vaginal é seccionado na linha média e puxado na direção do cirurgião, facilitando adicional dissecção su-

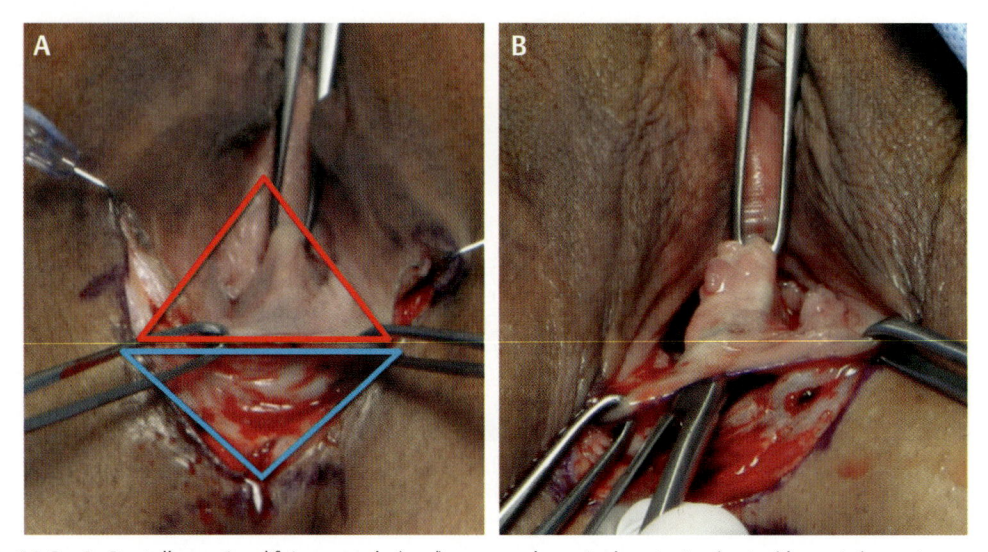

Fig. 11-8 A, O retalho perineal foi ressecado (*azul*), e a parede vaginal posterior é retraída em três pontos (*vermelho*) na preparação para a dissecção. **B,** Uma tesoura pequena é avançada na linha média para criar um túnel imediatamente abaixo do epitélio vaginal no espaço retovaginal.

perior e bilateralmente (Fig. 11-8, *C* até *E*). Após a finalização da dissecção através da linha média bilateralmente, a pinça apical é reaplicada mais superiormente ao longo da parede vaginal na linha média, e uma tração externa é aplicada às bordas do epitélio vaginal incisado (Fig. 11-8, *F*). Os processos de tunelamento subepitelial mediano, dissecção retovaginal bilateral e incisão mediana são repetidos.

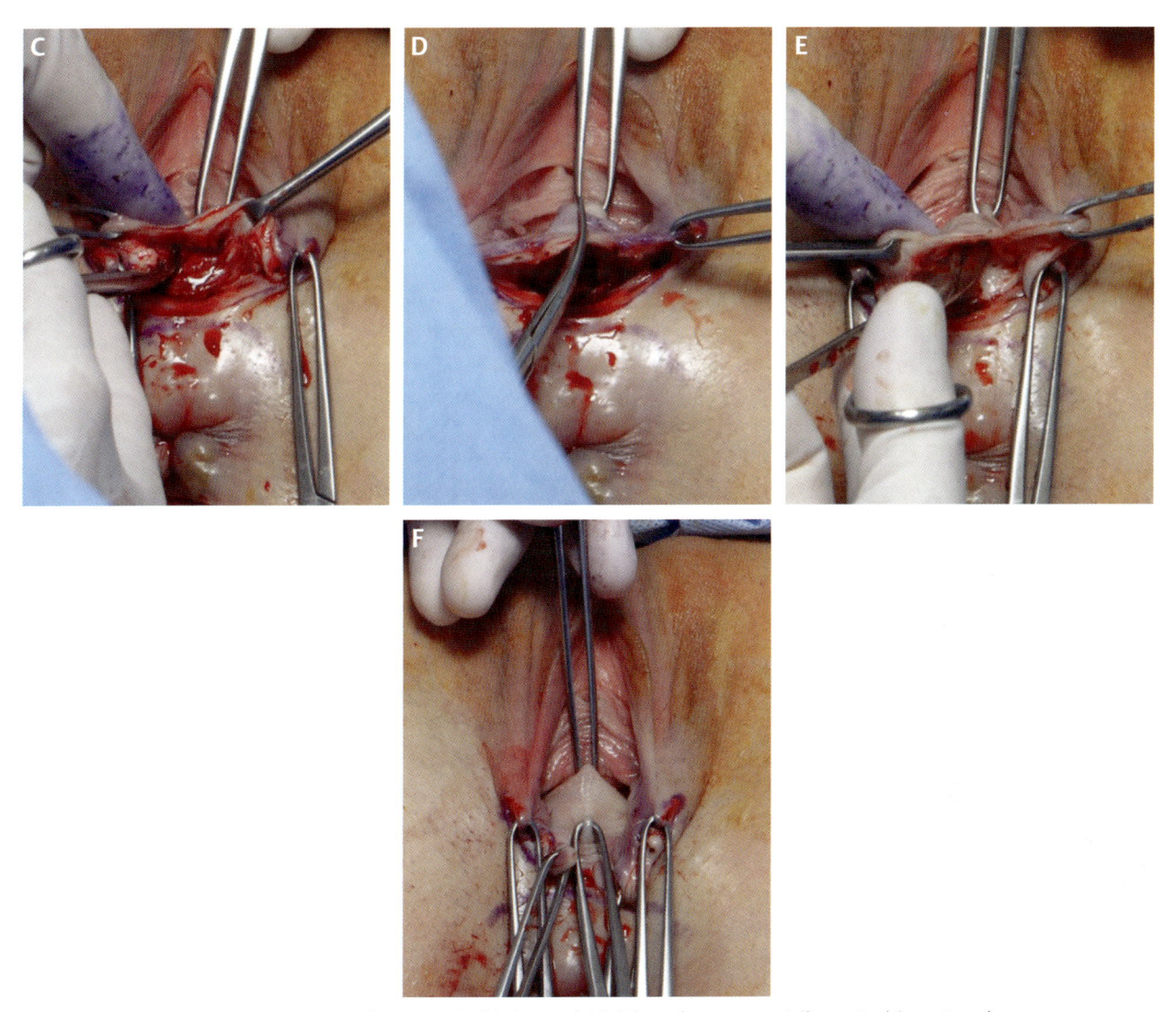

Fig. 11-8, Cont. **C-E** Dissecção retovaginal é desenvolvida bilateralmente, o epitélio vaginal é seccionado na linha média, e tração é aplicada na parede vaginal para avanço adicional da dissecção. **F**, Após conclusão da dissecção através da linha média bilateralmente, a pinça apical é reaplicada mais superiormente ao longo da parede vaginal mediana, e uma tração externa é aplicada nas bordas do epitélio vaginal incisado.

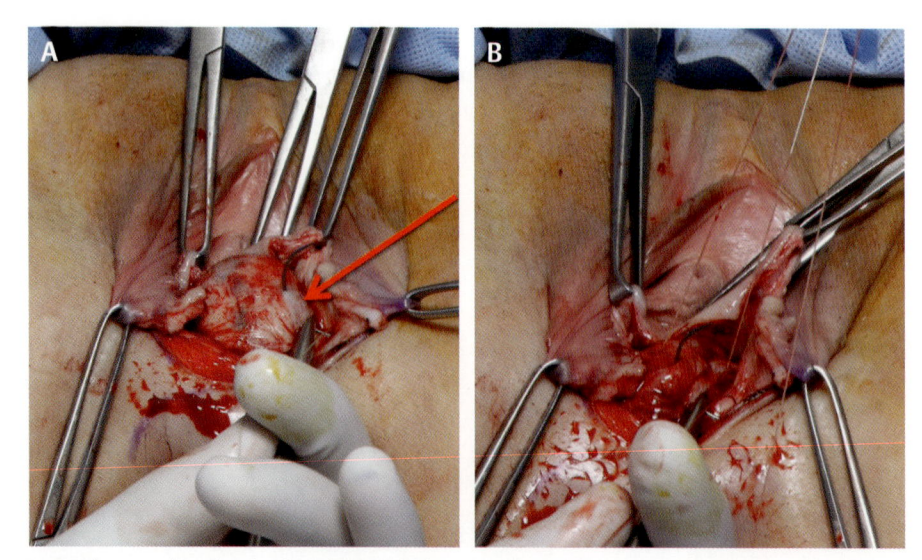

Fig. 11-9 A, Plicatura do músculo elevador é iniciada na borda medial do músculo elevador esquerdo (*seta*), auxiliada pela elevação digital transretal do tecido muscular. **B,** Os músculos elevadores do ânus direito e esquerdo foram retraídos com uma única sutura. Sutura adicional é realizada inferiormente à sutura original. Suturas serão realizadas acima da sutura original para produzir o grau desejado de plicatura.

Plicatura do Músculo Elevador do Ânus

Neste estágio, os músculos elevadores serão identificados. O dedo indicador da mão não dominante é inserido via transretal e avançado lateral e superiormente, curvando o músculo elevador para sua exposição. Um assistente puxa o retalho vaginal para cima, no mesmo lado, para aumentar a exposição. Qualquer conexão residual entre o músculo e o retalho vaginal sobrejacente é liberada para garantir completa mobilidade no nível do músculo. Uma sutura com fio de absorção tardia é realizada pelo músculo exposto, aproximadamente 1 cm medial à sua borda e profundo o bastante para assegurar a ausência de rompimento (Fig. 11-9, *A*). O procedimento é repetido no lado contralateral com o mesmo fio de sutura, e a tensão é avaliada colocando-se tração sobre a sutura. Com a tração mantida, suturas adicionais são colocadas inferior e superiormente, conforme necessário, para produzir o grau desejado de aposição e tensão (Fig. 11-9, *B*). Uma segunda camada de sutura é realizada sobre a primeira camada para reforço. Um retalho em V do epitélio vaginal é excisado da parede vaginal posterior, e os fechamentos vaginal e perineal são concluídos de forma idêntica àquele de uma perineoplastia. Em razão da necessidade de dissecção estendida para a plicatura muscular, um tampão vaginal é colocado, assim como um cateter transuretral de Foley conectado a uma bolsa de perna. O tampão é mantido durante a noite.

Considerações Técnicas

A manutenção das suturas do elevador do ânus não mais do que 1 cm de distância de suas bordas mediais evita a criação de pontes de sutura palpáveis ao longo da parede vaginal posterior. Estas são uma fonte de desconforto durante o sexo. Esta manobra também proporciona um controle excelente sobre a quantidade de tensão desejada. Se mais tensão for desejada, a segunda fileira de suturas sobrejacentes pode ser colocada como uma imbricação para ganhar 1 a 2 cm adicionais de aposição sem criar pontes de sutura.

A escolha do material de sutura varia entre os cirurgiões. No entanto, nós palpáveis de suturas monofilamentares firmes não devem ser usadas, pois durante o sexo estes parecerão agulhas ao parceiro da paciente. Suturas contínuas de fio monofilamentar de absorção tardia 2-0 são uma escolha excelente, e minimizam a necessidade de nós nos locais onde pode haver o risco de serem sentidos.

Cuidados Pós-Operatórios

A área é lavada com sabão cirúrgico, um absorvente vaginal é aplicado como um curativo, e o cateter de Foley e tampão vaginal são removidos na manhã após a cirurgia. A paciente é instruída a evitar pressão direta na linha de sutura durante a primeira semana e a evitar qualquer inserção vaginal até que a cicatrização esteja completa, aproximadamente 6 semanas após a cirurgia. A paciente também é instruída a irrigar a área com solução de clorexidina diluída após a micção e defecação. Banhos de banheira são desencorajados. Drogas anti-inflamatórias não esteroides são suficientes para analgesia. Nenhuma restrição alimentar é necessária. Constatamos que a manutenção de fezes macias é fundamental para uma boa recuperação. A ingestão diária de leite de magnésia funciona bem. Também recomendamos a ingestão de Colace, produtos fibrosos (p. ex., FiberCon ou Metamucil), ameixas e suco de ameixa.

A paciente é examinada 1 dia após uma colpoperineoplastia, 1 a 3 dias após uma perineoplastia e 6 semanas após ambos os procedimentos, para avaliar a cicatrização e determinar se ela está pronta para retomar o intercurso.

Resultados e Desfechos

Exemplo de Perineoplastia

Uma atleta saudável de 29 anos de idade sem prévia cirurgia solicitou o estreitamento vaginal para tratamento de uma "sensação frouxa durante o sexo por vários anos" (Fig. 11-10). Ela tinha 1,65 m de altura, pesava 59 kg e era nulípara. No exame, ela apresentou frouxidão perineal com reflexos neuromusculares intactos, ausência de flacidez vaginal e músculos elevadores espessos com tônus excelente. Ela foi submetida a uma perineoplastia com anestesia local. O tempo de cirurgia total foi de 45 minutos, perda sanguínea foi mínima, e um absorvente vaginal foi colocado sobre o sítio cirúrgico. Ela recebeu alta com a prescrição de ibuprofeno e observou excelente alívio da dor em um exame 24 horas após a cirurgia. Ela estava completamente recuperada em sua consulta de 6 semanas, retomou a atividade sexual na 8ª semana e relatou completa satisfação com seus resultados no exame da 12ª semana.

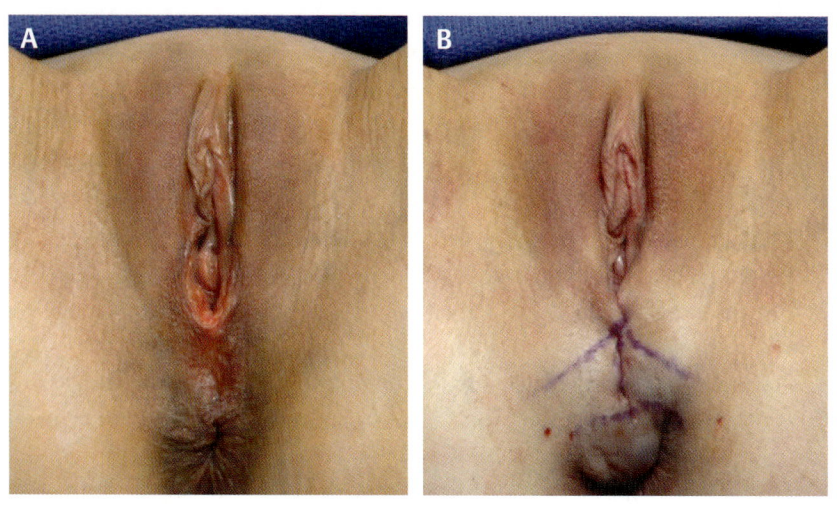

Fig. 11-10 **A,** Aparência pré-operatória. **B,** Imediatamente após a perineoplastia, a paciente apresenta um maior comprimento do corpo perineal e convergência dos grandes lábios posteriormente, com aumento do tônus muscular ao longo dos grandes lábios.

Exemplo de Colpoperineoplastia

Uma modelo de fitness saudável de 35 anos de idade com uma prévia episiotomia solicitou estreitamento vaginal para tratamento da frouxidão vaginal associada ao parto, e aumento dos grandes lábios para correção da perda de volume associada à idade (Fig. 11-11). Ela tinha 1,57 m de altura, pesava 50 kg e teve 1 filho. No exame, ela apresentava frouxidão e cicatrização perineal com reflexos neuromusculares intactos, flacidez vaginal, músculos elevadores de espessura mediana com excelente tônus, e um hiato do elevador de 5 cm. Ela foi submetida a uma colpoperineoplastia, lipoaspiração das coxas internas e uma transferência de gordura autóloga aos grandes lábios. Isto foi realizado com a paciente sob anestesia local. O tempo total de cirurgia foi de 140 minutos, e a perda sanguínea foi mínima. Um cateter de Foley, um tampão vaginal e um absorvente vaginal foram colocados no final de sua cirurgia. Ela recebeu alta com uma prescrição de Percocet e um antibiótico oral, e relatou excelente alívio da dor no exame realizado 24 horas após a cirurgia. Ela estava completamente recuperada em seu exame na 8ª semana, retomou o sexo na 9ª semana e, em um e-mail, relatou satisfação completa com seus resultados pouco tempo depois.

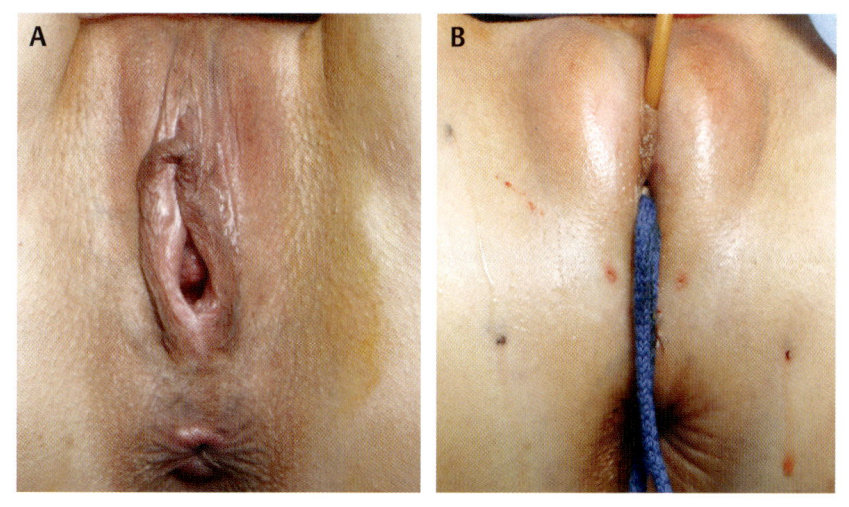

Fig. 11-11 **A,** Aparência pré-operatória. **B,** Aparência pós-operatória. O comprimento aumentado do corpo perineal e o efeito de volume e estreitamento provocado pela combinação de injeções de gordura e fortalecimento muscular cirúrgico são óbvios.

Problemas e Complicações

Complicações Intraoperatórias

Complicações intraoperatórias com uma perineoplastia são extremamente raras e geralmente limitadas à lesão retal provocada por uma dissecção inadequada do retalho vaginal. Embora não tivéssemos que reparar uma lesão de parede retal durante uma perineoplastia, recomendamos seguir os mesmos princípios e estratégias empregados para as lesões retovaginais que ocorrem durante o parto vaginal: (1) os tecidos ao redor do defeito são excisados com dissecção cortante, enquanto o dedo indicador não dominante permanece no reto para fornecer orientação até que as bordas do defeito estejam livres de tensão dos tecidos adjacentes; (2) o campo cirúrgico é frequente e abundantemente irrigado com solução salina; (3) suturas interrompidas sobrepostas (Vicryl 3-0 em uma agulha cônica) são realizadas no defeito; e (4) uma camada de sutura contínua sobreposta é realizada sobre a primeira camada, excisando o tecido, conforme necessário para um reparo livre de tensão. Fios de sutura de absorção tardia são utilizados. O cirurgião continua com a perineoplastia. Laxativos orais e antibióticos (p. ex., cefalexina ou outra cefalosporina de segunda geração) são prescritos para a primeira semana após a cirurgia.

Complicações Pós-Operatórias

Infecção bacteriana do sítio cirúrgico é surpreendentemente rara com a cirurgia estética vaginal, apesar da proximidade do ânus e a frequência dos movimentos intestinais adjacente ao sítio cirúrgico. Os microrganismos mais comuns são da flora intestinal. Culturas da ferida podem ajudar a direcionar a antibioticoterapia apropriada, mas não devem retardar o controle, que envolve os princípios padrão de cuidado da ferida.

Infecções fúngicas, provocadas pelos antibióticos fornecidos durante a cirurgia, são mais típicas. Estas podem ser facilmente diagnosticadas visualmente, por causa do corrimento branco e grumoso associado. As pacientes geralmente relatam prurido. Estas infecções são tratadas eficazmente com agentes antifúngicos orais.

Cistite e uretrite ocasionalmente se desenvolvem após a cirurgia vaginal, não são difíceis de diagnosticar e são facilmente tratadas com antibióticos orais. Os sintomas incluem cólicas na região suprapúbica, queimação durante a micção e frequência urinária. O diagnóstico é estabelecido por urinálise, e o tratamento inclui sulfametoxazol/trimetoprim (Bactrim) oral. Retenção urinária, embora bastante rara em pacientes de perineoplastia, ocasionalmente ocorre após os procedimentos de colpoperineoplastia e pode causar grave desconforto se não tratada rapidamente com um cateter urinário de demora por 24 horas.

Deiscência da ferida, geralmente parcial, pode ocorrer com trauma ao períneo durante a fase inicial da cicatrização. O tratamento é o reparo cirúrgico imediato, com o uso dos mesmos passos realizados no fechamento inicial. A resolução da deiscência é satisfatória. Tensão alta o bastante para prevenir a reaproximação é altamente incomum. Quando ocorre, limpeza frequente da área com solução de gluconato de clorexidina diluída (2% a 4%) e a aplicação de um curativo fino de Vaselina acelera a formação de tecido de granulação saudável até que a ferida seja reparada. O risco de fístula não é aumentado pela deiscência da cicatriz cirúrgica, pois a cirurgia não envolve a parede retal.

Dor decorrente de uma perineoplastia excessivamente agressiva pode ser controlada com o uso prorrogado de dilatadores vaginais ou com uma liberação perineal. A liberação consiste na realização de uma incisão vertical através do centro da cicatriz da perineoplastia suficiente para liberar tensão, e sutura independente nos lados direito e esquerdo da incisão. Esse procedimento pode ser realizado com eficácia com a paciente sob anestesia local.

Dor causada por uma plicatura excessivamente agressiva do músculo elevador do ânus pode ser controlada em uma de duas formas. A primeira, uma opção não cirúrgica, é a injeção de toxina botulínica tipo A diretamente nos músculos elevadores, bilateralmente no sítio da plicatura. Isto é facilitado pela contrapressão digital transretal. A dose é dependente da quantidade de tecido muscular envolvida e do grau de tensão presente. Uma dose inicial razoável é de 50 a 100 unidades, divididas bilateralmente pela área de plicatura excessiva. A segunda opção de tratamento é uma liberação cirúrgica. Esta é realizada com uma incisão transversa pelo introito vaginal para entrar no espaço retovaginal. O epitélio vaginal é excisado até o nível do tecido contraído, e uma incisão vertical é realizada pelo tecido contraído ao mesmo tempo em que a profundidade da incisão é palpada por via transretal.

Conclusão

Uma perineoplastia é um procedimento simples que efetivamente reduz o calibre do introito vaginal e fornece uma ponte espessa de tecido muscular que melhora o estreitamento vaginal quando combinada a uma colpoperineoplastia. Resulta em uma convergência estética posterior dos grandes lábios como um benefício secundário.

Referências

1. Mouchel T, Mouchel F. Basic anatomic features in perineology. Pelviperineology 27:156, 2008.
2. Lewicky-Gaupp C, Fenner DE, DeLancey JO. Posterior vaginal wall repair: does anatomy matter? Contemp Ob/Gyn 54:44, 2009.
3. Petros PE. The integral theory system: a simplified clinical approach with illustrative case histories. Pelviperineology 29:37, 2010.
4. Reid R. Recto-enterocoele repair: past problems and new horizons. Pelviperineology 26:9, 2007.
5. Pardo J, Sola V, Ricci P et al. Colpoperineoplasty in women with a sensation of a wide vagina. Acta Obstet Gynecol Scand 85:1125, 2006.
6. Moore RD, Miklos JR. Vaginal reconstruction and rejuvenation surgery: is there data to support improved sexual function? Am J Cosmet Surg 29:97, 2012.
7. Pelosi MA III. The history of cosmetic vaginal surgery: part II. International Society of Cosmetogynecology, The Blog. Posted 3/9/2013. Available at *http://www.iscgmedia.com/iscg-blog/the-historyof- cosmetic-vaginal-surgery-part-ii.*
8. Green MH, ed. The Trotula: An English Translation of the Medieval Compendium of Women's Medicine. Philadelphia: University of Pennsylvania Press, 2001.
9. Vesalius A, ed. De Humana Corporis Fabrica. Basel, Switzerland: Johannes Oporinus, 1543.
10. Pelosi MA III, Pelosi MA II. Liposuction. In Laube DW, Rayburn WF, eds. Cosmetic Procedures in Gynecology. Obstetrics and Gynecology Clinics of North America, vol 37, no 4. Philadelphia: Saunders Elsevier, 2011.

CAPÍTULO 12

Himenoplastia

Otto J. Placik

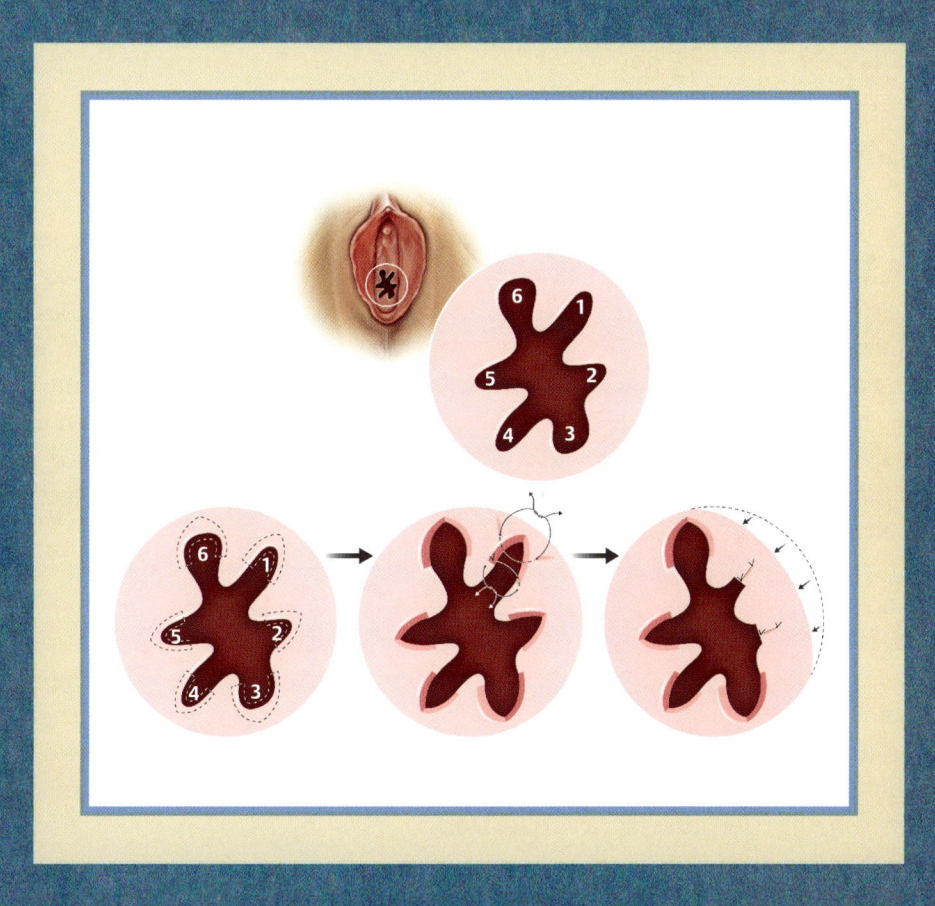

Pontos-Chave

- *Himenoplastia é o procedimento cirúrgico estético genital feminino mais secreto e menos estudado.*
- *Informação sobre o procedimento tende a ser baseada em publicações anedóticas.*
- *Himenoplastia tem várias questões éticas.*
- *Fatores socioculturais desempenham um papel importante.*
- *A maioria das indicações para himenoplastia é ritualista versus estética.*
- *É essencial estabelecer os objetivos do procedimento com cada paciente.*
- *Acompanhamento após a himenoplastia geralmente não ocorre.*
- *Aconselhamento pré-operatório pode reduzir em 75% as taxas cirúrgicas.[1]*

Considerações Gerais

Himenoplastia, que também é referida como *himenorrafia, reconstrução do hímen, reparo do hímen, restauração do hímen, cirurgia do hímen* e *revirginação*, é o termo mais popular descrevendo a cirurgia que restabelece a integridade do hímen, e será usado neste capítulo. De todos os procedimentos estéticos genitais femininos, a himenoplastia está atolada em controvérsia e sigilo. Embora tenha sido classificada pela Organização Mundial de Saúde como um tipo de mutilação genital feminina, é atualmente considerada distintamente diferente.[2-5] A himenoplastia é tipicamente realizada como um procedimento eletivo; no entanto, classificá-la como um procedimento estético poderia ser incorreto, pois outros a consideram um procedimento mais reconstrutivo, embora de caráter não funcional.

Embora opiniões sobre a natureza do procedimento sejam abundantes, poucos artigos discutem os detalhes técnicos, e dados são insuficientes para fornecer evidência que corrobore ou recomende uma abordagem cirúrgica eficaz. Acompanhamento da paciente raramente ocorre, pois os resultados pretendidos são transitórios, e as pacientes preferem o anonimato no pós-operatório.[6,7] Portanto, muitos dos comentários relatados aqui foram adquiridos a título pessoal durante as interações com a paciente e, sob outros aspectos, não podem ser fundamentadas com o uso de referências médicas tradicionais.

Foi dito que, "O futuro de uma mulher pode depender, literalmente, de uma membrana."[8] Embora a segurança da paciente seja primordial, debates sobre os riscos médicos e habilidades do profissional médico são anulados pelos medos do ostracismo social e/ou danos físicos.[5,9]

Fundamental nesta discussão é se a himenoplastia deveria ser realizada, que é essencialmente uma questão de deliberação ética.[10]

Considerações Éticas e Culturais

A abordagem para a himenoplastia depende da respectiva cultura e do valor que esta estabelece na virgindade.[3,11] Entre os alunos universitários na Turquia, uma recente pesquisa demonstrou a persistência de uma dupla moral para as atitudes masculinas *versus* femininas relacionadas com o valor tradicional da virgindade que impulsiona a procura por himenoplastia.[12] Embora muitos suponham que a himenoplastia seja mais popular na cultura islâmica, o procedimento já foi realizado em outras culturas ao redor do mundo. Por exemplo, cerca de 2% das mulheres na Guatemala podem ter realizado esta cirurgia, geralmente por médicos com treinamento questionável e uma falta de monitoramento ou fiscalização.[13]

A himenoplastia é o procedimento cirúrgico estético genital feminino mais secreto e menos estudado. As informações sobre o procedimento tendem a ser baseadas em relatos anedóticos. A influência da religião, costumes tradicionais e crenças pessoais também pode ser refletida na legislação de uma sociedade em particular.[9,14] Nestes países, os médicos oferecerão o procedimento com base em uma obrigação moral para a segurança das mulheres que o solicitam, apesar das reservas éticas pessoais e do risco de consequências punitivas.[15]

Ainda que a definição de *virgindade* possa ser contestada, muitas pessoas consideram um hímen intacto como a *sine qua non* da castidade sexual.[16] Para muitas culturas, a presença de um hímen intacto é consistente com um comportamento moral, e uma indicação de honra e integridade. Já escutei histórias de (1) exames físicos obrigatórios por médicos "qualificados" antes da cerimônia de casamento, (2) a ruptura mandatória de um hímen intacto com um pano de algodão/seda enrolado no dedo indicador do inspetor, (3) a sogra presente no momento da consumação e (4) a exibição orgulhosa do lençol ensanguentado. Na Turquia, quase todos os indivíduos com um interesse "concedido" podem exigir um exame do hímen como forma de confirmação da virgindade.[17] Historicamente, as principais religiões (Cristianismo, Judaísmo, Islamismo, Budismo e Hinduísmo) associam abstinência sexual à pureza moral, e a atividade sexual é perdoada entre indivíduos casados. Mulheres que tiveram, ou são suspeitas de terem tido, atividade sexual pré-marital (como demonstrado por um hímen comprometido, avaliado com o uso de uma variedade de métodos que diferem de acordo com a cultura), podem estar sujeitas ao cancelamento dos votos de casamento, humilhação pública, excomunhão, banimento, abuso físico, ou outras repercussões legais, incluindo condenação à pena capital, prisão ou morte (crime de honra).[9,18,19] Um artigo defendendo o reparo afirmou que a prática egípcia de himenoplastia na verdade reduzia a frequência de assassinatos "purificadores" em 80%, comparado à década anterior.[9]

Os comitês éticos das múltiplas sociedades médicas internacionais (Estados Unidos, Reino Unido, França, Canadá, Nova Zelândia, Austrália e da Organização Mundial de Saúde) incorporaram a himenoplastia como um procedimento estético genital.[19-21] Goodman *et al.*[22] propuseram os quatro princípios éticos (autonomia da paciente, não maleficência, beneficência e justiça) que distinguem a cirurgia plástica vulvar eletiva das práticas de corte genital. Especialistas em ética apoiam as decisões dos médicos em realizar a cirurgia para proteger as mulheres de consequências adversas.[23] Por outro lado, outros sugerem, "Ginecologistas com habilidades suficientes, solicitados para realizar o procedimento, devem eticamente levar em consideração as consequências de suas recusas."[5] Kopelman[24] recomendou a instituição do "Padrão de Melhor Interesse" ao considerar a decisão de realizar uma himenoplastia, porém considera este padrão secundário ao "problema crescente de casamentos forçados." Earp[25] sugeriu que os médicos cobrassem a "menor taxa possível", ao mesmo tempo em que combatem a maior estrutura social que impulsiona a demanda. Alguns propõem que a disponibilidade do procedimento expõe uma incidência mais problemática de abuso sexual, vulnerabilidade ao assédio sexual e ausência de uma educação sexual apropriada.[14] Críticos do procedimento acham que a himenoplastia pode-se tornar obsoleta se o público aprender a aceitar que sangramento, exame himenal ou certificados não são comprovações de virtude.[19] Defensores apresentaram argumentos elegantes para a avaliação científica das práticas de himenoplastia e uma equipe multidisciplinar de "cirurgiões, advogados, ativistas sociais, defensores dos direitos humanos e líderes religiosos" para estabelecer uma solução à controvérsia.[18,26]

Cirurgia Eletiva versus Reconstrutiva

Raramente, fui solicitado a realizar uma himenoplastia eletiva por ambos os parceiros para cumprir com este ritual matrimonial ou, ainda mais raramente, para celebrar uma segunda lua de mel. No entanto, a himenoplastia é mais frequentemente solicitada por uma mulher, com ou sem o acompanhamento de membros familiares, para esconder qualquer histórico de sexo pré-marital de um futuro parceiro e para garantir a percepção de virgindade. Isto é desesperadamente procurado para prevenir as terríveis consequências discutidas previamente. As mesmas questões éticas discutidas previamente se aplicam. Dentro deste contexto, muitos médicos, incluindo cirurgiões plásticos dos sexos feminino e masculino, recusam-se a participar de um procedimento cirúrgico que (1) não é medicamente necessário, (2) coloca as mulheres (*versus* homens) em um nível mais elevado de abstinência pré-marital e (3) perpetua o engano de uma vítima desconhecida: o parceiro sexual.[5,7,27] Um autor argumenta que mesmo que o noivo esteja ciente, o médico está sendo conivente com a enganação dos outros familiares. Outros questionam estes argumentos morais, dada a execução de mamoplastia de aumento e lipoaspiração dos cirurgiões plásticos. Similarmente, estas cirurgias não são reveladas aos parceiros e também são destinadas a apresentar um fac-símile de um estado físico natural.[22]

Alguns acham que a himenoplastia, ao contrário dos procedimentos puramente estéticos, como a mamoplastia de aumento, pode cumprir um propósito "mais digno e protetor".[7] Em algumas culturas, um "certificado de virgindade" pode ser exigido no término do procedimento; os cirurgiões devem estar preparados para enfrentar e lidar com este conflito moral e com sua cumplicidade na farsa.[28] Especialistas em ética justificaram a necessidade de fornecer estes certificados para pacientes em grande risco de danos ao "bem-estar, autonomia ou integridade pessoal."[29] O constrangimento de ser submetida a um exame físico (para o propósito de ser "oficialmente certificada" como uma virgem) fez com que muitas mulheres cometessem suicídio.[17,19] Isto motivou alguns defensores a sugerir a disponibilização de uma cobertura monetária parcial, quando a indicação não é puramente estética.[7]

Defensores acreditam que a confidencialidade da relação médico-paciente e a solicitação da mulher superam todas as outras preocupações.[14] Outros desaprovam, baseado no fato de que isto mantém um padrão social preconceituoso de virgindade, em que apenas as mulheres são amparadas. Portanto, aceitar a cirurgia preserva o mito de que um hímen intacto seja um símbolo de virgindade. Alguns alegam que a eliminação destes conceitos pré-concebidos pode não ser uma questão médica ou legal, e requer uma mudança da estrutura social.[17,23] Outros descrevem estes conceitos como uma "cirurgia ritualista" equivalente à circuncisão, e correlaciona a ética com aquelas da cirurgia estética.[14,18,30]

Indicações e Contraindicações

A função do hímen é desconhecida, porém foi proposto como sendo uma barreira vaginal contra fontes externas de infecção até a puberdade.[31] Alguns declararam que não existe uma "indicação científica válida" para a himenoplastia,[18] e que a mesma é realizada primeiramente para indicações culturais.[8]

Quase todas as mulheres que apresentam expectativas realistas epossuam uma quantidade suficiente de tecido para ser aproximado são candidatas para himenoplastia eletiva. Variações na técnica podem ser realizadas para pacientes com fragmentos himenais insuficientes (Fig. 12-1). O momento do coito previsto pode exercer um papel na seleção de uma abordagem cirúrgica, sendo discutido mais adiante neste capítulo. Críticos do procedimento alegam que cirurgiões inescrupulosos podem não fornecer informações apropriadas às pacientes e encorajá-las a realizar o procedimento para se beneficiar de incentivos financeiros.[13,18]

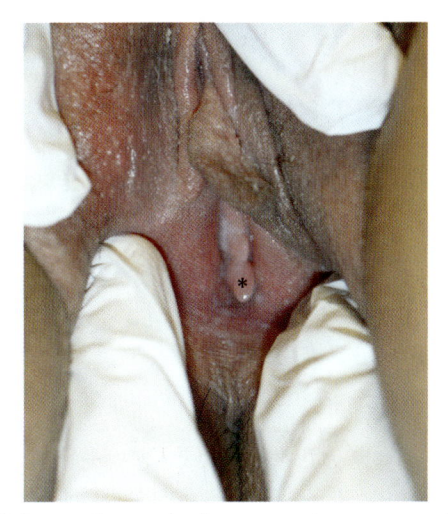

Fig. 12-1 É difícil a visualização dos fragmentos himenais na sala de exame (*).

As contraindicações para himenoplastia incluem confusão com os procedimentos de estreitamento vaginal, infecções vulvovaginais ativas, condições vulvovaginais inflamatórias ativas, expectativas de um hímen "idealizado" com um orifício circular no centro de um diafragma, coagulopatia e tabagismo.

Avaliação da Paciente

Avaliação Clínica da Deformidade

Embora métodos de avaliação tenham sido recomendados para pacientes sendo submetidas à cirurgia plástica genital feminina, não existem ferramentas estabelecidas para avaliar as candidatas de himenoplatia.[22] A rápida resolução das lesões himenais pode resultar em muito pouca evidência de danos.[32] O hímen não tem uma aparência padrão; uma ampla gama de variações anatômicas foi descrita.[8,33-37] Variações normais podem ocorrer com o avanço da idade, e a morfologia do hímen pode mudar.[37-40] Estudos mostraram uma alta incidência de achados inespecíficos na morfologia himenal entre mulheres sem um histórico de abuso sexual.[41]

Além disso, o diâmetro ou tamanho ideal do hímen não foi determinado.[42,43] Estudos e discussões para estabelecer a largura himenal e/ou diâmetro trans-himenal "ideal" são inconclusivos e resumidos em um artigo sobre achados himenais em mulheres com e sem um histórico de abuso sexual.[44] Portanto, não existe uma aparência himenal padrão para reproduzir ou reconstruir.

Planejamento e Preparação Pré-Operatória

Pacientes devem ser informadas sobre o procedimento com uma revisão detalhada dos riscos, alternativas e benefícios, conforme os princípios do consentimento informado.

Ao discutir a função e os objetivos do procedimento, os cirurgiões devem abordar os seguintes tópicos:

- O reparo não tem um benefício médico direto,[18]
- Ausência do hímen ou de sangramento não é necessariamente um sinal de prévio intercurso.[19]
- Em uma pesquisa retrospectiva, menos da metade das mulheres afirmou a ausência de sangramento com a penetração sexual inicial.[45]

Em um estudo realizado em Amsterdã, 75% das mulheres aconselhadas escolheram não proceder com a himenoplastia.[1] Elas foram informadas que, apesar de expressar um desejo pelo sangramento pós-coital e garantias de que elas seriam suficientemente "apertadas" na noite de núpcias, a cirurgia não poderia garantir nenhum dos dois. Sangramento no primeiro coito não necessariamente indica virgindade e, em uma pesquisa de 41 mulheres, apenas 34% das virgens sangraram no primeiro intercurso, e 63% não sangraram.[14,46]

Nem sempre é possível determinar no exame físico se uma paciente teve prévia atividade sexual.[47] Em um estudo avaliando a facilidade do exame com espéculo, este foi julgado ser facilmente inserido em 56% das mulheres que negaram intercurso sexual e tinham usado absorventes internos, enquanto foi facilmente inserido em 81% das pacientes sexualmente ativas. O mesmo estudo revelou que as pacientes que não eram sexualmente ativas tinham achados himenais e ginecológicos comparáveis, independente do uso de absorvente interno (*versus* absorvente externo), atividades esportivas ou prévio exame pélvico. Todavia, a ruptura himenal na ausência de atividade sexual foi associada à prévia cirurgia, inserção de absorvente interno, exercício físico e masturbação.[48-50] Por outro lado, himens intactos, não rompidos, foram relatados em 52% das mulheres que tiveram prévio intercurso sexual.[51] Sangramento pode não ocorrer, ou o reparo da força adequada pode necessitar de himenotomia ou transecção cirúrgica.[52]

Para pacientes muçulmanas, os médicos devem fazer a distinção de que, embora os relacionamentos sexuais pré-maritais ou extramaritais sejam estritamente proibidos, uma prova de virgindade por sangramento na noite de núpcias não é necessária.[19] Todas as mulheres (e seus familiares), candidatas à restauração do hímen com a intenção de obter sangramento pós-coito como um sinal de virgindade, deveriam ser informadas de que nenhum achado genital específico diferencia prévio abuso sexual de condições associadas ao não abuso.[44]

Técnicas Cirúrgicas

Na maioria das revisões, a técnica cirúrgica é vagamente descrita, e taxas de sucesso não são relatadas ou são relatadas como baixas, com uma taxa de sucesso de 67% em um estudo.[53] No entanto, abordagens cirúrgicas podem ser classificadas como retalhos cirúrgicos, aderências cirúrgicas, reduções luminais, técnicas apenas com sutura ou membranas/reservatórios artificiais.

O tempo entre o procedimento e o coito é uma questão crítica, que geralmente recebe pouca atenção. Um autor comentou sobre médicos realizando o procedimento mesmo "nos dias imediatamente antes do casamento."[54] Eu aprendi muito a respeito através de conversas pessoais com outros médicos. Para pacientes que desejam integridade estrutural e necessitam que o hímen esteja intacto na inspeção visual, o reparo deve ser realizado 3 meses antes dos "votos matrimoniais de consumação". Entretanto, quando o momento do coito é conhecido, e a paciente deseja sangramento, mas sem a necessidade de integridade visual, a cirurgia é geralmente agendada 3 semanas antes da data. Em pacientes com ruptura parcial da ferida, o tecido de granulação é suficiente para promover sangramento com o menor atrito. van Moorst *et al.*[1] sugeriram a realização da cirurgia não antes do que 14 dias antes do casamento, para aumentar a probabilidade de perda sanguínea, mas não muito mais tarde para evitar a visibilidade das suturas residuais.

Anestesias, Antibióticos e Marcações

Quase todas as pacientes apresentam uma ansiedade acentuada por causa dos eventos antecedentes ou por serem sexualmente introvertidas; portanto, eu as aconselho a ter anestesia geral ou cuidados anestésicos monitorados com medicamentos perioperatórios apropriados. Anestesia local, com ou sem sedação oral ou intravenosa, ou cuidados anestésicos monitorados, é ocasionalmente fornecida para pacientes que estejam extremamente à vontade, como aquelas celebrando uma segunda lua de mel, aquelas dispostas a tolerar injeções e aquelas com tempo para reparo. Nestes casos, um curativo Telfa enrolado na forma de um absorvente íntimo é inserido na vagina distal. O absorvente interno é removido imediatamente após a paciente ser apropriadamente posicionada, porém antes da injeção e preparação antisséptica. A finalidade do curativo Telfa é o de aplicar pressão e aposição direta do creme tópico aos fragmentos himenais circunferenciais, em vez de permitir a colonização gravitacional ao longo da parede posterior. Nenhum estudo controlado reivindica o uso de antibióticos, porém estes são fornecidos de acordo com os artigos que mostram seus benefícios nas feridas perineais pós-parto de terceiro grau.[55,56]

Posicionamento da Paciente

Pacientes são colocadas em uma posição de litotomia e preparadas de forma estéril.

Técnica do Retalho

Discussões muito limitadas do procedimento de retalho da mucosa vaginal estão disponíveis, sendo mencionadas apenas brevemente como uma segunda opinião, quando os restos himenais são insuficientes. A descrição de todo o procedimento é apenas, "...uma tira estreita de parede vaginal posterior é dissecada para reconstrução".[14,30,57] Esta técnica é raramente, ou nunca, realizada, pois requer um reparo capaz de permanecer intacto, porém fraco o bastante para romper com a penetração peniana. Se uma cicatrização verdadeira de epitélio escamoso ocorrer, o retalho pode necessitar de liberação cirúrgica.

Aderências Cirúrgicas

A técnica mais popular sem dúvida envolve as aderências cirúrgicas.[57,58] No entanto, um dos artigos mais comumente descritos citou apenas nove casos realizados ao longo de 10 anos.[46] O autor baseou sua técnica em um artigo mencionado em uma prévia publicação (com 20 casos e nenhum exame físico de acompanhamento).[30] O método cirúrgico foi brevemente mencionado em 29 palavras.

Descrevi minha técnica de aderência cirúrgica em detalhes mais adiante neste capítulo.

Reduções Luminais

Em uma visão geral da cirurgia plástica genital feminina, Goodman[59] discutiu duas técnicas. Ele relatou um método de redução circunferencial no calibre do introito usando múltiplas excisões pequenas em forma de losango ao longo da periferia do anel himenal, e o método mais comum de desnudamento dos fragmentos himenais opostos, seguido por aderência cirúrgica.

TÉCNICA DE GOODMAN

A Seis fendas identificadas ao longo da periferia do anel himenal

B Fechamento de todas as excisões diminui o lúmen do introito vaginal — Tecidos desnudados, aproximados com suturas — Fechamento da excisão em forma de losango diminui a circunferência externa e o tamanho do lúmen

C Pequenas excisões em forma de losango na base de cada fenda

TÉCNICA DA ADERÊNCIA

D Fragmentos opostos identificados

E Pontas dos resíduos são cirurgicamente desnudadas por meio da excisão do epitélio — Tecidos desnudados nos fragmentos opostos (B-B') são aproximados com sutura — Aderência cirúrgica nos fragmentos (B-B') finalizada

F Após conclusão dos fragmentos A-A', B-B', C-C', o lúmen é obstruído por aderências cirúrgicas, mas seu diâmetro não é reduzido

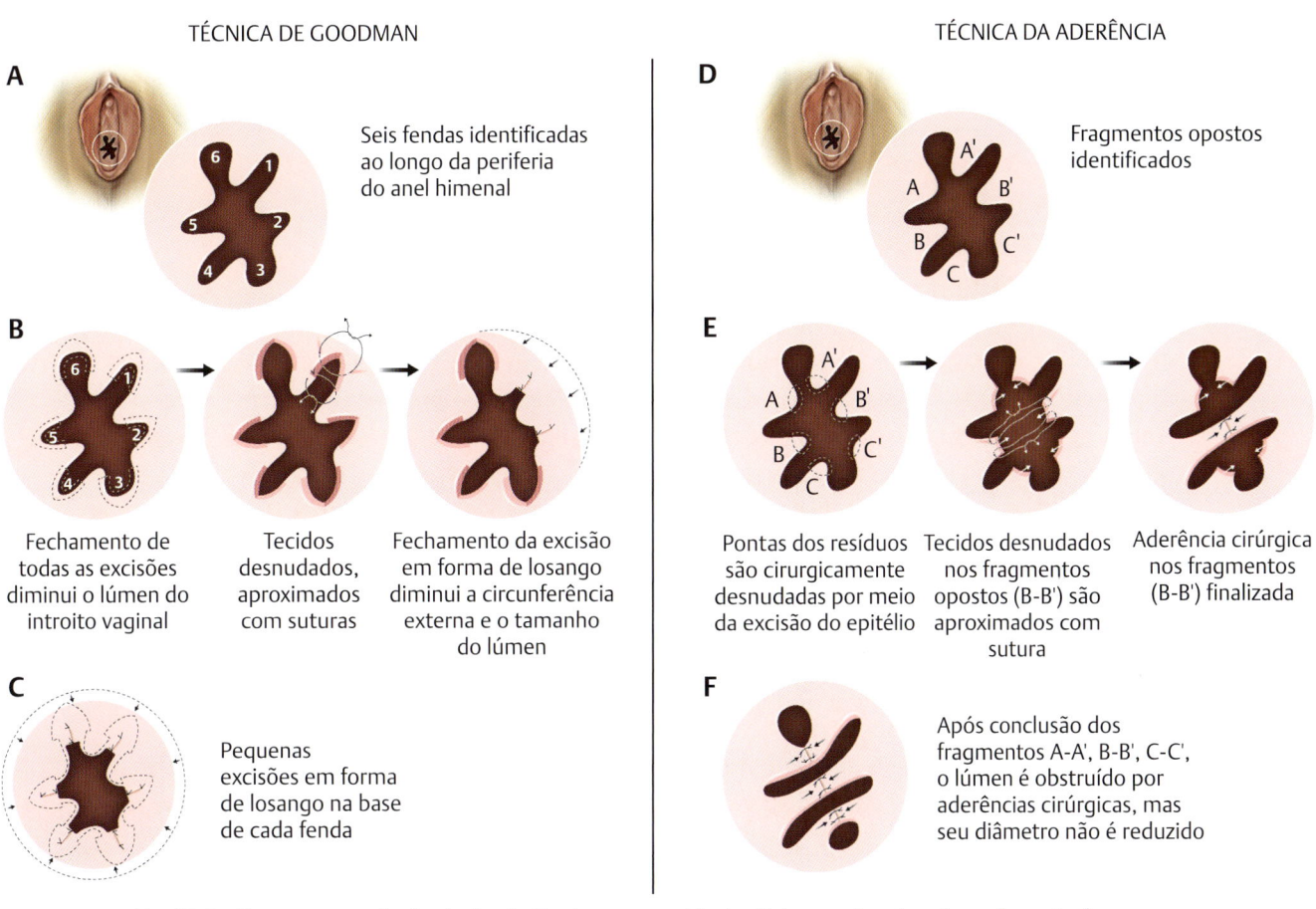

Fig. 12-2 Uma comparação da técnica de Goodman e uma técnica típica envolvendo o desnudamento dos resíduos opostos.

Embora a técnica de Goodman alcance uma redução luminal com múltiplas aproximações laterolaterais dos fragmentos himenais por meio do uso de excisões em forma de losango entre os resíduos, a técnica de aderência cirúrgica resulta em obstruções luminais através da aproximação término-terminal dos fragmentos himenais (Fig. 12-2).

Técnicas apenas com Sutura

Uma variedade de métodos de sutura está disponível para a realização de um reparo simples e acelerado. Ou et al.[60] descreveram suturas contínuas com um único fio *catgut* cromado 5-0 na submucosa abaixo dos fragmentos himenais, começando em uma ferida por perfuração na posição de 6 horas, estendendo proximalmente, abandonando a ferida na posição de 12 horas, e retornando através da mesma ferida da perfuração inicial na posição de 6 horas. A sutura é atada em torno de um dilatador Hegar de 12 mm, com um nó enterrado. Embora a técnica pareça elegante, tenho utilizado ela para reforçar as aderências cirúrgicas tradicionais sem sucesso. Os autores relataram um lúmen trans-himenal intacto de 1 cm em quatro das quatro pacientes examinadas 1 semana após o procedimento.

El Hennawy[8] recomendou o uso de fios *catgut* para aproximar os resíduos himenais aproximadamente 3 a 7 dias antes do coito, em razão da natureza temporal do procedimento. Ele alternativamente descreveu uma técnica ainda mais fácil de colocar uma sutura transluminal através do hímen.

Membranas e Reservatórios Artificiais

A técnica de membranas e reservatórios artificiais envolve a sutura ou a colocação de cápsulas preenchidas com gelatina de cor similar ao sangue no interior da vagina. Estas são rompidas com a penetração peniana, simulando a ruptura de um hímen intacto.[9,61] Fontes *on-line* fornecem um hímen artificial (chamado de *hímen chinês* ou *hímen falso*), que consiste em uma membrana sintética preenchida com um "líquido vermelho de uso médico" (comparável ao sangue humano) que é inserida de forma não cirúrgica na vagina.[62] A fonte afirma que o dispositivo imita o hímen por meio do escorrimento de sangue simulado com a penetração vaginal. O uso de alotransplante também foi relatado.[8]

Minha Técnica: Aderências Cirúrgicas Modificadas

Cirurgiões plásticos são ensinados que a cicatrização ideal da ferida depende da aproximação dos tecidos vascularizados com mínima tensão da ferida. Através de minha experiência adquirida em um programa de treinamento de cirurgia plástica, eu associo minha abordagem àquela de uma zetaplastia de Furlow que aplica estes princípios. As características de manuseio do tecido também são comparáveis. A técnica é descrita nos seguintes passos.

1. A paciente é colocada em uma posição de litotomia, e lidocaína a 1% com epinefrina é injetada usando uma agulha calibre 30. A paciente é preparada com solução antisséptica e coberta com panos de campo.
2. Os pequenos lábios são cuidadosamente retraídos com suturas ou afastadores para fornecer exposição, mas com mínima tensão sobre o introito (Fig. 12-3, *A*).

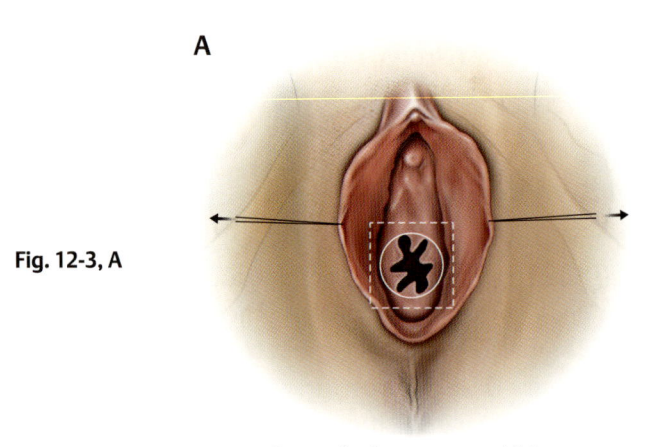

Fig. 12-3, A

Retração dos pequenos lábios

3. O hímen é inspecionado para a presença de resíduos opostos adequados, com o objetivo de realizar um mínimo de três aderências (Fig. 12-3, *B*).

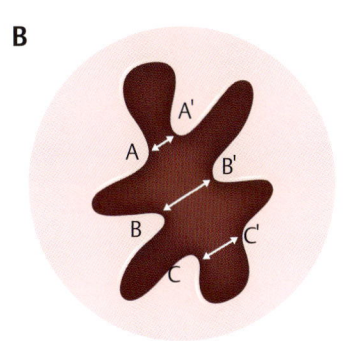

B

Identificação de pelo menos
três resíduos opostos

Fig. 12-3, B

4. Para cada reparo, hidrodissecção do resíduo ou retalho é realizada com lidocaína a 1%, usando uma agulha calibre 30 para aumentar o tamanho e para facilitar a aproximação. Após a injeção inicial, epinefrina não é usada, pois estes tecidos não são particularmente vasculares, e verificação de sangramento é desejada. Pressão e observação são preferíveis para a hemostasia, em vez do uso de eletrocautério, que deve ser usado apenas minimamente. Eu prefiro utilizar a pinça dente de rato Gerald, que possui dentes para manusear o tecido (Fig. 12-3, *C*).

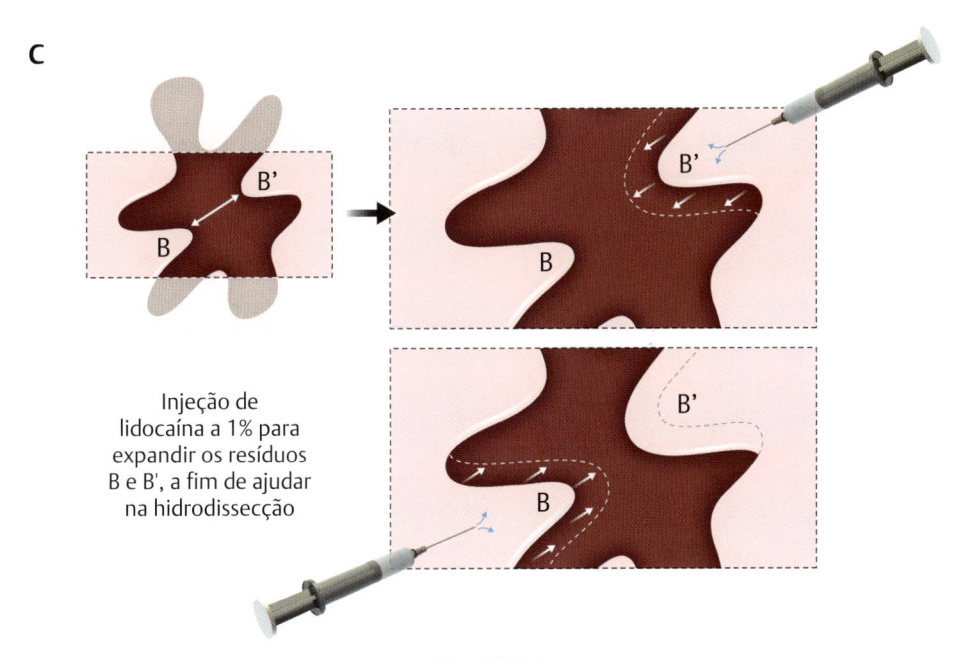

C

Injeção de
lidocaína a 1% para
expandir os resíduos
B e B', a fim de ajudar
na hidrodissecção

Fig. 12-3, C

5. Após o término da injeção, uma lâmina No. 15C, uma lâmina No. 11 ou uma tesoura Íris é utilizada para criar um retalho anterior (localizado distalmente) que não seja dobrado, alongando eficazmente o resíduo. O resíduo oposto é, então, abordado, criando um retalho localizado posteriormente (proximalmente). Esta abordagem é utilizada para reduzir a tensão da ferida, ao mesmo tempo em que aumenta a área de superfície para cicatrização (Fig. 12-3, D).

D

Incisão na superfície anterior de B'

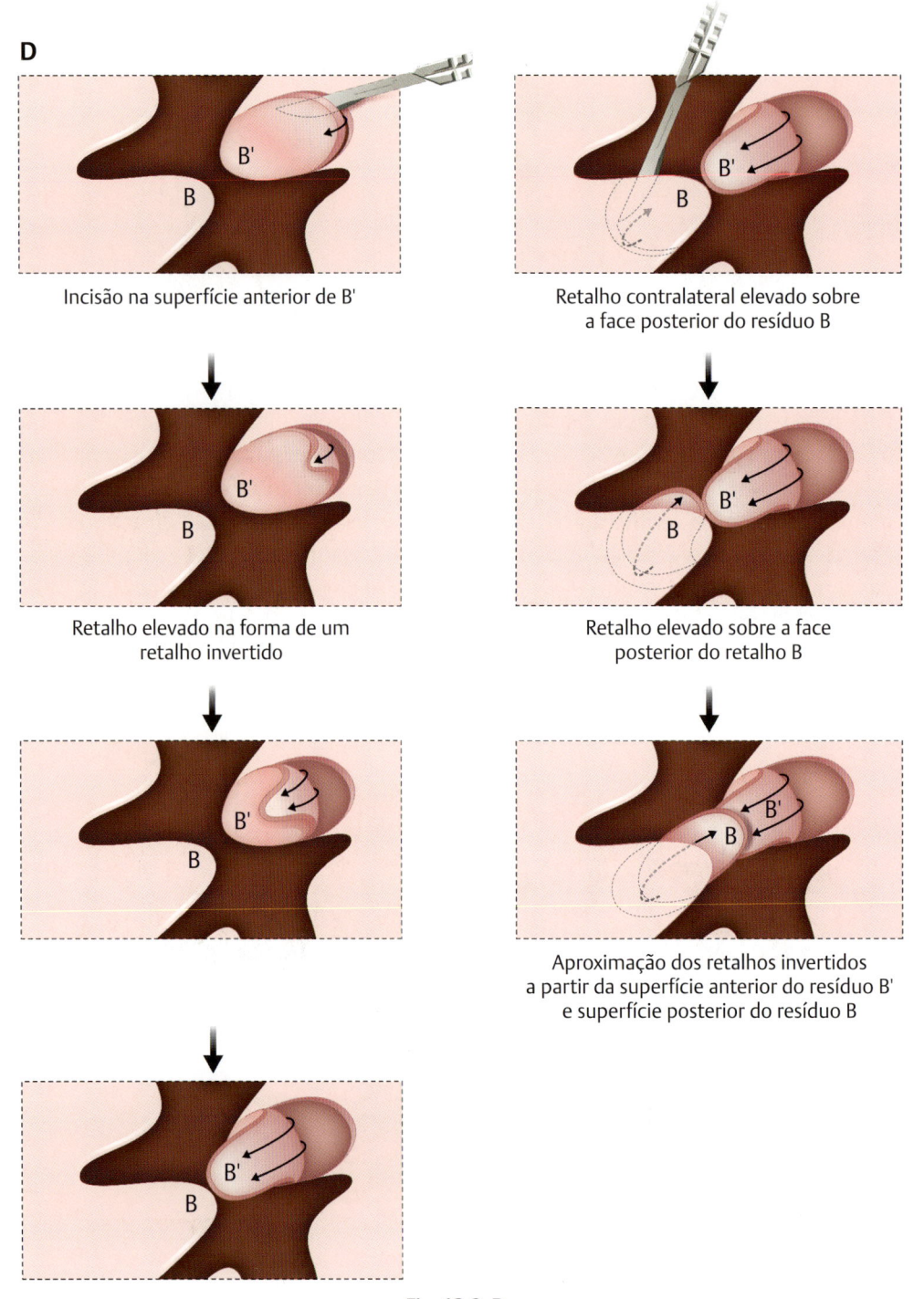

Retalho contralateral elevado sobre a face posterior do resíduo B

Retalho elevado na forma de um retalho invertido

Retalho elevado sobre a face posterior do retalho B

Aproximação dos retalhos invertidos a partir da superfície anterior do resíduo B' e superfície posterior do resíduo B

Fig. 12-3, D

6. Se necessário, a retração labial é reduzida para possibilitar a coaptação (Fig. 12-3, *E*).

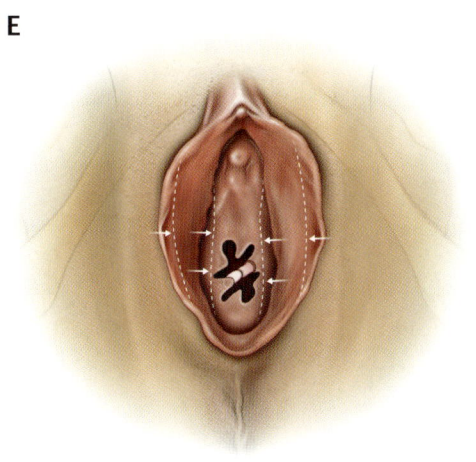

Retração reduzida nos pequenos lábios, de modo que os resíduos sejam aproximados mais facilmente

Fig. 12-3, E

7. Os retalhos são aproximados com o uso de suturas opostas, com fio Monocryl 5-0 montados em agulhas cônicas RB-1. Ocasionalmente, se os fragmentos forem suficientemente espessos, um ponto enterrado pode ser realizado. Mais frequentemente, as suturas são realizadas de forma contínua simples, terminando a 180 graus de seus pontos iniciais, similar a uma anastomose vascular término-lateral espatulada (Fig. 12-3, *F*).

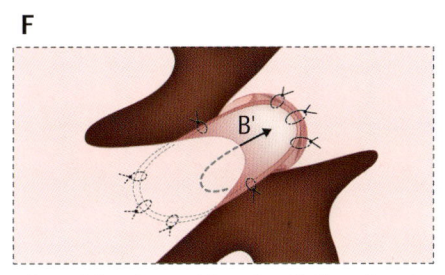

Retalhos invertidos dos resíduos B + B' são suturados um ao outro com fio Monocryl 5-0 montado em uma agulha RB-1

Fig. 12-3, F

8. Na ocorrência de sangramento, pressão e observação são continuadas até que o sangramento pare. Raramente, um eletrocautério com ponta metálica ou tipo agulha é utilizado com moderação, porém apenas quando necessário.
9. Um curativo Telfa, com uma fina camada de pomada, é aplicado.

Exemplo de Paciente

Fragmentos himenais são rotulados. *A* será aproximado ao *A'*, *B* ao *B'* e *C* ao *C'*, (Fig. 12-4, *A*).

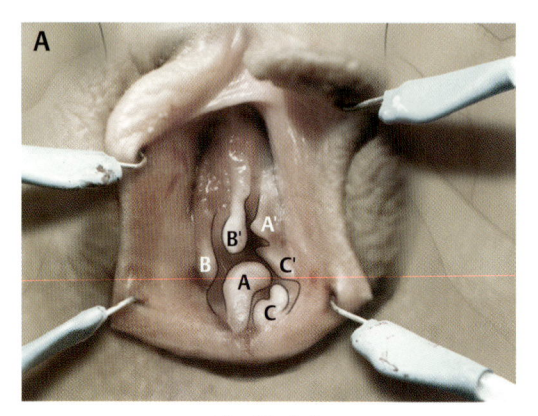

Fig. 12-4, A

O fragmento *B'* é aproximado ao *B* (Fig. 12-4, *B*). O fragmento *C* é aproximado ao *C'* (Fig. 12-4, *C*). Término da aderência entre *A-A'* (Fig. 12-4, *D*).

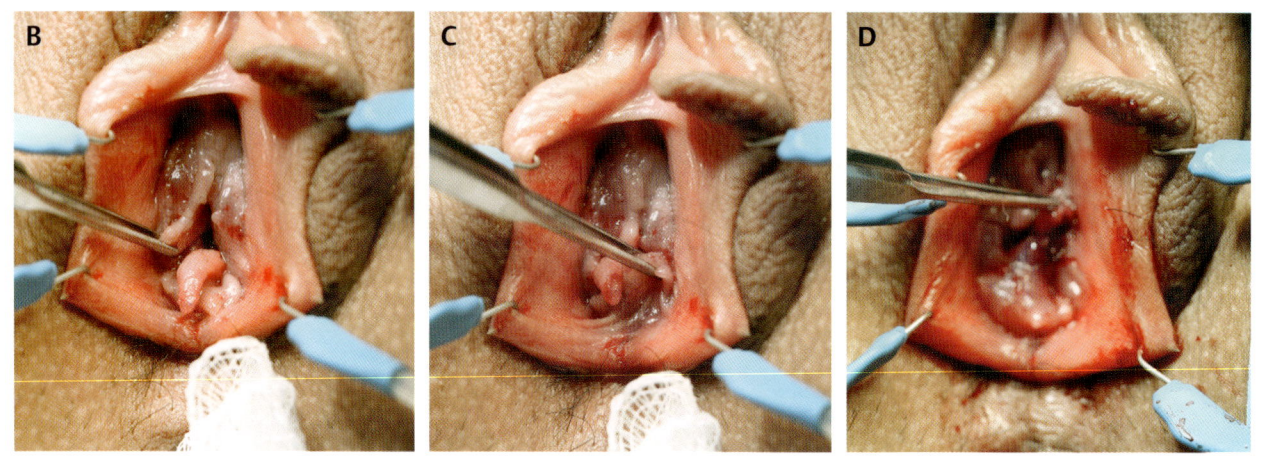

Fig. 12-4, B-D

Lúmen residual está presente à direita da aderência *A-A'* (no lado direito da paciente) (Fig. 12-4, *E*). Lúmen residual é observado à esquerda da aderência *A-A'* (no lado esquerdo da paciente) (Fig. 12-4, *F*).

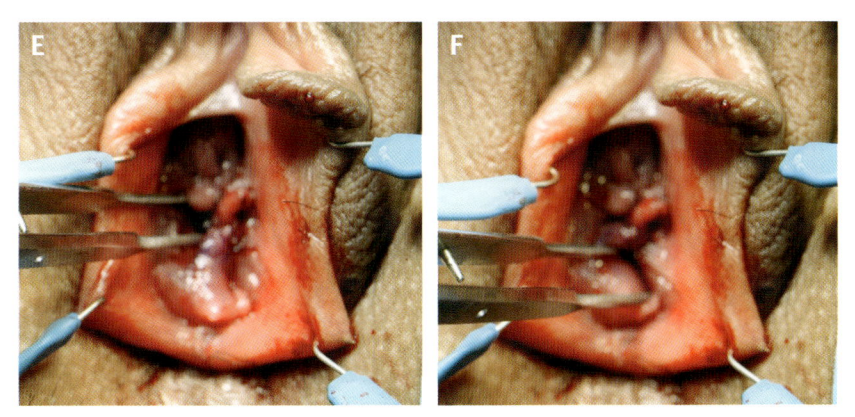

Fig. 12-4, E e F

A aderência é simulada com uma demonstração manual. As mãos representam os fragmentos himenais opostos (Fig. 12-4, *G*). A mão superior aberta representa o fragmento superior sendo incisado, o que cria um retalho que está invertido (as pontas dos dedos representam a ponta do retalho; a palma representa a superfície cruenta) (Fig. 12-4, *H*). A mão inferior aberta representa o fragmento inferior sendo incisado, o que cria um retalho que está virado e elevado superiormente (as pontas dos dedos representam a ponta do retalho; a palma representa a superfície cruenta) (Fig. 12-4, *I*). A mão superior aberta representa o retalho superior sendo suturado ao retalho inferior. Este é representado pela mão inferior aberta repousando sobre a mão superior aberta, com as superfícies cruentas sendo aproximadas (Fig. 12-4, *J*).

G Mãos representam os fragmentos opostos

H Retalho superior incisado e invertido
Mão superior aberta

I Retalho inferior incisado e erguido proximalmente
Mão inferior aberta com pontas visíveis

J Retalho superior suturado ao retalho inferior
Mão inferior está por cima da mão inferior

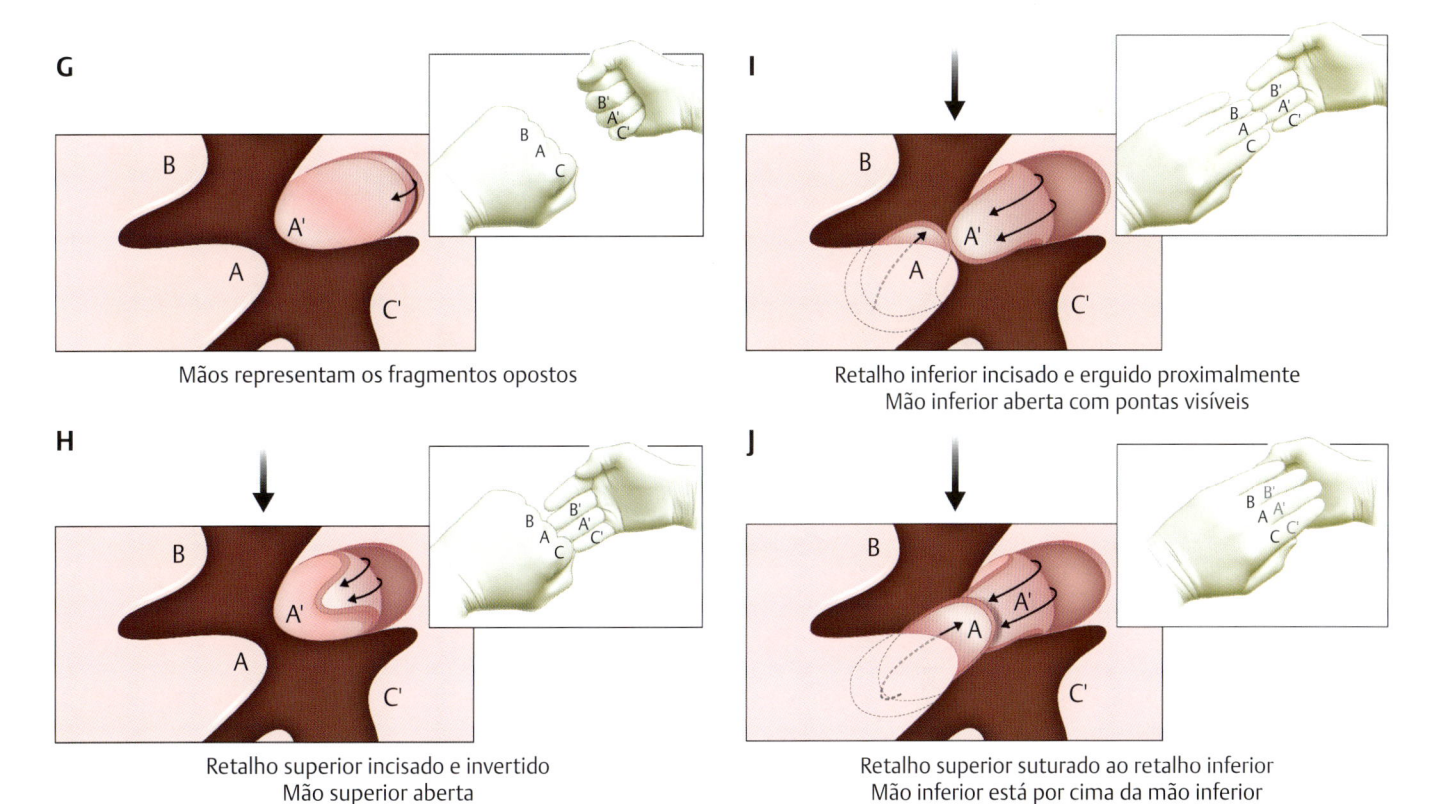

Fig. 12-4, G-J

O fragmento B' é incisado ao longo da superfície anterior e distal para criar um retalho invertido localizado superiormente (Fig. 12-4, K). O retalho invertido é exibido no fragmento B' como se estivesse sendo incisado (Fig. 12-4, L). O fragmento B é incisado ao longo da superfície posterior e proximal para criar um retalho voltado para cima localizado inferiormente (Fig. 12-4, M).

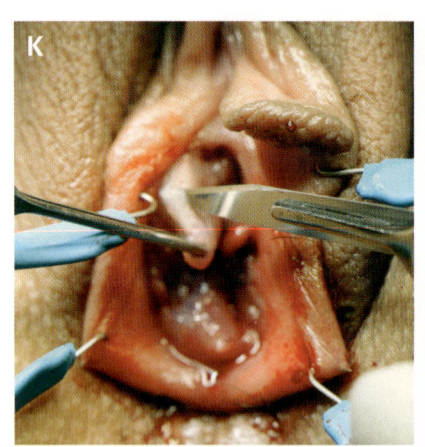

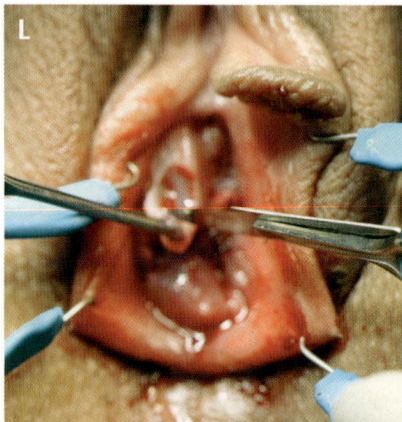

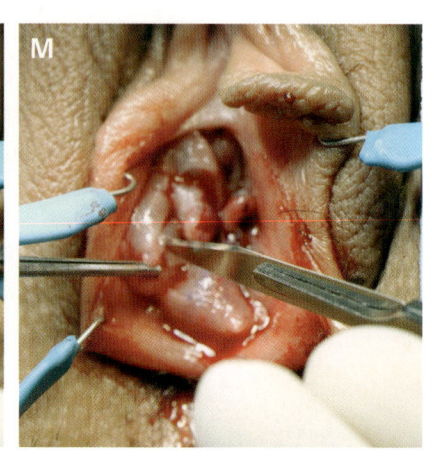

Fig. 12-4, K-M

O fragmento C' é apreendido antes da injeção (Fig. 12-4, N). O fragmento C' é injetado para aumentar de volume antes que uma incisão seja realizada e um retalho criado (Fig. 12-4, O). O fragmento C é apreendido e injetado para aumentar de volume antes que uma incisão seja realizada e um retalho criado (Fig. 12-4, P).

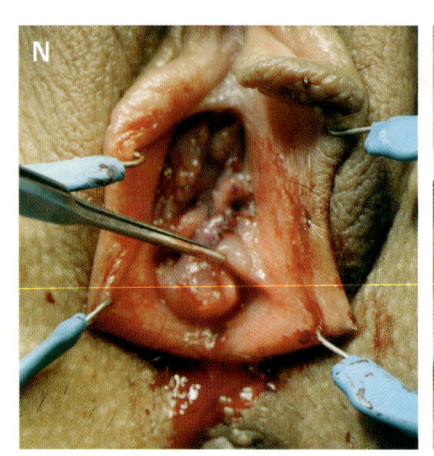

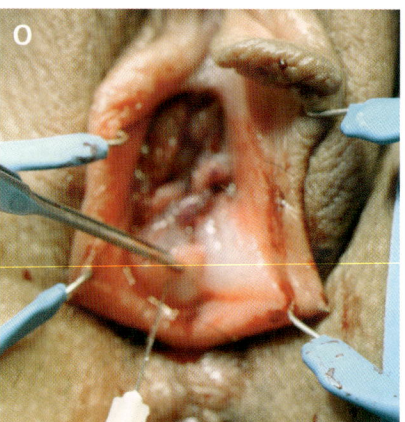

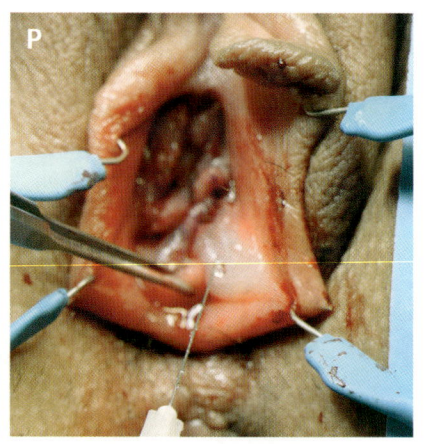

Fig. 12-4, N-P

O fragmento C' é incisado ao longo da superfície anterior e distal para criar um retalho invertido localizado superiormente (Fig. 12-4, Q). O retalho invertido no fragmento C' é exibido como se estivesse sendo incisado (Fig. 12-4, R). Hemostasia é efetuada durante todo o procedimento com pressão e uma gaze ou *swab*. O uso de eletrocautério é minimizado (Fig. 12-4, S).

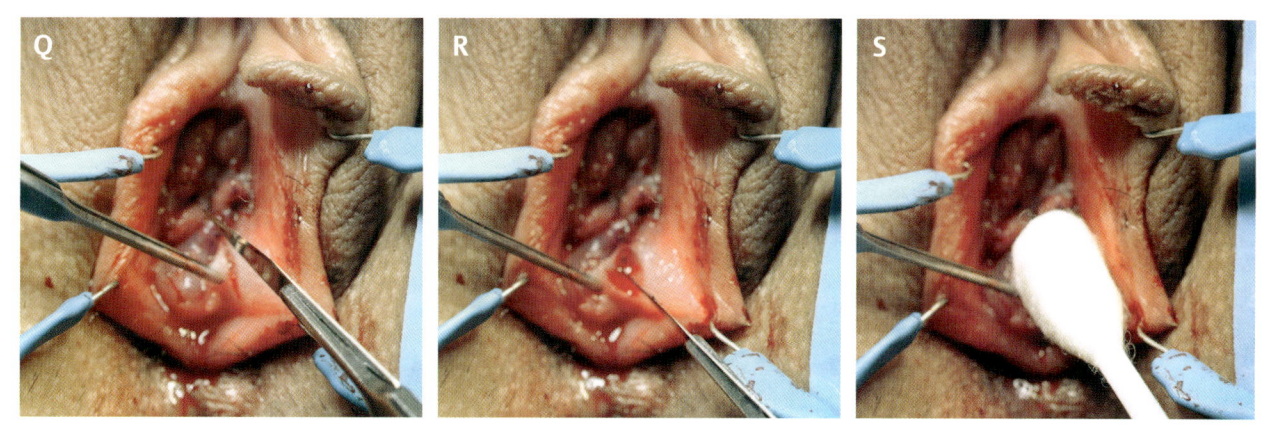

Fig. 12-4, Q-S

A sutura do fragmento C ao fragmento C' é demonstrada (Fig. 12-4, T). Sutura com fio Monocryl 5-0, montado em uma agulha cônica RB-1, éusada para minimizar o trauma ao tecido tipicamente observado com uma agulha cortante. Um fio de sutura de cor violeta facilita a visualização da sutura fina (Fig. 12-4, U). As suturas de aderência – A-A', B-B' e C-C' - estão rotuladas na Figura 12-4, V. O introito é exibido após remoção dos afastadores (Fig. 12-4, W).

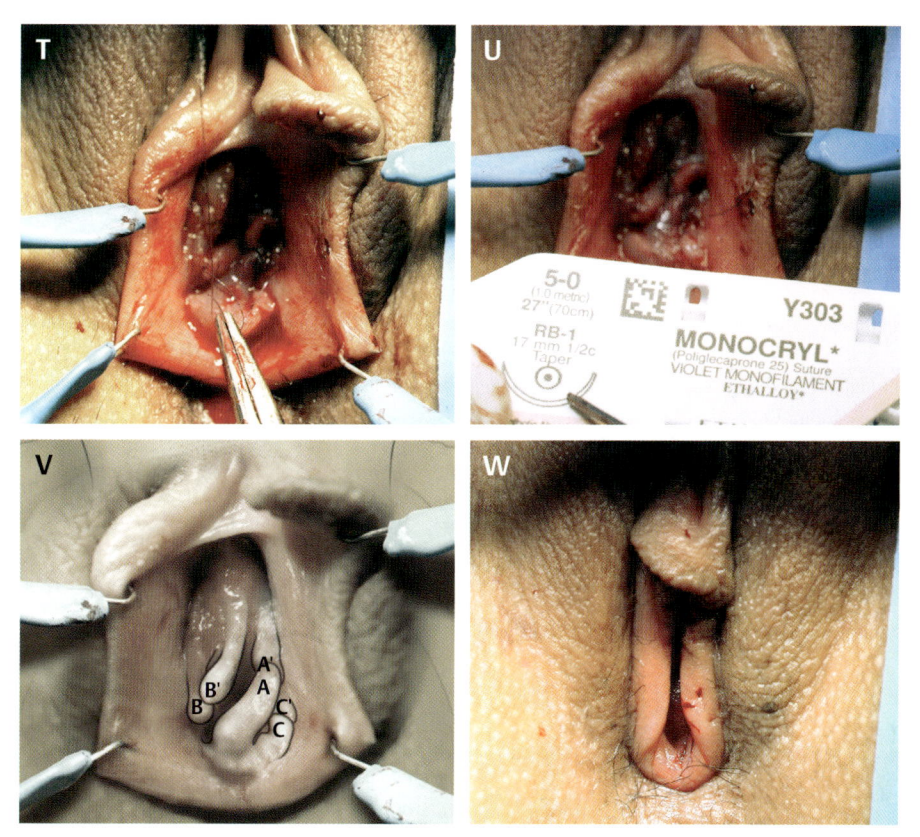

Fig. 12-4, T-W

Técnica de Cerclagem

A sequência cirúrgica para uma técnica de cerclagem é exibida na Figura 12-5.

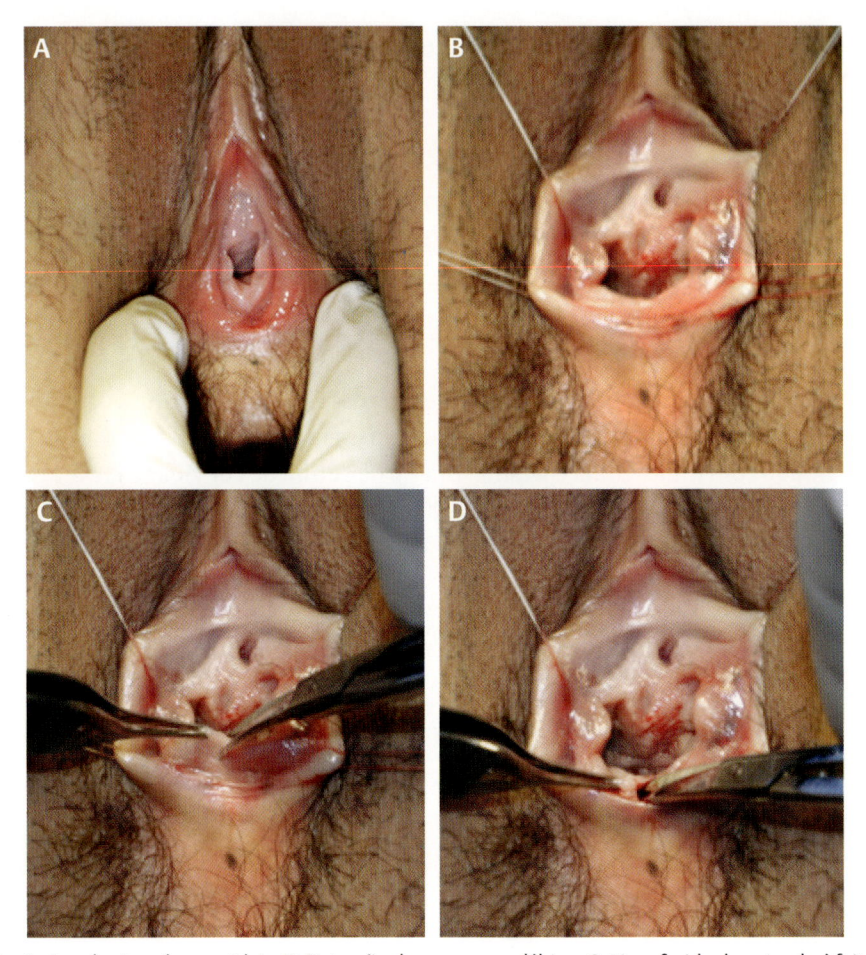

Fig. 12-5 **A,** Aparência pré-operatória. **B,** Retração dos pequenos lábios. **C,** Uma ferida de entrada é feita na posição de 6 horas com tesoura Íris. **D,** A ferida de entrada é dilatada.

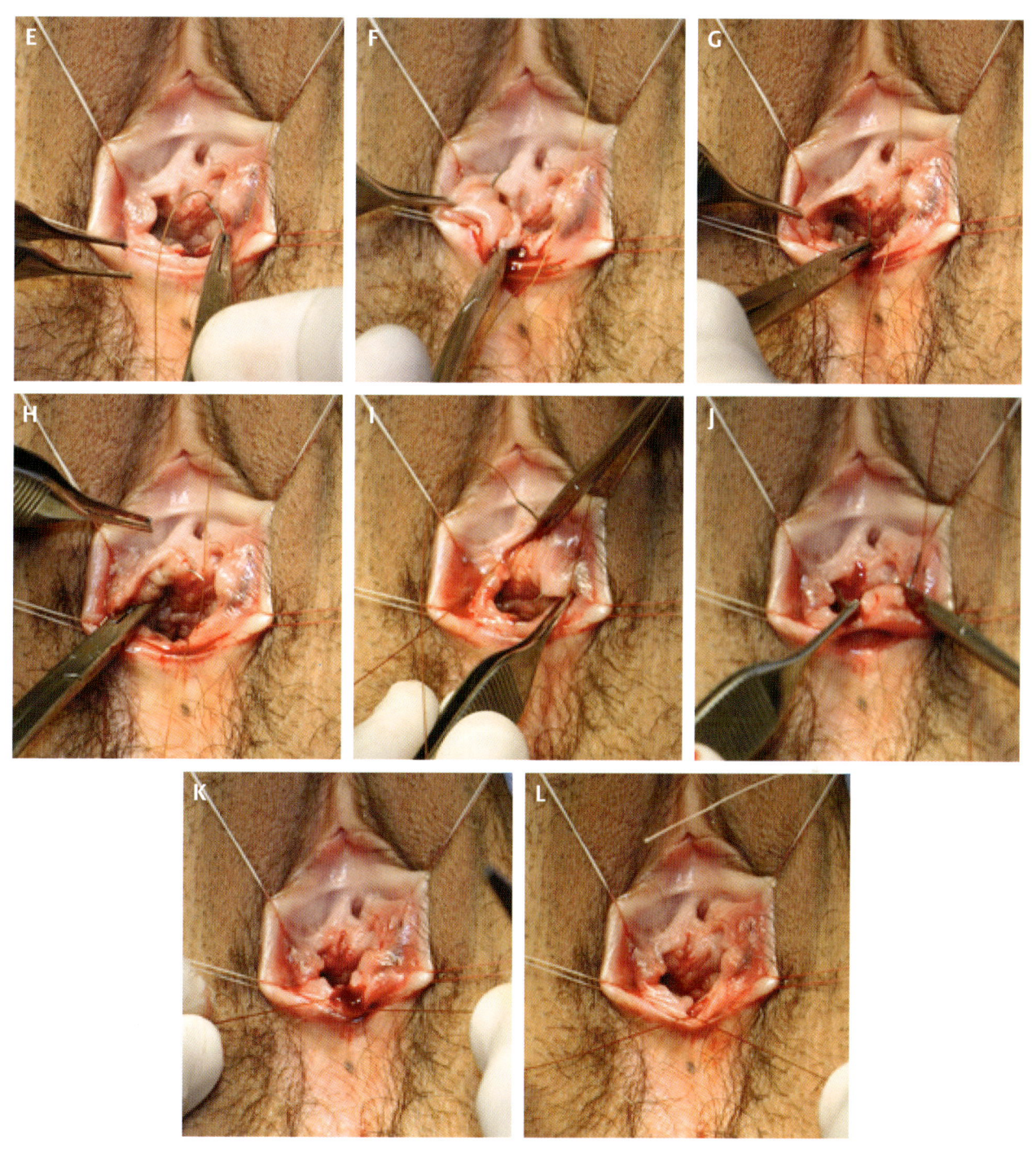

Fig. 12-5, Cont. E-J, A colocação de sutura começa na posição de 6 horas, em que um fio *catgut* cromado 4-0 atravessa a submucosa em sentido horário, com saída e reentrada em cada ferida por perfuração sequencial. **K,** Tensão adicional é aplicada para mostrar o tamanho reduzido do introito. **L,** A sutura termina com um nó na posição de 6 horas.

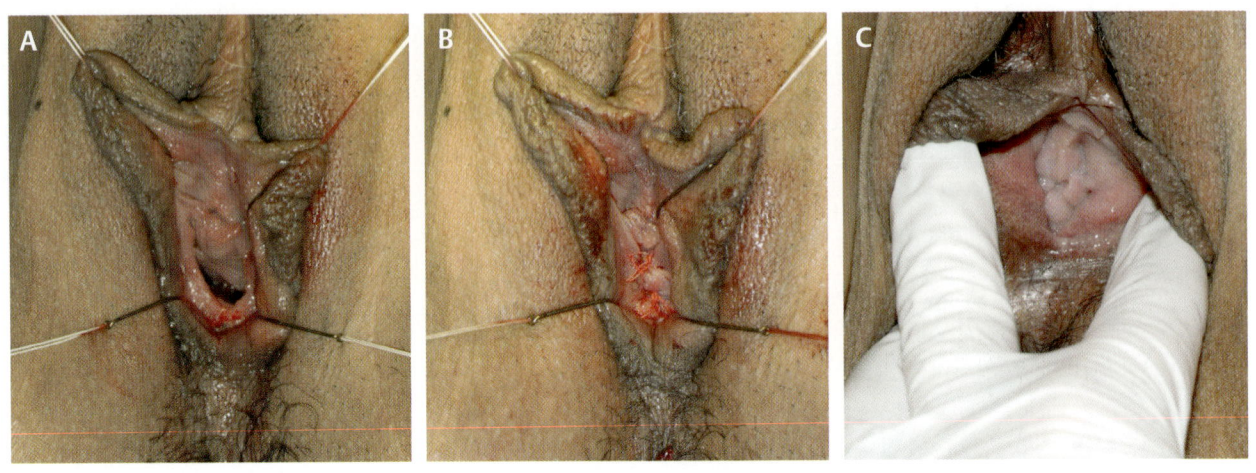

Fig. 12-6 A, Retração pré-operatória mostra o introito. **B,** A paciente é demonstrada no pós-operatório imediato após a aproximação por suturas. **C,** Três semanas após o reparo cirúrgico, as aderências estão cicatrizadas.

Técnica Tradicional de Retalhos por Desnudamento e Aproximação por Suturas

O método tradicional de retalhos por desnudamento com aproximação por suturas é exibido na Figura 12-6.

Procedimentos Auxiliares

Existe uma ideia errada de que a himenoplastia estreitará a vagina, e muitos médicos associam os dois procedimentos. Com a exceção da técnica de redução luminal previamente descrita, sugerida por Goodman,[59] a himenoplastia não estreita a vagina. Isto é discutido no Capítulo 11, Perineoplastia e Vaginoplastia. Os fabricantes (Hen Night Accessories) dos *kits on-line* de Restauração da Virgindade discutidos aqui recomendam o uso de cremes de estreitamento vaginal como um suplemento.[61]

Cuidados Pós-Operatórios

Recomendo o emprego tradicional de gelo durante as primeiras 24 a 48 horas, conforme tolerado, e regimes analgésicos padrão. Cuidado da ferida consiste na irrigação suave após a micção e batidas leves após a defecação. As pacientes são encorajadas a tomar banhos de chuveiro, mas não de banheira; banhos de assento (frio é melhor do que quente) são permitidos para alívio ou limpeza; e as pacientes não devem usar piscinas públicas, banheiras de hidromassagem ou saunas por 4 semanas.[63] Atividade física limitada sem exercícios por 4 semanas é aconselhável. As pacientes são instruídas a não usar tampões vaginais. A aplicação de pequenas quantidades de pomada aos absorventes ou o uso de curativos Telfa não aderentes para prevenir aderência é sugerida. Uma das instruções mais importantes é a de não inspecionar as feridas (o que pode causar ruptura). Isto será realizado na primeira consulta pós-operatória, 4 semanas após a cirurgia.

Raramente, uma paciente pode ser submetida a uma inspeção visual iminente para um hímen intacto. Neste caso, as suturas podem ser removidas na consulta de 3-4 semanas. No entanto, as suturas geralmente são completamente absorvidas em 6 a 8 semanas.

Avaliação dos Resultados

Os resultados são baseados no desfecho desejado, que é geralmente sangramento durante a penetração. Embora os médicos possam julgar o sucesso do procedimento pelo alcance de um reparo intacto, isto é menos importante às pacientes que avaliam o resultado por meio do sangramento ou estreitamento e dor com o "primeiro" coito. Eu busco a satisfação da paciente demonstrada na seguinte mensagem de texto de celular que uma paciente me enviou um dia após seu casamento. (A ortografia e pontuação não foram corrigidas.) "Tudo está ok se você entende o que quero dizer [sangramento ocorreu] dnt mando uma mensagem depois ttyl [falo com você mais tarde] Estou com meu marido, agradeça a todos." Disseram para essa mulher que ela estaria imediatamente divorciada e ela estava com medo de ser fisicamente agredida se não sangrasse para comprovar sua virgindade.

Resultados e Desfechos

Os resultados desses reparos são extremamente difíceis de avaliar por causa da falta de acompanhamento; portanto, as taxas de "sucesso" variam. Em um artigo de 20 pacientes submetidas à aderência cirúrgica dos fragmentos himenais, das quais 10 tiveram acompanhamento, Longmans et al.[30] declararam que todas as 10 tiveram um resultado satisfatório. Ou et al.[60] realizaram a técnica de Longman em 2 pacientes e relataram uma necessidade de repetir o procedimento em ambas (falha de 100%), mas citaram que todas as 6 pacientes que foram submetidas ao reparo por cerclagem relataram "nenhum arrependimento". van Moorst et al.[1] demonstraram que das 24 pacientes, 19 retornaram para acompanhamento, apenas 2 (11%) sangraram com a penetração, e 17 (89%) não sangraram. No entanto, apesar do número de pacientes que não sangrou, 13 das 19 (68%) afirmaram que fariam o procedimento novamente, e todas as 19 pacientes cirúrgicas disseram que não estavam arrependidas de realizar o procedimento.

Em minha experiência, em seis de sete pacientes (submetidas ao procedimento descrito) contatadas eletronicamente ou examinadas fisicamente, o reparo foi considerado bem-sucedido. Sucesso foi definido como duas ou três aderências intactas na consulta pós-operatória de 1 mês ou sangramento durante o coito. Uma das sete pacientes foi examinada 4 semanas após a cirurgia; uma de três aderências tinha cicatrizado. Esta paciente foi tratada com uma sutura transluminal com fio *catgut* cromado 5-0 5 dias antes de seu casamento para assegurar o sangramento; sangramento na consumação foi posteriormente confirmado.

Problemas e Complicações

Pouco é escrito sobre os problemas e complicações da himenoplastia, além dos resultados discutidos previamente e as implicações sociais, religiosas, culturais e éticas já revisadas. A maioria dos autores relata que as complicações são menores; no entanto, alguns mencionam, sem documentação, os riscos de "distorção, reparo excessivamente vigoroso, com dispareunia secundária ou inibição da penetração, separações das incisões, defeitos adicionais no anel himenal após a cirurgia; decepção do parceiro e perpetuação da injustiça social com as mulheres"[59]; falha em sangrar; e complicações médicas graves.[3,5,13] Sabemos que se a cirurgia for limitada ao hímen, as lesões himenais tendem a cicatrizar rapidamente e não deixar evidência de uma prévia lesão, como demonstrado em um estudo de adolescentes.[32]

Himenoplastia é um procedimento interessante em que a complicação mais comum é a deiscência da ferida, que é essencialmente um estado natural do hímen com a lesão. Na série de casos discutida por Longmans *et al.*,[30] Ou *et al.*[60] e van Moorst *et al.*,[1] falha em sangrar e ruptura do reparo foram as únicas complicações relatadas.[1,30,60] Eles não relataram sobre as consequências culturais daquelas que não sangraram, porém o acompanhamento limitado do estudo realizado por van Moorst (provavelmente o menos tendencioso) mostrou que 19 de 24 mulheres que foram submetidas ao procedimento não estavam arrependidas.

Referências

1. van Moorst BR, van Lunsen RH, van Dijken DK et al. Backgrounds of women applying for hymen reconstruction, the effects of counselling on myths and misunderstandings about virginity, and the results of hymen reconstruction. Eur J Contracept Reprod Health Care 17:93, 2012.
2. World Health Organization (WHO). Female genital mutilation: an overview. Geneva, Switzerland: World Health Organization, 1998. Available at *http://apps.who.int/iris/bitstream/10665/42042/1/9241561912_eng.pdf.*
3. O'Connor M. Reconstructing the hymen: mutilation or restoration? J Law Med 16:161, 2008.
4. Webb E. Cultural complexities should not be ignored. BMJ 316:462, 1998.
5. Cook RJ, Dickens BM. Hymen reconstruction: ethical and legal issues. Int J Gynecol Obstet 107:266, 2009.
6. Essén B, Blomkvist A, Helström L et al. The experience and responses of Swedish health professionals to patients requesting virginity restoration (hymen repair). Reprod Health Matters 18:38, 2010.
7. Dobbeleir J, Landuyt K, Monstrey S. Aesthetic surgery of the female genitalia. Semin Plast Surg 25:130, 2011.
8. El Hennawy M. Hymenoplasty. Available at *http://www.powershow.com/view/3b58f5-MjAzZ/Hymenoplasty_Dr_Muhammad_El_Hennawy_Ob_gyn_specialist_Rass_powerpoint_ppt_presentation.*
9. Kandela P. Egypt's trade in hymen repair. Lancet 347:1615, 1996.
10. Usta I. Hymenorrhaphy: what happens behind the gynaecologist's closed door? J Med Ethics 26:217, 2000.
11. Awwad J, Nassar A, Usta I et al. Attitudes of Lebanese University students towards surgical hymen reconstruction. Arch Sex Behav 42:1627, 2013.
12. Eºsizoðlu A, Yasan A, Yildirim AE et al. Double standard for traditional value of virginity and premarital sexuality in Turkey: a university student's case. J Womens Health 51:136, 2011.
13. Roberts H. Reconstructing virginity in Guatemala. Lancet 367:1227, 2006.
14. Paterson-Brown S. Commentary: education about the hymen is needed. BMJ 316:461, 1998.

15. Ahmadi A. Ethical issues in hymenoplasty: views from Tehran's physicians. J Med Ethics 40:429, 2014.
16. Philadelphoff-Puren N. Exhibiting the hymen: the blank page between law and literature. Stud Law Polit Soc 34:33, 2004.
17. Gursoy E, Vural G. Nurses' and midwives' views on approaches to hymen examination. Nurs Ethics 10:485, 2003.
18. Raveenthiran V. Surgery of the hymen: from myth to modernization. Indian J Surg 71:224, 2009.
19. Cook S. The Islamic Garden. The myth of the hymen continues. Available at *http://www.islamicgarden.com/mythhymen.html*.
20. Committee on Gynecologic Practice, American College of Obstetricians and Gynecologists. ACOG Committee Opinion No. 378: Vaginal "rejuvenation" and cosmetic vaginal procedures. Obstet Gynecol 110:737, 2007.
21. Royal College of Obstetricians and Gynaecologists. Statement number 6: Hymenoplasty and Labial Surgery. London: Royal College of Gynaecologists, 2009.
22. Goodman MP, Bachmann G, Johnson C et al. Is elective vulvar plastic surgery ever warranted, and what screening should be conducted preoperatively? J Sex Med 4:269, 2007.
23. Friedman RL. Surgery is not what it seems. BMJ 316:462, 1998.
24. Kopelman LM. Make her a virgin again: when medical disputes about minors are cultural clashes. J Med Philos 39:8, 2014.
25. Earp BD. Hymen 'restoration' in cultures of oppression: how can physicians promote individual patient welfare without becoming complicit in the perpetuation of unjust social norms? J Med Ethics 40:431, 2014.
26. Wild V, Neuhaus Bühler R, Poulin H et al. [Requests for online consultations on the operative reconstruction of the hymen—data from the university hospital Zurich and the children's hospital Zurich] Praxis (Bern 1994) 99:475, 2010.
27. Raphael DD. Commentary: the ethical issue is deceit. BMJ 316:461, 1998.
28. Amy JJ. Certificates of virginity and reconstruction of the hymen. Eur J Contracept Reprod Health Care 13:111, 2008.
29. Helgesson G, Lynöe N. Should physicians fake diagnoses to help their patients? J Med Ethics 34:133, 2008.
30. Longmans A, Verhoeff A, Raap RB et al. Should doctors reconstruct the vaginal introitus of adolescent girls to mimic the virginal state? Who wants the procedure and why? BMJ 316:459, 1998.
31. Hobday AJ, Haury L, Dayton PK. Function of the human hymen. Med Hypotheses 49:171, 1997.
32. McCann J, Miyamoto S, Boyle C et al. Healing of hymenal injuries in prepubertal and adolescent girls: a descriptive study. Pediatrics 119:1094, 2007.
33. Curtis E, San Lazaro C. Appearance of the hymen in adolescents is not well documented. BMJ 318:605, 1999.
34. Edgardh K, Ormstad K. The adolescent hymen. J Reprod Med 47:710, 2002.
35. Mor N, Merlob P, Reisner SH. Types of hymen in the newborn infant. Eur J Obstet Gynecol Reprod Biol 22:225, 1986.
36. Gardner JJ. Descriptive study of genital variation in healthy, nonabused premenarchal girls. J Pediatr 120:251, 1992.
37. Berenson AB, Heger AH, Hayes JM et al. Appearance of the hymen in prepubertal girls. Pediatrics 89:387, 1992.
38. Berenson A, Heger A, Andrews S. Appearance of the hymen in newborns. Pediatrics 87:458, 1991.
39. Berenson AB. Appearance of the hymen at birth and one year of age: a longitudinal study. Pediatrics 91:820, 1993.
40. Berenson AB. A longitudinal study of hymenal morphology in the first 3 years of life. Pediatrics 95:490, 1993.
41. Heger AH, Ticson L, Guerra L et al. Appearance of the genitalia in girls selected for nonabuse: review of hymenal morphology and nonspecific findings. J Pediatr Adolesc Gynecol 15:27, 2002 42. Goodyear-Smith FA, Laidlaw TM. What is an 'intact' hymen? A critique of the literature. Med Sci Law 38:289, 1998.
43. Berenson AB, Chacko MR, Wiemann CM et al. Use of hymenal measurements in the diagnosis of previous penetration. Pediatrics 109:228, 2002.

44. Stewart ST. Hymenal characteristics in girls with and without a history of sexual abuse. J Child Sex Abus 20:521, 2011.
45. Loeber O. Over het zwaard en de schede; bloedverlies en pijn bij de eerste coitus. Een onderzoek bij vrouwen uit diverse culturen. Tijdschr Sek 32:129, 2008.
46. Prakash V. Hymenoplasty—how to do. Indian J Surg 71:221, 2009.
47. Emans SJ, Woods ER, Allred EN et al. Hymenal findings in adolescent women: the impact of tampon use and consensual sexual activity. J Pediatr 125:153, 1994.
48. Cunningham FG, MacDonald PC, Gant NF et al. Anatomy of the reproductive tract. In Cunningham FG, MacDonald PC, Gant NF et al., eds. Williams Obstetrics, ed 20. Norwalk, CT: Appleton & Lange, 1997.
49. Rogers DJ, Stark M. The hymen is not necessarily torn after sexual intercourse. BMJ 317:414, 1998.
50. Goodyear-Smith FA, Laidlaw TM. Can tampon-use cause hymen changes in girls who have not had sexual intercourse? A review of the literature. Forensic Sci Int 94:147, 1998.
51. Adams JA, Botash AS, Kellogg N. Differences in hymenal morphology between adolescent girls with and without a history of consensual sexual intercourse. Arch Pediatr Adolesc Med 158:280, 2004.
52. Karasahin KE, Alanbay I, Ercan CM et al. Comment on a cerclage method for hymenoplasty. Taiwan J Obstet Gynecol 48:203, 2008.
53. Heppenstall-Heger A, McConnell G, Ticson L et al. Healing patterns in anogenital injuries: a longitudinal study of injuries associated with sexual abuse, accidental injuries, or genital surgery in the preadolescent child. Pediatrics 112:829, 2003.
54. Cartwright R, Cardozo L. Cosmetic vulvovaginal surgery. Obstetrics, Gynaecol Reprod Med 18:285, 2008.
55. Duggal NL, Mercado C, Daniels K et al. Antibiotic prophylaxis for prevention of postpartum perineal wound complications: a randomized controlled trial. Obstet Gynecol 111:1268, 2008.
56. Buppasiri P, Lumbiganon P, Thinkhamrop J et al. Antibiotic prophylaxis for third- and fourthdegree perineal tear during vaginal birth. Cochrane Database Syst Rev 11:CD005125, 2010.
57. Renganathan A, Cartwright R, Cardozo L. Gynecological cosmetic surgery. Exp Rev Obstet Gynecol 4:101, 2009.
58. Tschudin S, Schuster S, Dumont dos Santos D et al. Restoration of virginity: women's demand and health care providers' response in Switzerland. J Sex Med 10:2334, 2013.
59. Goodman MP. Female genital cosmetic and plastic surgery: a review. J Sex Med 8:1813, 2011.
60. Ou MC, Lin CC, Pang CC et al. A cerclage method for hymenoplasty. Taiwan J Obstet Gynecol 47:355, 2008.
61. pbw. Menfolk behold the monster you created: wedding night survival kit for fake virgins. Available at *http://peacebenwilliams.com/menfolk-behold-the-monster-you-created-wedding-night-survivalkit-for-fake-virgins-see-photo/*.
62. pbw. Hymen Shop. Available at *http://www.hymenshop.com*.
63. Ramler D, Roberts J. A comparison of cold and warm sitz baths for relief of postpartum perineal pain. J Obstet Gynecol Neonatal Nurs 15:471, 1986.

CAPÍTULO 13

Procedimentos Auxiliares

Clara Santos ◊ *Red Alinsod*

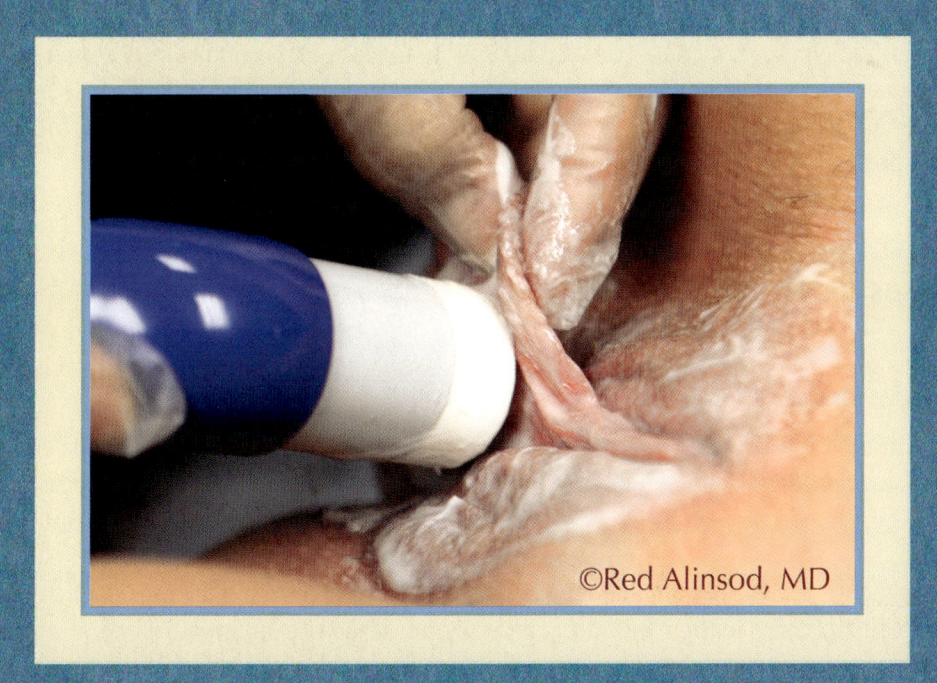

TÉCNICAS DE CLAREAMENTO VULVAR

Clara Santos

Pontos-Chave

- *Hiperpigmentação vulvar é causada por uma concentração aumentada de melanina, que pode ocorrer em resposta a determinadas condições médicas, medicamentos e irritação física. Pode afetar a autoconfiança, bem como a saúde sexual.*
- *Os tratamentos incluem a aplicação de vários ácidos que clareiam e suavizam a área afetada, peelings clareadores para renovar a pele e lasers fracionados de CO_2.*

Estética é o conjunto de princípios que rege os conceitos de beleza e gosto artístico. Envolve a percepção e opinião do que é bonito e as emoções que a beleza provoca.

Atualmente, as pacientes atentas estão mais do que nunca buscando a perfeição física, em vez de apenas a melhora. À medida que as mulheres se tornam mais confortáveis com a ideia de procedimentos eletivos criados para melhorar suas aparências e autoconfiança, não é de surpreender que elas queiram alterar, "rejuvenescer" ou reconstruir ainda mais as áreas íntimas de seus corpos.[1]

Causas da Hiperpigmentação Vulvar

A cor da pele é formada por uma combinação dos pigmentos caroteno, hemoglobina e melanina. A principal causa de hiperpigmentação vulvar é a produção de melanina. Todos possuem o mesmo número de células produtoras de melanina (melanócitos), independente da etnia; no entanto, a quantidade de melanina produzida, e como esta é distribuída, varia de pessoa para pessoa.

Hiperpigmentação pigmentada benigna da vulva pode ocorrer em pacientes com condições dermatológicas, como lentigo, melanose, hiperpigmentação pós-inflamatória, ceratose seborreica, acantose *nigricans*, lentigo simples, verrugas, líquen plano, lúpus eritematoso discoide e psoríase. Condições sistêmicas, como a doença de Cushing e doença de Addison, podem contribuir com a hiperpigmentação vulvar.[2]

Lesões pigmentadas malignas incluem alguns casos de neoplasia intraepitelial vulvar e melanoma.[3] Uma biópsia é sempre recomendada quando um diagnóstico não pode ser estabelecido com segurança após o exame clínico e dermatoscopia.

Com menor frequência, fármacos, como psoraleno, bergamota, arsênico e citostáticos, podem causar hiperpigmentação. Estados patológicos endócrinos, como Kwashiorkor e excesso de hormônio adrenocorticotrófico, bem como estados endócrinos fisiológicos, como gravidez, podem estimular o escurecimento da área genital. Nestas condições, a resposta da cor da pele da paciente está associada, sobretudo, aos pigmentos provenientes da hemoglobina e carotenos.

As causas mais comuns de hiperpigmentação vulvar são de origem física: tratamentos depilatórios para a remoção de pelos, e o uso de calcinhas fio dental e roupas justas ou de banho. Estas práticas resultam em fricção excessiva contra a pele, o que causa irritação e escurecimento das áreas vulvar-inguinal e perianal. Esta pele escurecida pode constranger as pacientes e afetar sua autoestima.

Estética Vulvar Ideal

Lesões pigmentadas da mucosa genital são mais frequentes em mulheres do que em homens.[4] Algumas mulheres podem buscar tratamentos vulvares ou vaginais para melhoria puramente estética ou para melhorias funcionais. Um dos motivos mais comuns para uma consulta estética é a hiperpigmentação vulvar. Mesmo na ausência de questões funcionais, a hiperpigmentação vulvar provoca falta de autoconfiança em muitas mulheres, o que pode resultar em comprometimento sexual.

Agentes Químicos Utilizados para o Clareamento Vulvar

Ácido Láctico

O ácido láctico pertence ao grupo dos alfa-hidroxiácidos e é um ácido suave comumente utilizado em muitos produtos de cuidados da pele. Ocorre naturalmente e está presente no leite coalhado ou fermentado. O ácido láctico melhora a hidratação, coloração e qualidade da pele. Este agente químico possui propriedades hidratantes, esfoliantes e clareadoras da pele. Como um hidratante, o ácido láctico aumenta o nível de hidratação da pele pela criação de uma barreira que mantém a umidade dentro das células cutâneas. A propriedade esfoliante do ácido láctico remove gentilmente as células mortas da pele. Após a escamação da pele, a pele nova e mais jovem apresenta uma aparência mais macia e lisa. Para o clareamento da pele, o uso de baixas concentrações de ácido láctico por múltiplos ciclos celulares uniformiza a tonalidade da pele.

Ácido Azelaico

O ácido azelaico é produzido pela *Malassezia furfur*, que é uma levedura que mora na pele normal. Suas principais propriedades químicas são antimicrobianas e ceratolíticas, e também remove radicais livres. Originalmente, o ácido azelaico era utilizado para tratar rosácea e acne de graus I e II. Com respeito à hiperpigmentação, o ácido azelaico é usado por suas propriedades clareadoras da pele e como um inibidor da tirosinase para reduzir a síntese de melanina. Também possui propriedades antioxidantes e bactericidas.

Ácido Mandélico

O ácido mandélico é extraído de amêndoas amargas. Possui propriedades esfoliantes e gentilmente se adere à pele para remover as células mortas da pele. Tal como o ácido glicólico e ácido láctico, o ácido mandélico é um ácido alfa-hidroxi. O maior tamanho de sua molécula (quando comparado ao ácido glicólico e ácido láctico) favorece a menor penetração na pele e, desse modo, menor irritação. Também possui propriedades bactericidas e hidratantes.

Técnicas de Clareamento

Peeling Químico

Um *peeling* químico é uma técnica antiga, porém excelente para a renovação cutânea. Após a descamação da pele, a nova superfície cutânea é mais clara e mais lisa. Tratamento com *peeling* químico da pele da genitália externa é mais difícil, proveniente da sensibilidade do tecido nesta área. Outro desafio é em determinar a extensão da área a ser tratada, pois o excesso de pigmentação pode-se estender para além da pele dos grandes lábios e afetar a região inguinal interna. Por causa das pregas cutâneas naturais da área inguinal que sofre atrito com o movimento e contra a roupa, a pele nesta área pode ser facilmente danificada. No entanto, alguns agentes e formulações de *peeling* químico têm sido utilizados nestas áreas com bons resultados, incluindo formulações combinando ácido fítico, retinoico e azelaico em baixas concentrações.

G-Peel

O G-Peel é uma formulação composta, utilizada principalmente para o clareamento genital. A combinação de agentes age reduzindo a hiperpigmentação sem causar danos cutâneos.

Tratamentos G-Peel envolvem oito consultas. As pacientes devem realizar tricotomia um dia antes de cada consulta. Imediatamente antes do *peeling*, a área afetada deve ser limpa com o uso de sabão de pH neutro. Proteção da mucosa com gaze após o *peeling* é importante. A solução é aplicada às áreas escurecidas da vulva e grandes lábios com o uso de um pincel descartável, e deixada no local por 15 a 20 minutos. A solução de *peeling* é removida com água. A pele geralmente parece estar relaxada, e as pacientes não devem sentir desconforto. Se a paciente relatar qualquer irritação durante o procedimento, a solução de *peeling* deve ser removida imediatamente. Para pacientes sem problemas, o *peeling* é repetido cada 15 dias durante 2 meses, até que os resultados desejados sejam alcançados.

Os cuidados caseiros após este procedimento duram 2 meses e são fáceis de realizar. Para a limpeza, as pacientes devem usar um sabão suave que contenha lactobacilos, que servem para restaurar o pH natural da vagina. Os ingredientes ativos ideais para estes produtos incluem camomila, babosa e calêndula. As pacientes devem evitar sabões que contenham ácido, bem como sabões esfoliantes. As pacientes devem aplicar um creme de manutenção duas vezes ao dia; este creme contém baixas concentrações de agentes clareadores, como vitamina C, ácido fítico e ácido kójico, que são seus principais ingredientes.

Laser Fracionado de CO

Os *lasers* fracionados têm sido utilizados para muitos procedimentos dermatológicos, ginecológicos e estéticos (ver Capítulo 17). Um *laser* fracionado de CO_2 trata somente uma coluna específica da pele e, portanto, deixa o tecido adjacente intacto. Este tipo de *laser* pode ser usado para o tratamento de pigmentação vulvar em pacientes selecionadas com tipos cutâneos de Fitzpatrick I a III, pois peles mais escuras são propensas à hiperpigmentação rebote.

Precauções de Segurança

Para tratar a pele genital, o uso de agentes de *peeling* e *lasers* requer cuidado para evitar queimadura da pele e hipopigmentação ou hiperpigmentação pós-inflamatória.

O tratamento deve ser descontinuado se as pacientes desenvolverem qualquer um dos seguintes:
- Eritema.
- Escamação.
- Prurido.
- Queimadura.

Caso uma sensibilidade se desenvolva, a sessão deve ser adiada até que a pele esteja normal novamente.

Resultados

Exemplos de pacientes de procedimentos auxiliares são exibidos nas Figuras 13-1 e 13-2.

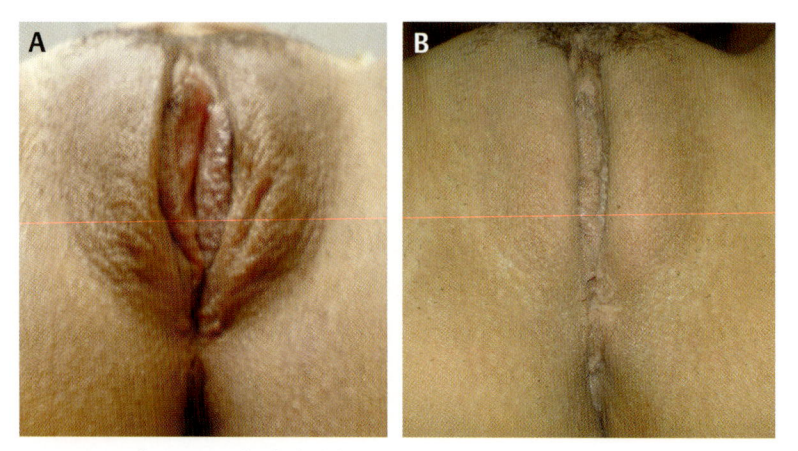

Fig. 13-1 A, Esta paciente de 32 anos de idade é demonstrada antes do tratamento. Ela tinha hiperpigmentação e falta de volume de seus grandes lábios. **B,** Após o tratamento. Preenchedor à base de ácido hialurônico foi injetado em seus grandes lábios (5 cc em cada lado), e um tratamento de clareamento G-Peel foi realizado nas áreas hiperpigmentadas.

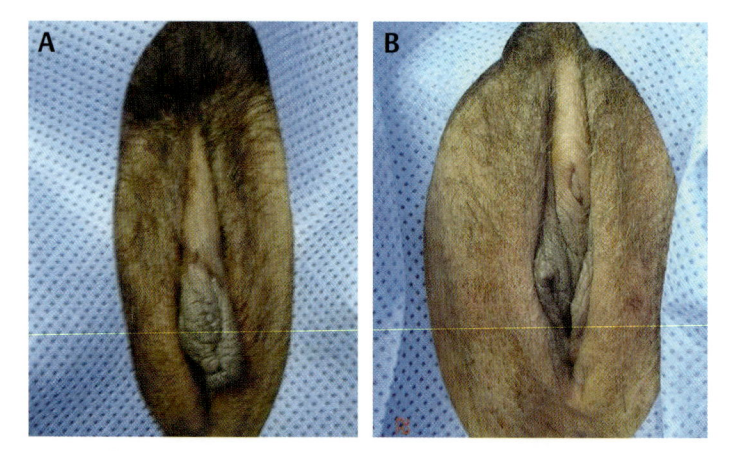

Fig. 13-2 A, Esta paciente de 58 anos de idade é demonstrada antes do tratamento. Ela tinha hiperpigmentação e perda de volume pós-menopausa em seus grandes lábios. **B,** Após o tratamento. Preenchedor à base de ácido hialurônico foi injetado em seus grandes lábios (4 cc em cada lado), e um tratamento de clareamento G-Peel foi realizado nas áreas hiperpigmentadas.

Conclusão

Na presença de hiperpigmentação vulvar, lesões e determinadas condições médicas devem ser excluídas, através de diagnóstico clínico, dermatoscopia ou biópsia. O próximo passo será o clareamento da pele vulvar para tratar a hiperpigmentação. Cuidado apropriado, *peelings* e *lasers* definitivamente contribuíram com os resultados benéficos alcançados, o que encorajou um número muito maior de pacientes a buscar estes tipos de tratamento. À medida que estas técnicas se tornam mais populares, mais pacientes irão se beneficiar delas como meio de melhorar a confiança e autoestima.

DERMOELETROPORAÇÃO PARA CLAREAMENTO VULVOVAGINAL

Red Alinsod

Pontos-Chave

- Dermoeletroporação® transitoriamente diminui a resistência cutânea e abre os canais de água para permitir que macromoléculas sejam transportadas pela pele.
- Penetração cutânea de ácido ascórbico é muito limitada.
- Macromoléculas, como o BV-OSC (ascorbato de tetrahexildecil), atuam como antioxidantes biodisponíveis e agentes clareadores que podem ser utilizados para clareamento vulvovaginal.
- Clareamento vulvovaginal pode ser seguramente alcançado com a dermoeletroporação, mas os efeitos devem ser mantidos com tratamentos periódicos.
- Outras macromoléculas (como colágeno e ácido hialurônico) podem ser utilizadas com a dermoeletroporação para alcançar uma aparência jovial da pele.

Eletroporação: Uma Tecnologia Usada na Terapia Gênica

A eletroporação é um método terapêutico médico utilizado para administrar fármacos imprescindíveis e genes benéficos diretamente nas células humanas. Três décadas atrás, pesquisadores descobriram que a aplicação breve de um campo elétrico a uma célula viva causa uma permeabilidade transitória na membrana externa da célula.[5] Esta permeação é manifestada pelo aparecimento de poros na membrana. Após a descontinuação do campo, os poros fecham em até 30 minutos sem danos significativos às células expostas e com as moléculas terapêuticas presas no interior de células-alvo. O fenômeno é conhecido como *eletroporação*, formado pelas palavras *elétrico* e *poro*. Atualmente, é comum o uso de eletroporação na terapia oncológica, e como um método de transporte de DNA na terapia gênica e vacinas de DNA.

Pulsos curtos de alta voltagem podem acarretar efeitos dramáticos e reversíveis nas propriedades elétricas da pele. Durante um pulso, a resistência cutânea diminui até três ordens de magnitude em microssegundos. Esta alteração na resistência da pele é completamente ou parcialmente reversível em alguns minutos ou mais. Em voltagens relativamente baixas (inferiores a 30 V), esta queda na resistência da pele pode ser atribuída à eletroporação dos apêndices (p. ex., glândulas sudoríparas e folículos pilosos). Este efeito permite o alcance de objetivos estéticos almejados e específicos à pele, como clareamentos vulvar e anal.

Na eletroporação transdérmica, o objetivo é obter uma distribuição homogênea de um campo eficaz. Para a administração tópica de agentes ativos através da pele, é desejável confinar o campo elétrico a uma camada cutânea superficial, de modo que os nervos e músculos subjacentes não fiquem sujeitos a uma forte estimulação elétrica. Após ruptura do extrato córneo por eletroporação, a profundidade do campo elétrico está relacionada com o espaçamento do eletrodo. Um espaçamento reduzido de múltiplos eletrodos confinará o campo a uma região superficial e, portanto, é uma configuração preferível que pode permitir o alcance dos efeitos de clareamento pretendidos a uma região específica, como a área vulvovaginal.

Para aplicações estéticas médicas e não médicas em humanos, a eficácia e sensação são critérios muito importantes. Os resultados dos estudos mostram que pelo menos quatro fatores influenciam estas considerações importantes: formulação e seu valor de pH correspondente, *design* do eletrodo, parâmetros elétricos e sítio cutâneo.[5] Com respeito aos cosmecêuticos, a formulação de eleição é estável e tem um pH neutro. A estabilidade da formulação determina o período de tempo sobre o qual o substrato (p. ex., colágeno) ficará ativo na pele.

Dermoeletroporação: Um Método de Administração de Substâncias Transdérmicas sem Agulhas

A dermoeletroporação – como o nome sugere – refere-se ao derivado dermatológico da eletroporação, aperfeiçoado para a administração de substratos iônicos na derme e hipoderme. Dermoeletroporação é uma tecnologia patenteada, desenvolvida em Florença, Itália, muitos anos atrás por Mattioli Engineering, e clinicamente pesquisada e testada na Siena University.[5] Uma corrente nula possibilita o uso de todos os tipos de soluções iônicas (não apenas daquelas aprovadas para iontoforese), em razão da ausência de reações eletrolíticas nos eletrodos. Ensaios clínicos demonstraram a possibilidade de obter, pela primeira vez, a administração transdérmica de macromoléculas (1.000.000 Dalton ou mais) como o colágeno, hialuronatos, elastina, vitamina C, ácido kójico e hidroquinona; isto sugere potenciais aplicações de novos tipos de substâncias impossíveis de serem administradas pela iontoforese clássica, que é limitada a moléculas de menor peso molecular.

Estudos de Dermoeletroporação

Desde que Bacchi[5] na Siena University, Itália, relatou acerca dos ensaios clínicos iniciais usando dermoeletroporação, mais de 4.000 artigos científicos publicados foram apresentados discutindo os resultados e possibilidades do método.

Fármacos e macromoléculas biologicamente ativos, como os peptídeos, proteínas, oligonucleotídeos e glicosaminoglicanos, são caracterizados por meias-vidas biologicamente curtas e biodisponibilidade escassa. Tais características dificultam o seu emprego para estratégias terapêuticas, além das parenterais, que frequentemente são viáveis apenas em hospitais. Em um estudo de caso, os autores usaram uma técnica de dermoeletroporação, que envolvia o Transderm Ionto System® (Mattioli Engineering) ou o dispositivo Collagenizer® (Vitality Concepts)[6] (ver Fig. 13-3). Além disso, foi analisada a administração transdérmica *in vivo* de moléculas biologicamente ativas. A vantagem em usar pulsos elétricos controlados *versus* a aplicação direta de corrente demonstrou uma redução significativa na degradação de moléculas a serem administradas por via transdérmica.

Três seções foram investigadas:
    Seção 1. Análise microscópica do tecido cutâneo após a aplicação do campo elétrico
    Seção 2. Análise qualitativa da administração transdérmica de uma proteína macromolecular (colágeno tipo 1)
    Seção 3. Análise quantitativa da administração transdérmica de lidocaína

O estudo demonstrou que a dermoeletroporação pode ser usada para administração transdérmica de moléculas biologicamente ativas, neste caso, uma grande proteína macromolecular (colágeno tipo 1) e de uma molécula de anestésico geral (lidocaína).

Este protocolo é adequado para pacientes com os efeitos de acne ou estágios iniciais de envelhecimento cutâneo sem rendimento de tecido e para a manutenção dos resultados da cirurgia estética nas áreas faciais e corporais. O protocolo consiste primeiro em uma dermoabrasão da superfície, realizada com cristais de coríndon, para remover a camada córnea e para vascularização. Imediatamente depois, substâncias ativas são introduzidas usando o método de dermoeletroporação – um método novo de administração com um único disparo, consistindo em uma administração controlada de pulsos elétricos que causam "canais intercelulares" nas células dérmicas, possibilitando, dessa forma, a passagem transdérmica de moléculas.[7] Uma característica de vibração completa o processo de dermoeletroporação por meio da estimulação dos corpúsculos de Merkel para uma maior reestruturação conectiva do próprio tecido.

Tratamento por Dermoeletroporação

Durante o início da década de 1970, um grupo de dermatologistas americanos descobriu uma alteração na polarização da membrana celular que poderia ser utilizada para promover um tipo de "pulsação" celular por meio da aplicação de um impulso elétrico intenso por um curto período de tempo, em um comprimento de onda adequado.[8] Após o choque inicial, a polaridade enviada era lentamente revertida, a produção de eletrólise era evitada, e canais intercelulares abertos, através dos quais as substâncias podiam passar. Este método foi denominado "tratamento por eletroporação" e foi usado, com técnicas especiais, no tratamento transdérmico de melanoma.

Para alcançar um efeito de eletroporação, uma voltagem transmembranar (0,5 a 1,5 V) é gerada por uma sequência controlada de propagação de pulsos elétricos. Estes pulsos provocam a formação de canais hidrossolúveis e a abertura dos poros pelos componentes lipídicos na membrana celular. Estas alterações proporcionam às membranas uma maior permeabilidade a uma ampla variedade de moléculas hidrofílicas que, de outra forma, não poderiam entrar na pele. Uma vez que estes canais sejam formados, eles permanecem abertos por um tempo relativamente longo, cerca de vários segundos. A dermoeletroporação segue as mesmas regras. No entanto, esta técnica não lesiona as células ou altera a membrana. Ao contrário da eletroporação, a dermoeletroporação aplica pulsos elétricos de baixa voltagem com um comprimento de onda adequado, evitando, assim, um efeito de eletrólise, ao mesmo tempo em que possibilita a abertura dos canais intracelulares e a penetração de substâncias ativas na pele.

O dispositivo de dermoeletroporação utiliza um circuito de propagação de pulsos que permite que macromoléculas (p. ex., colágeno, ácido hialurônico, elastina, vitamina C, ácido kójico e lidocaína) sejam administradas na derme por via transdérmica.[9] Esta nova tecnologia proporciona disparos de pulsos com polaridade invertida, prevenindo os efeitos da eletrólise nos eletrodos, ao mesmo tempo em que retém completamente o efeito de fornecimento transdérmico, usando voltagens de baixa potência e baixa corrente. Pacientes não sentem desconforto, e nenhum efeito adverso ocorre.

Junto com o fornecimento de um trem de pulso específico, uma vibração mecânica de 50 a 100 Hz é aplicada, causando uma corrente sinusoidal gentil e uma estimulação dos corpúsculos de Merkel. A vibração auxilia no tratamento de duas maneiras:
1. Efeito anestésico: a frequência dos impulsos elétricos é igual ou o dobro da frequência de vibração. Isto causa um efeito analgésico, à medida que a vibração supera a sensação dos impulsos elétricos sobre a pele.
2. A vibração aumenta a circulação sanguínea e linfática; junto com uma massagem, isto promove a penetração da substância ativa na derme.

Em 2003, o Prêmio Nobel em Química foi atribuído em conjunto aos Drs. Peter Agre[10] e Roderick Mackinnon.[11] Seus estudos sobre a estrutura e operação de canais iônicos revelaram evidências iniciais de um possível uso de uma das características mais fascinantes da derme humana: a "hidroeletroforese". Estes são canais hidrossolúveis entre as células que se abrem como resultado de efeitos físicos, vibratórios, mecânicos, químicos e nervosos em uma forma muito espontânea, e de forma que permita com que o "mundo externo" se comunique com o "universo interno" das células. Esses canais hidrossolúveis podem- se abrir cerca de 1.000.000.000.000.000.000 vezes ao dia.

Pressupomos que a dermoeletroporação pode ativar externamente os hidroeletrofóros para administrar moléculas por via transdérmica, mesmo moléculas maiores que aquelas usadas em estudos experimentais em ratos na University of Florence, Itália. Neste estudo, moléculas inalteradas de colágeno bovino tipo 1 fluorescentes, com um tamanho de 0,8 µ, foram introduzidas transdermicamente e monitoradas com sucesso.

Ume estudo recente, realizado nas Filipinas, demonstrou uma redução no índice de melanina, indicando um clareamento significativo da pele, o que pode ser atribuído aos ingredientes clareadores funcionais do substrato (vitamina C) (comunicação pessoal).[12] Pesquisadores utilizaram uma forma lipossolúvel, estável e biodisponível, de vitamina C (BV-OSC), conhecida por inibir a melanogênese, inibir a atividade da tirosinase e atuar como um antioxidante para proteger a pele de lesão no DNA e danos celulares induzidos pela radiação UV. A penetração do ácido ascórbico é limitada e dose-dependente, e o BV-OSC apresenta uma taxa de penetração muito mais elevada para fornecer este efeito. O tratamento exibiu um efeito cumulativo; aplicações repetidas em intervalos de 1 semana, durante 6 semanas, resultaram em níveis de melanina significativamente reduzidos e clareamento visível da pele.

Conduzimos um estudo piloto em nosso centro, em que tratamos a área vulvovaginal das pacientes. Tínhamos como objetivo provar o transporte bem-sucedido e eficácia esperada dos substratos (creme de vitamina C para uso médico). Realizamos uma sessão por semana, durante 5 semanas, e deixamos passar várias semanas sem a realização de tratamentos adicionais. Os tempos de tratamento foram de, aproximadamente, 15 minutos, dependendo do tamanho da área tratada (Figs. 13-3 a 13-7). Os substratos exibiram um efeito contínuo por pelo menos 4 semanas. Um dos motivos pelo qual os substratos permaneceram dentro da camada dérmica foi que eles não eram facilmente excretados da pele, comparado aos substratos nas camadas viáveis da epiderme. Os efeitos clareadores pareceram ser sustentáveis com tratamentos periódicos. Tratamentos de manutenção uma vez por mês pareceram manter os efeitos obtidos após uma série de 4 a 6 tratamentos semanais. A dermoeletroporação tem sido bem- aceita como confortável e eficaz para os clareamentos vulvar e anal, sem o uso de químicos agressivos como o peróxido de hidrogênio. Estudos com combinações de agentes clareadores estão em curso em nosso centro.

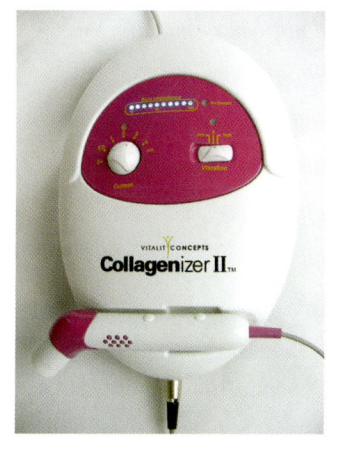

Fig. 13-3 O dispositivo Collagenizer II usado para dermoeletroporação.

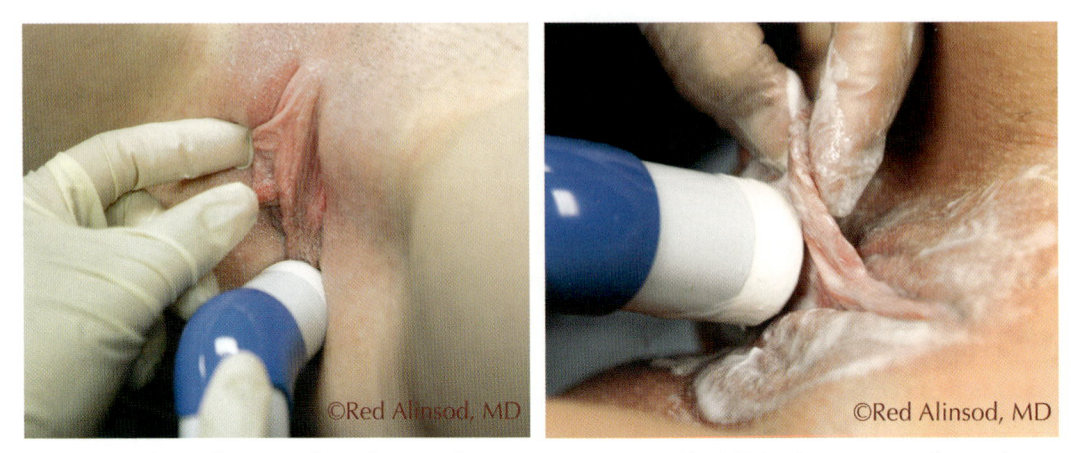

Fig. 13-4 A dermoeletroporação pode ser usada externamente nos tecidos labiais e internamente dentro do canal vaginal. Pode ser realizada para clarear a tonalidade da pele e reduzir pigmentação, como demonstrado nestas imagens. Também pode ser utilizada com agentes anestésicos tópicos para fornecer efeitos profundos de dormência antes de procedimentos, como a labioplastia e a vaginoplastia.

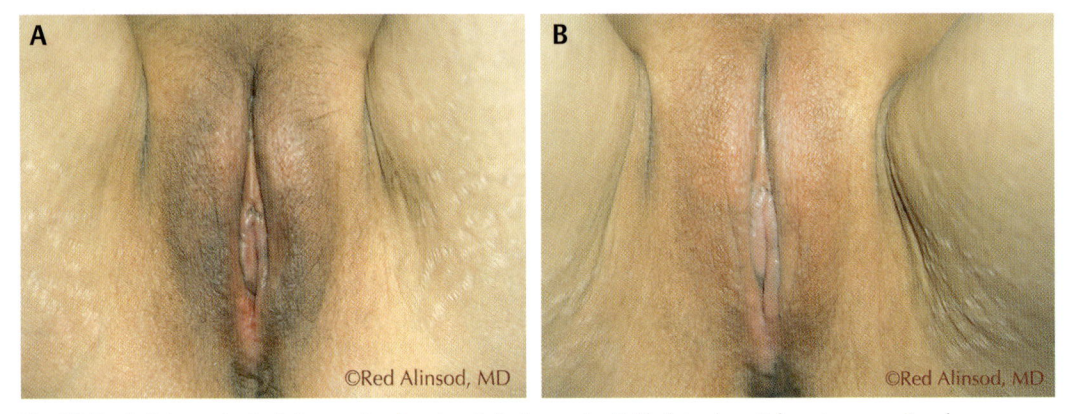

Fig. 13-5 A, Esta paciente é demonstrada antes do tratamento. **B,** Ela foi submetida a cinco sessões de dermoeletroporação com BV-OSC.

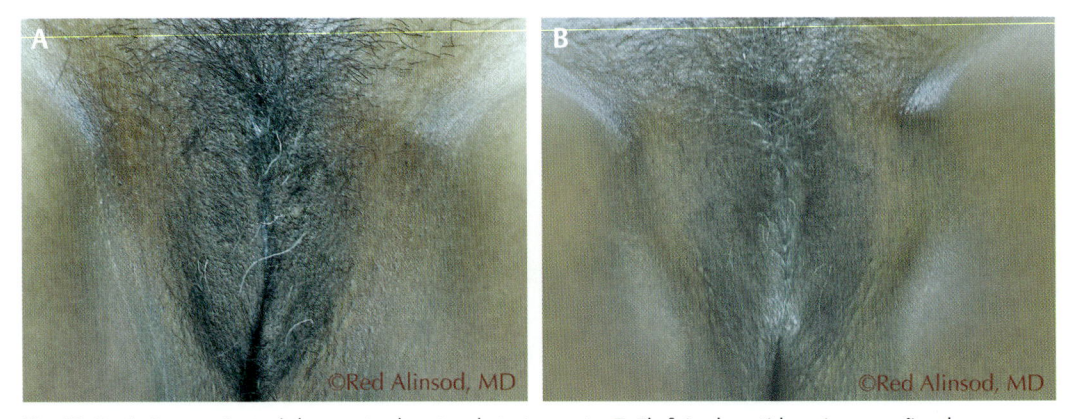

Fig. 13-6 A, Esta paciente é demonstrada antes do tratamento. **B,** Ela foi submetida a cinco sessões de dermoeletroporação com BV-OSC.

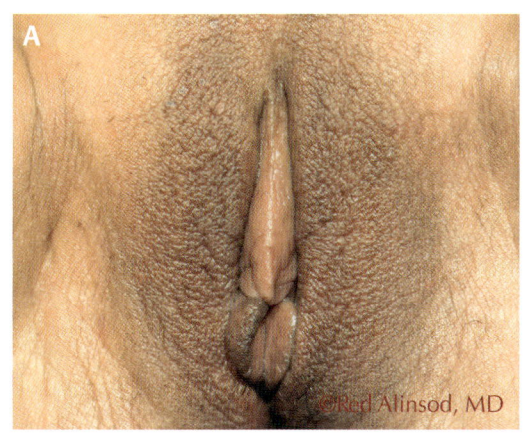

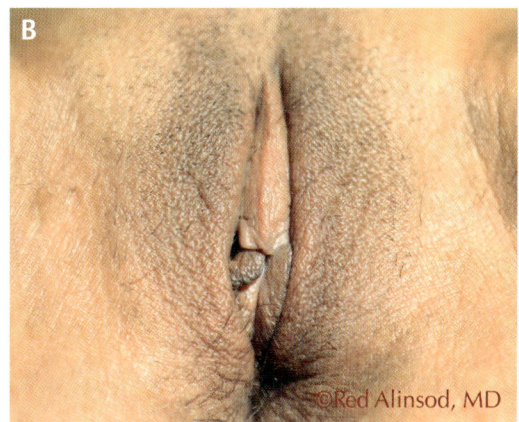

Fig. 13-7 **A,** Esta paciente é demonstrada antes do tratamento. **B,** Ela foi submetida a cinco tratamentos semanais de dermoeletroporação com BV-OSC e ácido kójico.

Divulgação

Dr. Alinsod é um consultor da D-More Skin Care e Vitality Concepts, fabricantes do creme de Vitamina C e do dispositivo Collagenizer.

Referências

1. Strauss DC, Thomas JM. What does the medical profession mean by "standards of care"? J Clin Oncology 27:192, 2009.
2. Haefner HK, Johnson TM, Rosamilia LL et al. Pigmented lesions of the vulva. In Heller DS, Wallach RC, eds. Vulvar Disease: A Clinicopathological Approach. Boca Raton: CRC Press Taylor & Francis Group, 2007.
3. Rock B. Pigmented lesions of the vulva. Dermatol Clin 10:361, 1992.
4. Hengge UR, Meurer M. Pigmented lesions of the genital mucosa. Hautarzt 56:540, 2005.
5. Bacci PA. The role of dermoelectroporation. In Goldman MP, Bacci PA, Leibaschoff G et al., eds. Cellulite: Pathophysiology and Treatment. New York: CRC Press Taylor & Francis Group, 2006.
6. Pacini S, Punzi T, Gulisano M et al. Transdermal delivery of heparin using pulsed current iontophoresis. Pharm Res 23:14, 2006.
7. Pacini S, Perruzi B, Gulisano M. Qualitative and quantitative analysis of transdermic delivery of different biological molecules by iontophoresis. Ital J Anat Embryol 18(Suppl 2):127, 2003.
8. Prausnitz MR, Bose VG, Langer R et al. Electroporation of mammalian skin: a mechanism to enhance transdermal drug delivery. Proc Natl Acad Sci U S A 90:10504, 1993.
9. Nestor M, Cazzaniga A. Pilot clinical study to evaluate the efficacy of the Transdermal Ionto device to minimize pain and discomfort associated with dermatological cosmetic procedures. Center for Cosmetic Enhancement, Aventura, Florida, 2005.
10. Agre P. Aquaporin water channels (Nobel Lecture). Agnew Chem Int Ed Engl 20:4278, 2004.
11. MacKinnon R. Nobel Lecture. Potassium channels and the atomic basis of selective ion conduction. Biosci Rep 24:75, 2004.
12. Chan GP, Chan H. The efficacy and safety of the Dermoelectroporation®-Collagenizer®II as a transdermal delivery device of large molecule substances for aesthetic improvement—an open pilot clinical trial (submitted for publication).

Parte III

Avanços

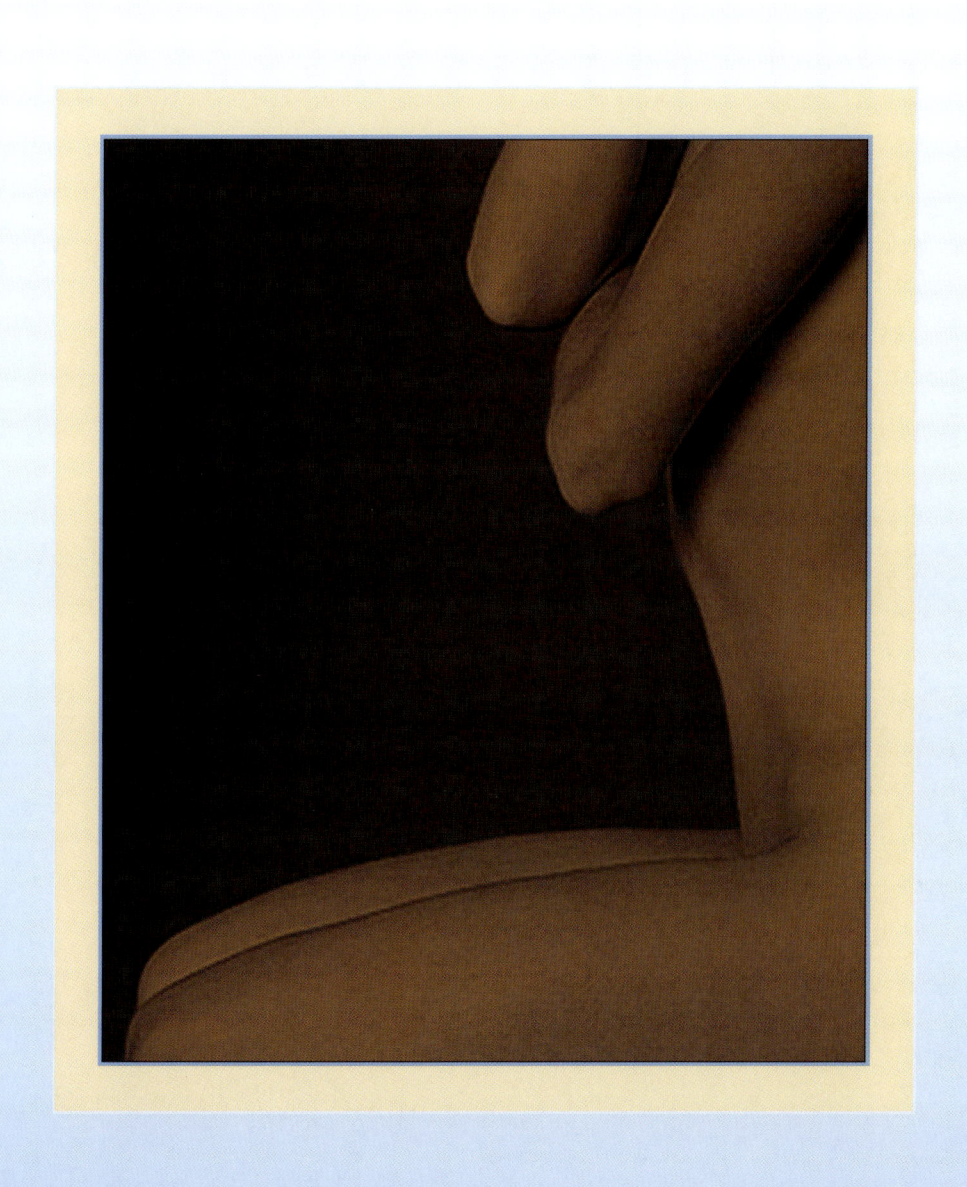

CAPÍTULO 14

Futuras Possibilidades e Avanços

Colin C. M. Moore

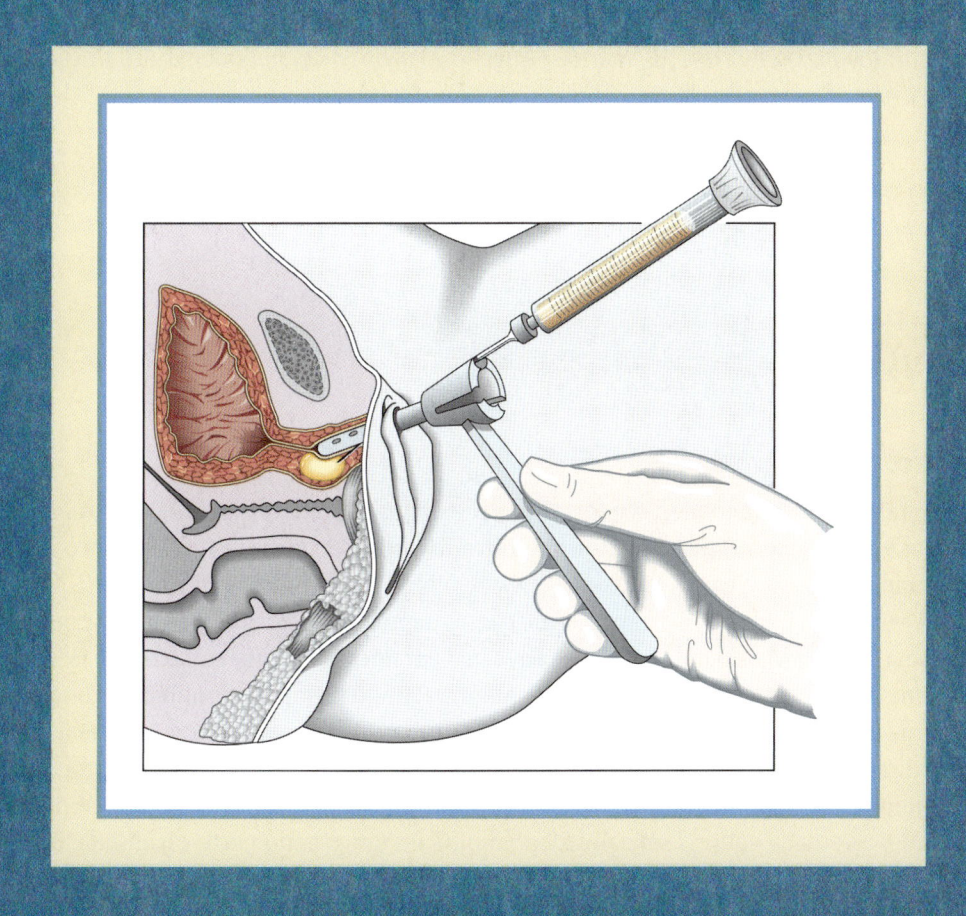

Pontos-Chave

- O ponto G está localizado abaixo ou inferior à uretra feminina, aproximadamente no ponto médio entre o osso púbico e o colo do útero, e é responsável pelos orgasmos vaginalmente ativados.

- A anatomia precisa do ponto G não é completamente compreendida.

- Frouxidão vaginal pode ser tratada com vaginoplastia, que envolve a elevação da mucosa vaginal para fortalecer os músculos puborretais, removendo o excesso de tecido vaginal e reinserindo os músculos.

- Atrofia vulvovaginal pode ser tratada com estrogênios vaginais, estrogênios sistêmicos, radiofrequência (RF) e terapias a laser.

- Rejuvenescimento vaginal a laser é um tratamento temporário minimamente invasivo que pode ser realizado isoladamente ou após a vaginoplastia.

- Restauração vaginal por RF promove a formação de colágeno e a remodelação, e é um tratamento temporário; similar ao rejuvenescimento a laser, pode ser um tratamento eficaz após a vaginoplastia.

O Ponto G

Histórico

Raramente na medicina moderna e, particularmente, na sexologia e medicina sexual, houve tanta reatividade quanto àquela relacionada com o orgasmo feminino em geral e com o ponto G em particular. De acordo com a mitologia, Tirésias, o filho de um pastor e de uma ninfa, foi punido pela Deusa Hera por bater em um casal de cobras copulando e, como castigo, foi transformado em uma mulher. Mais tarde, Tirésias se envolveu em um argumento entre Zeus e Hera sobre quem tem mais prazer durante o sexo: o homem, segundo Hera, ou a mulher, segundo Zeus. Como uma mulher que já tinha sido um homem, Tirésias foi considerado como sabendo a resposta, e disse, "de 10 partes, o homem só aproveita uma." Hera instantaneamente cegou Tirésias por sua impiedade e por revelar o segredo do orgasmo feminino. Este mito mostra que, por qualquer razão, a verdade sobre a sexualidade feminina foi em grande parte escondida, desde os tempos antigos.[1]

No século 20, a cultura ocidental moderna adotou a crença de que as mulheres eram incapazes de um orgasmo intenso, exceto por manipulação clitoriana. Este conceito foi reforçado pelo trabalho de Masters e Johnson,[2] cuja pesquisa afirmou que o clitóris de uma mulher era a única fonte de prazer feminino, mesmo muitas mulheres achando que aquilo estava longe de ser verdade.

Esta noção errônea persistiu até a década de 1950, quando um artigo escrito pelo ginecologista alemão, Ernst Gräfenberg,[3] chamou a atenção para seus achados de uma área altamente erótica na uretra feminina, aproximadamente no ponto médio entre o osso púbico e o colo do útero. Os Drs. John Perry e Beverly Whipple[4] nomearam esta área da uretra de ponto de Gräfenberg ou o ponto G.

Whipple – coautora de *The G-Spot and Other Discoveries about Human Sexuality*[5] – afirmou que o ponto G foi ignorado por muitos médicos durante a primeira metade do século 19 por dois motivos. Primeiro, o ponto G se encontra na parede anterior da vagina, que é uma área que não é palpada durante um exame vaginal normal. Quando os médicos palpam essa área em suas pacientes, estas têm uma resposta sexual. Segundo, os médicos são treinados para não estimular sexualmente suas pacientes. Whipple declarou que todos os ginecologistas, que palpam esta área de acordo com suas instruções e do Dr. Perry, constataram que a área era erótica. Todos os membros deste grupo inicial de médicos posteriormente informaram ao grupo de pesquisa da Dra. Whipple que tinha subsequentemente encontrado a área erótica da uretra (ponto G) em todas as mulheres examinadas.

Tipos de Orgasmo

As mulheres podem ter dois tipos de orgasmo. No entanto, os orgasmos não são estritamente "clitorianos" *versus* "vaginais", como alguns autores relataram. Em vez disso, eles são "clitorianamente ativados" *versus* "vaginalmente ativados". Em seu estudo sobre orgasmos vaginalmente ativados *versus* orgasmos clitorianamente ativados, Jannini *et al.*[6] demonstraram que orgasmos que resultam da estimulação clitoriana direta foram relatados como sendo intensos, explosivos, de curta duração, superficiais e mais localizados, sendo confinados apenas à área púbica.[7,8] Em contraste, os orgasmos vaginalmente ativados foram descritos como mais difusos, de corpo inteiro, irradiantes, psicologicamente mais satisfatórios e de maior duração.[6-8] Foi também demonstrado que mulheres que têm ambos os tipos de orgasmo possuem orgasmos combinados ainda mais profundos, mais poderosos, resultando de contrações em ambas as áreas ao mesmo tempo.

O orgasmo mais comum (algumas vezes chamado de *orgasmo clitorianamente ativado*) também envolve a vagina, pois a estimulação do clitóris produz contrações do músculo pubococcígeo que suporta o assoalho pélvico, que é onde as contrações vaginais são sentidas. Orgasmos que resultam da estimulação do ponto G também envolvem a vagina, mas causam contrações ao redor do útero, que está localizado alguns centímetros acima do assoalho pélvico, e também pode envolver os músculos da parte inferior da parede abdominal anterior.

Anatomia do Ponto G

As estruturas anatômicas que podem provocar um orgasmo vaginalmente ativado, em vez de um orgasmo clitorianamente ativado, não foram completamente e claramente descritas. Isto é provavelmente o resultado da grande incerteza acerca da anatomia macroscópica humana (Fig. 14-1). Após a publicação do livro *The G-Spot and Other Discoveries About Human Sexuality*,[5] em 1982, muitos cientistas começaram a procurar por um órgão ou sítio específico e discreto na parede vaginal anterior com uma alta densidade nervosa que poderia explicar a sensibilidade aumentada desta região relatada por muitas mulheres.[9,10]

Recentemente, Gravina *et al.*[11] demonstraram uma correlação direta entre a espessura do espaço uretrovaginal, ou ponto G, e os orgasmos vaginais. Zaviacic *et al.*[12] afirmaram que este espaço é ocupado pela próstata feminina. Por outro lado, Crooks e Baur[13] relataram que o ponto G consiste em um sistema de glândulas (glândulas de Skene) e ductos que circundam a uretra. A

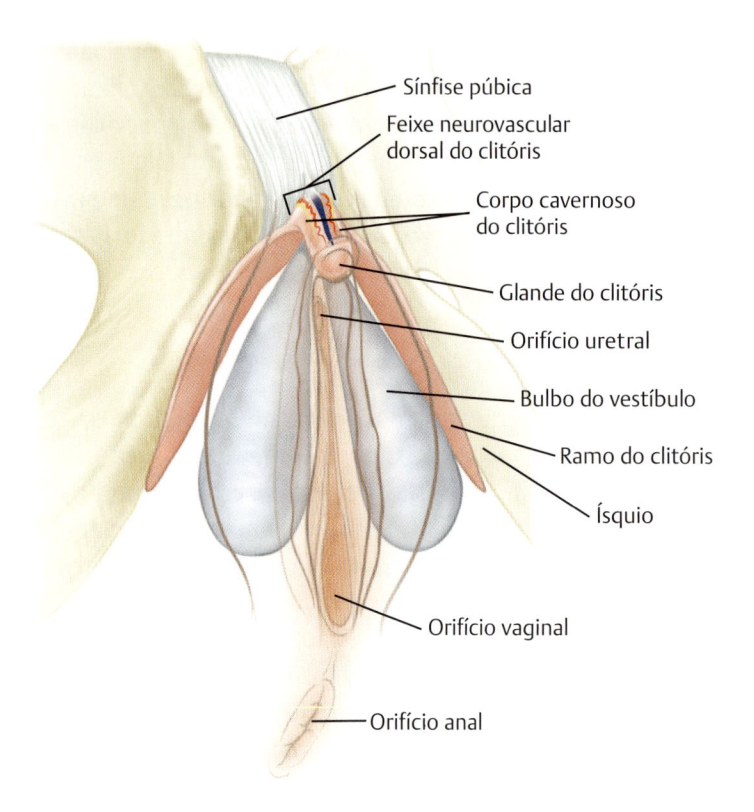

Fig. 14-1 Anatomia macroscópica da área do introito vaginal da vulva.

próstata feminina foi considerada como uma glândula não funcional, vestigial. Zaviacic e Albin[14] demonstraram que a próstata pode ser considerada como outro órgão em homens e mulheres, tendo um tamanho, peso e função diferentes, mas com os mesmos parâmetros qualitativos em ambos os gêneros. Battaglia *et al.*[15] estudaram um grupo de mulheres por ultrassonografia e Doppler em cores. O espaço uretrovaginal e o corpo do clitóris foram escaneados com ultrassonografia de alta resolução usando o modo Doppler em cores.

Gravina *et al.*[11] examinaram o espaço uretrovaginal ao longo de uma linha desenhada entre a borda do músculo liso, a camada mucosa-submucosa da parede uretral e a borda da parede vaginal e seu lúmen. A reconstrução tridimensional do espaço uretrovaginal apresentou um aspecto similar a uma glândula, com pequenos vasos nutridores. Komisaruk *et al.*[16] confirmaram a presença de vários órgãos diferentes nesta região corpórea altamente complexa. Eles afirmaram que esta área pode incluir a parede vaginal anterior, a própria uretra, as glândulas de Skene (incluindo as glândulas periuretrais, também conhecidas como a *próstata feminina*), talvez as outras glândulas nesta região (glândulas vestibulares e glândulas de Bartholin), o músculo e tecido conectivo adjacente e, possivelmente, os ramos do clitóris. Gravina *et al.*[11] demonstraram que mulheres que relataram orgasmos vaginalmente ativados apresentavam uma maior distância entre a uretra e a mucosa vaginal do que as mulheres que relataram não ter orgasmo vaginalmente ativado, sugerindo, desse modo, um complexo clitóris-uretra-vagina (ponto G) maior e, possivelmente, mais ativo. Este achado foi confirmado por outros pesquisadores, que constataram que orgasmos vaginalmente ativados estavam associados não apenas a um septo uretrovaginal mais espesso, como também a um septo mais longo.[17]

Além do papel potencialmente importante de ingurgitamento dos componentes eréteis vasculares do complexo clitóris-uretra-vagina durante a excitação sexual,[17] estes tecidos estavam localizados superficialmente abaixo da camada mucosa da vagina em um estudo de necropsia cadavérica.[18] Baseado neste achado anatômico, o preenchimento subvaginal (como no aumento do ponto G), realizado transvaginalmente, é potencialmente incorreto. Estes achados sugerem que o preenchedor deve ser colocado mais próximo da uretra do que da parede vaginal.

O clitóris é inervado principalmente pelo nervo pudendo (ver Fig. 1-11), a vagina primariamente pelos nervos pélvicos, e o colo do útero pelos nervos hipogástrico, pélvico e vago.[8] Se várias vias nervosas forem ativadas durante a estimulação do complexo clitóris-uretra-vagina (os nervos pélvico, hipogástrico e vago), enquanto somente o nervo pudendo é diretamente estimulado durante a estimulação clitoriana, isto poderia pelo menos parcialmente explicar as diferenças perceptivas entre os orgasmos clitorianamente ativados e os vaginalmente ativados.

Em um recente estudo realizado por dissecção anatômica de cadáveres frescos, Ostrzenski[19] identificou o ponto G como uma estrutura alongada situada sobre a membrana perineal súpe-

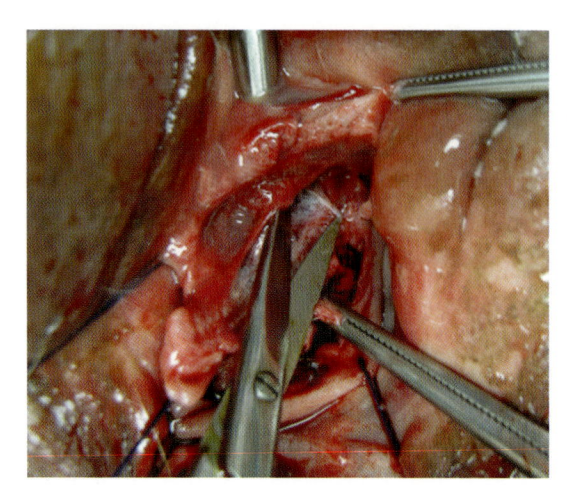

Fig. 14-2 O ponto G é visto como uma estrutura azulada, similar a uma uva, entre a membrana perineal súpero-dorsal e a fáscia pubocervical inferior, assemelhando-se grosseiramente ao tecido cavernoso, que cria um ângulo de 35 graus com a uretra lateral. A estrutura de aspecto cordonal emerge da cauda que desaparece no tecido adjacente. A distância do polo inferior é de 3 mm e do polo superior de 15 mm da uretra. O invólucro do ponto G é macroscopicamente similar aos tecidos fibroconjuntivos.

ro-dorsal, em um ângulo oblíquo de 35 graus dorsal à uretra (ou seja, na direção vaginal), com o polo na direção perineal situado a uma distância de 3 mm da uretra, o polo na direção cervical a 15 mm da uretra e a estrutura inteira paralela à uretra (Fig. 14-2).

Tratamento

Anamnese e Exame Físico

Todas as mulheres têm um ponto G. Nem todas as mulheres têm orgasmos por estimulação do ponto (complexo clitóris-uretra-vagina). O motivo pode ser que o clitóris é superficial e facilmente estimulado, enquanto que o ponto G é escondido e mais difícil de estimular. Tanto as mulheres como os homens inicialmente tendem a se concentrar na estimulação do clitóris, especialmente durante a autoestimulação; no entanto, algumas mulheres descobrem seu ponto G nos anos imediatamente após a puberdade e aprendem a estimulá-lo. Estas mulheres são mais prováveis de terem orgasmos por estimulação do ponto G do que aquelas focadas apenas no clitóris. Portanto, durante a anamnese de uma paciente, é essencial determinar qual o tipo de orgasmo que a paciente tem. Pacientes que não têm orgasmos vaginalmente ativados (ponto G) precisam ser ensinadas em como alcançá-los, pois o simples aumento do ponto G não garantirá que uma paciente tenha orgasmos por estimulação do ponto G (ver Autodescoberta do Ponto G).

Um exame físico, à parte de um exame geral padrão, requer um exame vaginal que inclua a localização do ponto G da paciente. Com os dedos gentilmente inseridos na vagina, cerca de 5 a 6 cm após o introito e abaixo do osso púbico, uma pressão na parede vaginal anterior, aproximadamente no ponto médio entre o osso púbico e o colo uterino, inicialmente causará um desejo de micção. Após liberação e reaplicação de pressão, a paciente eventualmente relatará a produção de sensações eróticas e prazerosas. O examinador deve parar neste ponto, registrar a profundidade do ponto G em relação a uma referência anatômica fixa, como o orifício uretral, e continuar a notificar a paciente verbalmente. A profundidade registrada do ponto G será útil posteriormente, durante o aumento do ponto G.

Autodescoberta do Ponto G

Pacientes não ativadas vaginalmente devem ser ensinadas a como estimular seu ponto G. Elas devem ter seus orgasmos induzidos pela estimulação do ponto G antes de serem submetidas ao aumento do ponto G. Isto ajudará a assegurar resultados de qualidade. Para isso, a paciente me ajuda a encontrar seu ponto G (na presença de minha enfermeira). Uma vez localizado, o sítio exato é anotado. A paciente senta com a coluna reta e como e onde identificar seu próprio ponto G usando os dedos é mostrado. Isto pode ser difícil para algumas pacientes. Nestes casos, eu pego um vibrador Ponto G e localizo o ponto para a paciente. Ela, então, reinsere o vibrador e localiza o sítio do ponto erótico em sua parede vaginal anterior. Caso ela tenha trazido seu próprio vibrador, usamos o mesmo e marcamos a borda frontal do vibrador para auxiliá-la a achar a profundidade correta ao tentar isto em casa. A maioria das pacientes aprende a técnica facilmente, embora algumas necessitem de mais de uma sessão. Eu as aconselho a sentar em frente a um espelho em casa, com as coxas totalmente abduzidas e ligeiramente flexionadas nos quadris para expor o introito vaginal. Elas devem proceder como demonstrado em minha sala de exame. Acredito que a presença de uma enfermeira (e não uma amiga ou parente) é fundamental. Utilizo luvas para clinicamente e psicologicamente enfatizar o máximo possível a natureza não pessoal deste exame altamente íntimo. Aproximadamente 35% das mulheres são incapazes de converter até mesmo leves orgasmos por estimulação do ponto G. Encaminho estas pacientes a um terapeuta sexual, que é útil em muitos casos (aproximadamente 15%). Algumas não dão acompanhamento, e outras continuam com a terapia.

Mulheres que Não Têm Orgasmos pelo Ponto G

Como parte do exame físico, assim que o ponto G tenha sido localizado pelo médico, este deve mostrar o ponto para a paciente com ela inserindo seus dedos ao longo da parede vaginal anterior até que sinta a mesma sensação que o examinador foi capaz de causar durante o exame. Deve-se solicitar à paciente para adquirir o chamado vibrador Ponto G, que é especialmente moldado para estimular a parede vaginal anterior, para que ela possa aumentar suas sensações no ponto G na privacidade de sua própria casa. O parceiro da paciente também deve ser ensinado a localizar a posição do ponto G e de realizar a técnica digital de "vem cá", que ele pode usar para estimular o ponto G de sua parceira.

Mulheres que Têm Orgasmos pelo Ponto G

Plasma rico em plaquetas e outros métodos de aumento do ponto G devem ser fornecidos *somente* para mulheres que têm orgasmos pelo ponto G, embora sejam inadequados. Estas técnicas *apenas* aumentarão a duração e intensidade dos orgasmos pelo ponto G nestas mulheres. Estes métodos, em minha experiência, *não* induzirão orgasmos pelo ponto G em mulheres que não tenham tido este tipo de orgasmo.

Plasma Rico em Plaquetas

Plasma rico em plaquetas é uma nova adição a esta área (ver Capítulo 15). Experiência com seu uso é limitada, e não há artigos revistos por pares sobre seu uso. Eu não cheguei a nenhuma conclusão sobre este produto com base em minha própria experiência limitada de seu uso para melhora do desempenho do ponto G. No pequeno número de casos que realizei, nenhuma melhora dos orgasmos pelo ponto G foi relatada, e não houve nenhuma conversão da não obtenção para a obtenção de orgasmos pelo ponto G.

Aumento Transvaginal *versus* Transuretral do Ponto G

Aumento do ponto G baseia-se na ideia de que o aumento de volume do ponto G na direção do lúmen vaginal presente na parede vaginal proporcionará um maior contato com os conteúdos vaginais e aumentará a probabilidade de a paciente ter orgasmos mais longos e mais intensos pelo ponto G. As técnicas atuais de instilação transvaginal de material, como o colágeno, ou outros preenchedores não permanentes ou diversos preenchedores permanentes, na parede anterior da vagina não – com base no conhecimento anatômico atual[8,11,13,15] – faz muito sentido para mim. O G-Shot®, como demonstrado por seu inventor David Matlock, é aplicado na mucosa subvaginal (ou seja, entre o ponto G e a mucosa vaginal) ou no ponto G no septo uretrovaginal (ou seja, diretamente no próprio ponto G).

Pelo fato de a maior parte dos tecidos do ponto G estar situada mais próxima da parede vaginal do que da parede uretral no septo uretrovaginal, faz mais sentido colocar o material volumizador abaixo da musculatura da uretra, aproximadamente em seu ponto médio (Figs. 14-3 e 14-4) para empurrar as estruturas do ponto G de forma caudal (em direção ao lúmen vaginal) e aproximar mais estas estruturas aos conteúdos intravaginais, como um pênis ou um dedo, a fim de facilitar a estimulação.

Realizo esta técnica injetando 1,5 a 2,5 mL de Macroplastique® (Cogentix Medical) transuretralmente por meio do uso de um Storz Viscous Fluid Injection Set (Fig. 14-3). O Macroplastique é inserido abaixo da camada muscular da uretra, acima do ponto G previamente determinado, para que o volume do ponto G aumente em direção à vagina. Alternativamente, o Macroplastique Implantation Device pode ser usado, que envolve um procedimento cego e requer que o ponto G seja palpado transvaginalmente para garantir que a ponta do dispositivo esteja em uma posição correta na uretra (ver Fig. 14-4). A agulha é inserida, e a injeção é concluída.

O Macroplastique é um silicone de uso médico, aprovado com base na análise termogravimétrica (TGA), usado para injeção periuretral e periureteral em diversas indicações urológicas. É permanente e não migra ou perde qualquer volume significativo. O Macroplastique dura infinitamente, e é razoavelmente fácil de remover se acidentalmente aplicado de forma incorreta. Em contrapartida, o ácido hialurônico é temporário, durando apenas de 12 a 18 meses; se combinado com o Botox, pode durar de 2 a 2 ½ anos. O Macroplastique pode ser reduzido pela injeção de hialuronidase, a fim de dissolvê-lo, mas a total remoção leva tempo. Alergia ao ácido hialurônico ocorre ocasionalmente, enquanto que, até onde sei, alergia ao silicone nunca foi relatada.

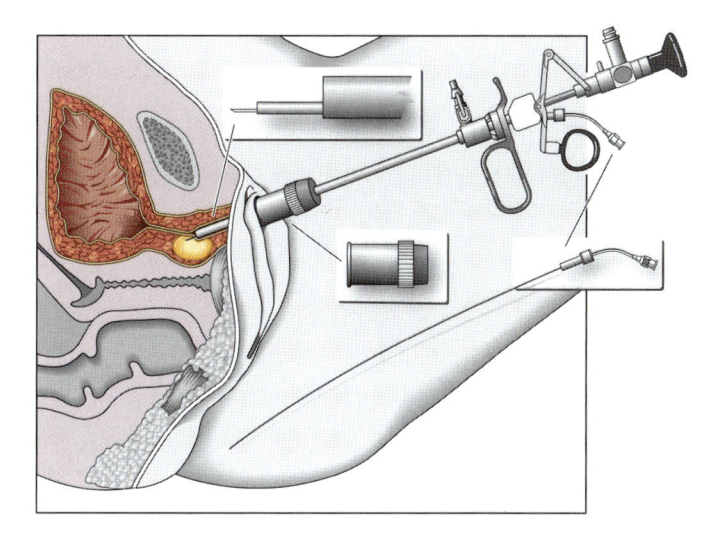

Fig. 14-3 Injeção transuretral. Um Storz Viscous Fluid Injection Set (Karl Storz GMBH & Co.) é utilizado com a paciente sob leve anestesia geral na sala de cirurgia. Considero esta a técnica mais precisa, porém requer que o operador tenha alguma habilidade com instrumentos endoscópicos urológicos.

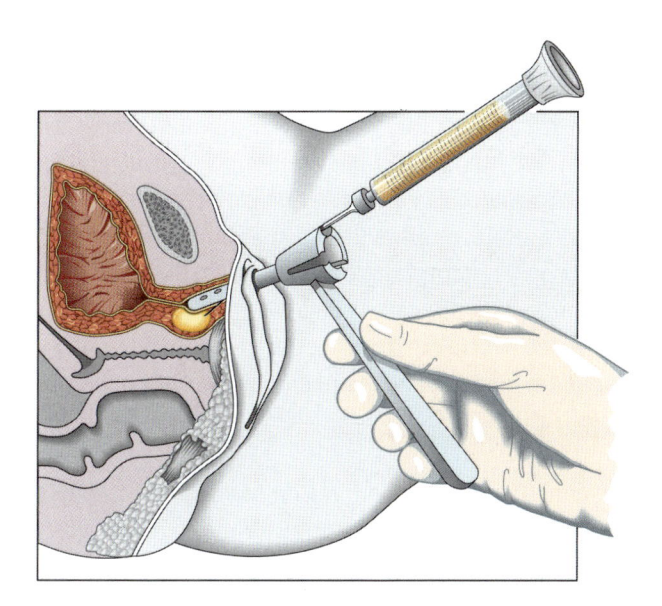

Fig. 14-4 O uso do Macroplastique Implantation Device. Esta técnica é quase tão precisa quanto aquela exibida na Figura 14-3, especialmente quando realizada com a paciente sob leve anestesia geral. Uma vantagem é a possibilidade de ser empregada em pacientes não sedadas ou anestesiadas, usando um anestésico local contendo lubrificante, que é injetado na uretra em pacientes apropriadamente selecionadas no consultório do médico.

Utilizo Macroplastique (silicone) ou gel de poliacrilamida (Aquamid, Contura), com resultados igualmente satisfatórios.

O uso de agentes volumizadores temporários pode aumentar o teor local de colágeno, melhorar a estimulação de colágeno e aumentar o fluxo sanguíneo, quando ácido hialurônico ou produtos tipo Radiesse e/ou plasma rico em plaquetas são utilizados. O aumento do fluxo sanguíneo localizado pode ajudar a explicar como estas injeções estão funcionando em algumas pacientes.

Em minha experiência com 230 pacientes, algumas com orgasmos apenas clitoriano e outras com orgasmos pelo ponto G de qualidade inferior, esta técnica (Macroplastique ou gel de poliacrilamida aplicado por via uretral) produziu excelentes resultados com a melhora na intensidade e frequência dos orgasmos vaginalmente ativados. Ao escrever este capítulo, 99% das mulheres em minha clínica que tinham orgasmos pelo ponto G de qualidade inferior antes do tratamento relataram melhora destes orgasmos. O número total de mulheres com orgasmos pelo ponto G de qualidade satisfatória é de 189 (82% da série total), e o número total com orgasmos pelo ponto G de qualidade inferior que converteram para orgasmos pelo ponto G de qualidade satisfatória é de 187, o que representa 99% das pacientes que qualificaram para a terapia injetável. Dentre aquelas que não tiveram orgasmo pelo ponto G antes do tratamento, apenas 65% foram convertíveis com o método previamente descrito na seção sobre mulheres que não têm orgasmos pelo ponto G. No entanto, 92,5% de minhas pacientes neste grupo eventualmente tiveram orgasmos pelo ponto G de qualidade satisfatória após o tratamento.

Após a aplicação do Macroplastique ou gel de poliacrilamida no septo uretrovaginal, abaixo da musculatura uretral, a obstrução uretral é um risco, pelo menos temporariamente. Portanto, eu coloco um cateter de Foley 14 Fr na bexiga para imobilizar a uretra, de modo que o material injetado se espalhe em torno da uretra e permita que ele se retraia em forma de U. O cateter é mantido no local durante a noite e removido na manhã seguinte. Durante este período, o Macroplastique ou o gel de poliacrilamida assume o formato da face vaginal do cateter (empurrando as estruturas do ponto G na direção da vagina) e desenvolve uma cápsula em torno do material injetado (p. ex., como ocorre em torno de um implante de mama); isto contribui com a estabilidade de sua posição e longevidade. As pacientes recebem alta após serem capazes de esvaziar a bexiga pela uretra.

Em minha experiência, a instilação de 2,5 a 5 mL de Macroplastique ou gel de poliacrilamida imediatamente abaixo da parede muscular uretral na uretra média geralmente alcança um resultado excelente.

Complicações

A incidência de obstrução urinária na parte inicial de minha série foi de 7 em cada 10. Estas pacientes foram tratadas com a inserção de uma sonda uretral de demora por 12 horas e receberam alta sem problemas adicionais. Posteriormente, comecei a inserir regularmente uma sonda uretral de demora imediatamente após a injeção, mantendo as pacientes no hospital durante uma noite e removendo a sonda na manhã seguinte. Assim que as pacientes conseguiam passar a urina pela uretra, elas recebiam alta (normalmente no final daquela manhã).

Vaginoplastia

Após o parto, menopausa e o processo de envelhecimento, as mulheres podem ter estiramento dos músculos do assoalho pélvico e ligamentos pélvicos, bem como alterações cutâneas que podem alterar o formato e função da vagina interna e externamente. Estas alterações têm sido tratadas com cremes hormonais locais, lubrificantes e cirurgia. Também podem ser tratadas com vaginoplastia (ver Capítulo 11), que envolve o fortalecimento dos músculos puborretais da vagina por meio da elevação da mucosa, removendo o excesso de tecido vaginal e reinserindo os músculos, que foram fortalecidos.

Antes do período climatérico, a vagina é composta por camadas espessas de células saudáveis, e os estrogênios estimulam o crescimento e desenvolvimento destas células. Como resultado, o epitélio vaginal permanece em multicamadas, e suas paredes são flexíveis e elásticas.

A redução progressiva nos estrogênios circulantes, que ocorre após a cessação da função ovariana durante a menopausa, induz alterações teciduais e metabólicas, que são mais proeminentes no trato genital por causa de sua alta sensibilidade à variação nos níveis de hormônios sexuais.[20,21] Atrofia vulvovaginal é uma condição progressiva, observada como a involução das membranas mucosas e tecidos vulvovaginais provocada pela queda nos níveis de estrogênio na menopausa.[22,23]

Os sintomas típicos de atrofia vulvovaginal, que refletem essas alterações morfofuncionais vulvovaginais, incluem secura vaginal, prurido, ardor, irritação, disúria e dispareunia. As paredes vaginais ficam mais delgadas e menos elásticas, com menos enrugamentos. A superfície vaginal torna-se seca e friável, e frequentemente sangra após mínimo trauma. A área vulvar, particularmente o clitóris, torna-se atrófica e mais vulnerável.

Diversas opções terapêuticas estão disponíveis para o tratamento dos sintomas de atrofia vulvovaginal. Estas incluem RF (ver Capítulo 16), plasma rico em plaquetas (ver Capítulo 15), preenchedor à base de ácido hialurônico, produtos não hormonais, terapia vaginal local para sintomas persistentes e terapia de reposição hormonal sistêmica. Foi demonstrado que os lubrificantes reduzem a irritação vaginal durante a atividade sexual, mas não fornecem uma solução a longo prazo. A principal desvantagem destas abordagens é a recidiva dos sintomas, quando o tratamento específico é suspenso. Além disso, o tratamento é eficaz geralmente apenas na camada superficial da parede vaginal.

Recentemente, aumentou a demanda para uma opção terapêutica segura a longo prazo que possa tratar de forma eficaz as camadas profundas da mucosa vaginal, bem como o epitélio. Ao aplicar os princípios da medicina regenerativa e antienvelhecimento à mucosa vaginal, o uso de *laser* fracionado de CO_2 pode ser estendido para tratar pacientes com atrofia vulvovaginal. Conforme mostrado em outras áreas do corpo,[24-27] *laser* de CO_2 fracionado induz a remodelação tópica do tecido conectivo, como a produção de colágeno e de fibras elásticas.

Rejuvenescimento Vaginal a *Laser*

Com base nos resultados obtidos na pele, Perino *et al.*[28] aplicaram o tratamento com *laser* fracionado de CO_2 designado especificamente para a mucosa vaginal. Eles demonstraram que a termoablação com *laser* fracionado de CO_2 é uma opção segura, eficaz e adequada para o tratamento dos sintomas de atrofia vulvovaginal em mulheres pós-menopáusicas.

Em 2011, Gaspar *et al.*[29] demonstraram pela primeira vez uma melhora histológica significativa em amostras de biópsia vaginal que tinham sido tratadas com um *laser* microablativo de CO_2 em conjunto com plasma rico em plaquetas. Eles observaram alterações benéficas nas três camadas da parede vaginal, em contraste às alterações induzidas pelos estrogênios ou outras terapias locais que trataram apenas o epitélio.

Salvatore *et al.*[30] recentemente publicaram um estudo piloto sobre o uso de *laser* fracionado de CO_2 para tratar atrofia vulvovaginal em mulheres pós-menopáusicas. Os resultados demonstraram uma melhora significativa na função sexual e satisfação geral com a vida sexual. Na 12ª semana de acompanhamento, aproximadamente dois terços das pacientes do estudo mostraram sinais de melhora. A secura vaginal melhorou em 66% das pacientes, ardor vaginal em 64%, prurido vaginal em 67%, dispareunia em 66% e disúria em 54% das pacientes. Alinsod[31] realizou um estudo similar em 12 semanas após três tratamentos com RF, que demonstrou quase 100% de melhora na secura, ardor, prurido e dispareunia.

Em um estudo microscópico e ultraestrutural, Zerbinati *et al.*[32] produziram resultados que fortemente corroboram a hipótese de que a produção de novo colágeno e componentes de substância fundamental do tecido conectivo, bem como de glicogênio e mucinas ácidas presentes no epitélio, podem reequilibrar e restaurar a mucosa vaginal de uma atrofia induzida pela ausência de estrogênios ovarianos, resultando em uma melhora altamente significativa nos sintomas clínicos. Isto acontece com o tratamento a *laser* e RF. Com a RF, o fluxo sanguíneo localizado na vagina é ampliado, resultando em um aumento do transudato vaginal e melhora da sensibilidade. Em um estudo realizado por Perino *et al.*,[28] 91% das pacientes que receberam tratamento com *laser* de CO_2 mostraram-se satisfeitas ou muito satisfeitas com o procedimento, que foi equivalente a uma melhora considerável na qualidade de vida.

A duração das alterações vaginais induzidas pela aplicação do *laser* requer clarificação. Salvatore *et al.*[30] confirmaram que o efeito sobre a remodelação do colágeno, que eles demonstraram preliminarmente em amostras vaginais *ex vivo*, foi similar àquele observado *in vivo* no nível cutâneo. Atualmente, Mitch Goldman, em San Diego, está conduzindo um estudo para compreender melhor como a RF melhora as alterações atróficas da região vulvovaginal. A partir destes estudos, parece que esta modalidade terapêutica relativamente nova é primariamente aplicável para melhorar os sintomas da mucosa vaginal, como prurido, secura, ardor e dispareunia em mulheres pós-menopáusicas.

Esta modalidade terapêutica pode ter alguma função em mulheres pré-menopáusicas (ver Capítulo 16). No entanto, parece improvável, pois a principal queixa dessas mulheres é a perda de sensação tátil no que se refere ao intercurso intravaginal. Esta perda de sensação é geralmente causada por um estiramento significativo dos músculos do assoalho pélvico. No momento da escrita deste capítulo, não havia evidência de que o fortalecimento significativo da musculatura vaginal resulte do tratamento com *laser* fracionado de CO_2. Isto é exatamente idêntico ao que ocorre na face, em que a renovação facial com *laser* de *Erbium* ou com o velho estilo de *laser* de CO_2 produz algum fortalecimento da pele, mas muito longe das alterações que uma ritidoplastia cirúrgica é capaz de produzir. RF e *lasers* têm efeitos diferentes sobre os tecidos. A RF é conhecida por seus efeitos de cicatrização dos músculos e tecidos fasciais, sendo amplamente utilizada em esportes profissionais para ajudar na recuperação mais rápida do tecido fascial ou músculo lacerado ou danificado dos atletas. Publicações anedóticas de pacientes tratados com RF documentaram uma função muscular mais eficaz e coordenada, pois a RF aproxima a fáscia estirada, possibilitando que os músculos atuem como uma unidade organizada. Os pacientes interpretam esta ação coordenada como uma contração mais forte de seus músculos, embora nenhum teste de força e função muscular tenha sido realizado.

Uma vantagem da vaginoplastia por *laser* de CO_2 é a sua natureza minimamente invasiva. Demora apenas 15 minutos e geralmente requer tratamentos em intervalos mensais. As pacientes podem retornar ao trabalho mais tarde no mesmo dia, ou no próximo dia. Entretanto, as pacientes não devem ter atividade sexual por até 6 semanas após cada tratamento.

Acredito que, eventualmente, mulheres perimenopáusicas que supostamente possuem uma mucosa vaginal e frouxidão muscular adequada, e cuja única preocupação seja a lubrificação reduzida, poderiam se beneficiar de uma combinação de vaginoplastia cirúrgica padrão posterior e rejuvenescimento vaginal com *laser* de CO_2 cerca de 6 semanas após a cirurgia de vaginoplastia. Alternativamente, os cirurgiões podem realizar uma vaginoplastia cirúrgica, seguida por um tratamento por RF imediatamente após a cirurgia, na consulta pós-operatória de 6 semanas, e novamente um mês depois. Isto possibilita o desenvolvimento de um pH normal e uma vagina umedecida normal no mesmo período de recuperação que aquele necessário para a cirurgia em si.

Rejuvenescimento Vaginal por Radiofrequência

Em 2010, Millheiser *et al.*[33] relataram acerca do primeiro estudo piloto usando o tratamento não cirúrgico de RF para subjetivamente melhorar o aperto vaginal. Em 2012, Sekiguchi *et al.*,[34] da Women's Clinic LUNA no Japão, relataram acerca de uma segunda série de 30 pacientes tratadas com RF para restauração vaginal. Alinsod[35] realizou um estudo piloto similar com 23 pacientes usando ThermiVa. Ele também conduziu um estudo não publicado, aprovado pelo IRB, que incluiu mais de 60 pacientes e confirmou os resultados dos estudos realizados por Millheiser, Sekiguchi e Alinsod.

Millheiser *et al.*[33] e Sekiguchi *et al.*[34] relataram sobre mulheres que tinham tido parto vaginal e uma perda da sensação vaginal. A modalidade de RF foi aplicada apenas ao introito vaginal e aos tecidos da região periuretral e das superfícies internas dos pequenos lábios. A energia de RF foi escolhida para o tratamento dessas mulheres, por causa do histórico substancialmente seguro de seu uso para o tratamento não invasivo da pele frouxa da face e pescoço,[36,37] e de rítides no tecido delicado da área periorbital,[38] baseado na premissa de remodelação térmica do tecido, em vez de ablação. Baseia-se no conceito de que uma energia de RF cautelosamente controlada pode ser usada para aquecer o tecido submucoso mais profundo, em conjunto com o resfriamento criogênico simultâneo para prevenir lesão pelo calor. O aumento na formação de colágeno supostamente contribui com o mecanismo de enrijecimento da pele ao longo do tempo,[39] com a remodelação do colágeno dérmico atuando como um processo reparador após exposição à energia térmica da RF.

Millheiser *et al.*[33] utilizaram vagina de ovelhas como um sistema de modelo animal e demonstraram que alterações temporais da remodelação do colágeno tecidual na vagina de ovelhas refletiam um possível mecanismo capaz de explicar as percepções das pacientes humanas de aumento de aperto vaginal no período de 1 a 6 meses após o tratamento por RF. Eles posteriormente relataram que ao longo de um período de 6 meses após o tratamento por RF, os escores da função sexual aumentaram na amostra de mulheres do estudo, e que seus níveis de angústia pessoal diminuíram significativamente, com escores superiores a 15 na versão Malaia do Índice de Função Sexual Feminina.

Sekiguchi *et al.*[34] estudaram uma série de 30 mulheres japonesas na pré-menopausa, cujas queixas eram principalmente de "vazio vaginal" e uma perda de sensação física/sexual durante o intercurso vaginal. Um único tratamento por RF foi realizado em cada mulher no consultório, sem prévia sedação ou analgésicos. As 30 pacientes relataram melhorias subjetivas na integridade vaginal e aumento da satisfação sexual.

Em 2015, Alinsod[35] relatou acerca de um estudo prospectivo de 23 pacientes de 26 a 58 anos de idade com frouxidão vulvovaginal tratada por RF: seis das 23 pacientes não deram acompanhamento ao segundo e terceiro tratamentos. Elas relataram que estavam altamente satisfeitas com os resultados e não precisavam de tratamento adicional. O restante completou o segundo e terceiro tratamentos. Nenhuma queimadura, bolhas ou complicações maiores ocorreram durante ou após os tratamentos, que as pacientes descreveram como agradáveis e muito confortáveis. As pacientes foram capazes de retomar todas as atividades normalmente, incluindo o intercurso sexual, imediatamente após o tratamento. Além disso, todas as pacientes com qualquer tipo de disfunção orgásmica, incluindo disfunção orgásmica clitoriana, relataram uma melhora dramática, por exemplo, no alcance mais rápido de orgasmos mais fortes e múltiplos com a contratura vaginal coordenada durante o coito. Em uma comunicação pessoal. Alinsod[40] me informou que a anorgasmia persistiu em algumas pacientes, embora elas tivessem apresentado aumento da sensibilidade. Aquelas previamente submetidas à cirurgia reconstrutiva, com dissecção anterior extensa, não responderam bem aos tratamentos por RF para melhora da sensibilidade. Alinsod acredita que isto possa ser decorrente da dissecção extensa do compartimento anterior, possivelmente alterando as áreas do ponto G – uma teoria com a qual concordo, dada a microanatomia complexa do ponto G.

Nestas três séries pequenas, o tratamento por RF da frouxidão vaginal após o parto vaginal mostra resultados muito promissores. Os estudos são em grande parte subjetivos, e uma medida mais objetiva dos desfechos é necessária. Esses resultados, no entanto, supostamente demonstram uma similaridade entre a RF para frouxidão vulvovaginal e a RF usada para fortalecimento cutâneo na face e áreas periorbitais. Tal como com o tratamento nestas áreas, resultados satisfatórios provavelmente dependerão da seleção cuidadosa de pacientes e, quando for a única modalidade utilizada, a RF revelar-se-á de aplicação limitada. Com base nas informações atualmente disponíveis, a RF não parece provocar o tipo de alterações produzidas pela correção cirúrgica do diafragma pélvico, solicitadas pelas pacientes cuja musculatura pélvica tenha sido danificada pelo parto. Acredito que a aplicação da RF *após* um reparo cirúrgico seria mais apropriada, embora Alinsod tenha indicado que a retração pela RF dos tecidos prolapsados pode, em pacientes selecionadas, prevenir a necessidade de cirurgia invasiva (comunicação pessoal, 2016). Ele, portanto, recomendou o uso de RF antes da cirurgia.

Referências

1. Loraux N, ed. The Experiences of Tiresia. The Feminine and the Greek Man. Princeton, NJ: Princeton University Press, 1995.
2. Masters WH, Johnson EV, eds. Human Sexual Response. Boston: Little Brown, 1966.
3. Gräfenberg E. The role of the urethra in female orgasm. Int J Sexology 3:145, 1950.
4. Perry JD, Whipple B. Pelvic muscle strength of female ejaculators: evidence in support of a new theory of orgasm. J Sex Res 17:22, 1987.
5. Ladas AR, Whipple B, Perry JD, eds. The G-Spot and Other Discoveries About Human Sexuality. New York: Holt Rinehart and Winston, 1982.
6. Jannini EA, d'Amati G, Lenzi A. Histology and immunohistochemical studies of female genital tissue. In Goldstein I, Maston C, Davis S et al., eds. Women's Sexual Function and Dysfunction Study, Diagnosis and Treatment. London: Taylor and Francis, 2006.
7. Komisaruk BR, Whipple B, Crawford A et al. Brain activation during vagina cervical self-stimulation and orgasm in women with complete spinal cord injury: fMRI evidence of mediation of the vagus nerves. Brain Res 1024:77, 2004.
8. Komisaruk JB, Beyar-Flores C, Whipple B, eds. The Science of Orgasm. Baltimore: Johns Hopkins University Press, 2006.
9. Kilchevsky A, Vardi Y, Lowenstein L et al. Is the female G-spot truly a distinct anatomic entity? J Sex Med 9:719, 2012.
10. Puppo V, Gruenwald I. Does the G-spot exist? A review of the current literature. Int Urogynecol J 23:1665, 2012.
11. Gravina GL, Brandetti F, Martini P et al. Measurement of the thickness of the urethro-vaginal space in women with or without vaginal orgasm. J Sex Med 5:601, 2008.
12. Zaviacic M, Jakubovská V, Belosovic M et al. Ultrastructure of the normal adult female prostate gland (Skene's gland). Anat Embryol (Berl) 201:51, 2000.
13. Crooks R, Baur K, eds. Our Sexuality, ed 7. Pacific Grove, CA: Brooks and Cole, 1999.
14. Zaviacic M, Albin RJ. The female prostate and prostatic-specific antigen. Immunohistochemical localization, implications of this prostate marker in women and reasons for using the term "prostate" in the human female. Histol Histopathol 15:131, 2000.
15. Battaglia C, Nappi RE, Mancini F et al. PCOS and urethrovaginal space: 3-D volumetric and vascular analysis. J Sex Med 7:2755, 2010.
16. Komisaruk BR, Whipple B, Nauerzadeh S et al., eds. The Orgasm Answer Guide, ed 2. Baltimore: Johns Hopkins University Press (in press).
17. Battaglia C, Nappi RE, Mancini F et al. 3-D volumetric and vascular analysis of the urethrovaginal space in young women with and without vaginal orgasm. J Sex Med 7(4 Pt 1):1445, 2010.

18. Rees MA, O'Connell HE, Plenter RJ et al. The suspensory ligament of the clitoris: connective tissue supports of the erectile tissues of the female urogenital region. Clin Anat 13:397, 2000.
19. Ostrzenski A. G-spot anatomy: a new discovery. J Sex Med 9:1355, 2012.
20. Sturdee DW, Panay N; International Menopause Society Writing Group. Recommendations for the management of postmenopausal vaginal atrophy. Climacteric 13:509, 2010.
21. Freedman M. Vaginal pH, estrogen and genital atrophy. Menopause Manag 17:9, 2008.
22. Castelo-Branco C, Cancelo MJ, Villero J et al. Management of post-menopausal vaginal atrophy and atrophic vaginitis. Maturitas 52:546, 2005.
23. Archer DF. Efficacy and tolerability of local oestrogen therapy for urogenital atrophy. Menopause 17:1984, 2010.
24. Ong MW, Bashir SJ. Fractional laser resurfacing for acne scars: a review. Br J Dermatol 166:1160, 2012.
25. Peterson JD, Goldman MP. Regeneration of the aging chest: a review and our experience. Dermatol Surg 37:555, 2011.
26. Berlin AL, Hussain M, Phelps R et al. A prospective study of fractional scanning non-sequential carbon dioxide laser resurfacing: a clinical and histopathological evaluation. Dermatol Surg 35:222, 2009.
27. Tierney EP, Hanke CW. Ablative fractional CO2 laser resurfacing for the neck: prospective study and review of the literature. J Drugs Dermatol 8:723, 2009.
28. Perino A, Calligaro A, Forlani F et al. Vulvo-vaginal atrophy: a new treatment modality using thermo-ablative fractional CO2 laser. Maturitas 80:296, 2015.
29. Gaspar A, Addamo G, Brandi H. Vaginal fractional CO2 laser: a minimally invasive option for vaginal rejuvenation. Am J Cosmet Surg 28:156, 2011.
30. Salvatore S, Nappi RE, Zerbinati N et al. A 12-week treatment with fractional CO2 laser for vulvovaginal atrophy: a pilot study. Climacteric 17:363, 2014.
31. Alinsod RM. Transcutaneous temperature controlled radiofrequency for atrophic vaginitis and dyspareunia. From Abstracts of the Forty-fourth AAGL Global Congress of Minimally Invasive Gynecology, Las Vegas, Nevada, Nov 2015.
32. Zerbinati N, Serati M, Origoni M et al. Microscopic and ultrastructural modification of postmenopausal atrophic vaginal mucosa after fractional carbon dioxide laser treatment. Lasers Med Sci 30:429, 2015.
33. Millheiser LS, Pauls RN, Herbst SJ et al. Radiofrequency treatment of vaginal laxity after vaginal delivery: nonsurgical tightening. J Sex Med 7:3088, 2010.
34. Sekiguchi Y, Utsugisawa Y, Azekosi Y et al. Laxity of the vaginal introitus after childbirth: nonsurgical outpatient procedure for vaginal tissue restoration and improving sexual satisfaction using low-energy, radiofrequency thermal therapy. J Womens Health (Larchout) 22:775, 2013.
35. Alinsod RM. Temperature controlled radiofrequency for vulvovaginal laxity. Prime Int J Aesthet Anti-Ageing Med 3:16, 2015.
36. Weiss RA, Weiss MA, Munavalli G et al. Monopolar radio-frequency facial tightening: a retrospective analysis of efficacy and safety in our 600 treatments. J Drugs Dermatol 5:707, 2006.
37. Dover JS, Zelickson B; 14-Physician Multispecialty Consensus Panel. Results of a survey of 5,700 patient monopolar radio-frequency facial skin tightening treatments; assessment of a low-energy, multiple-pass technique leading to a clinical end point algorithm. Dermatol Surg 33:900, 2007.
38. Fitzpatrick R, Geronemus R, Goldberg D et al. Multicenter study of noninvasive radiofrequency for periorbital tissue tightening. Lasers Surg Med 33:232, 2003.
39. Hodkingson DJ. Clinical applications of radiofrequency: nonsurgical skin tightening (thermage). Clin Plast Surg 36:261, 2009.
40. Alinsod RM. Temperature-controlled radiofrequency for vulvovaginal laxity: a pilot study. Personal communication. Thermi Health 1:1, 2015.

CAPÍTULO 15

O-Shot®

Charles Runels

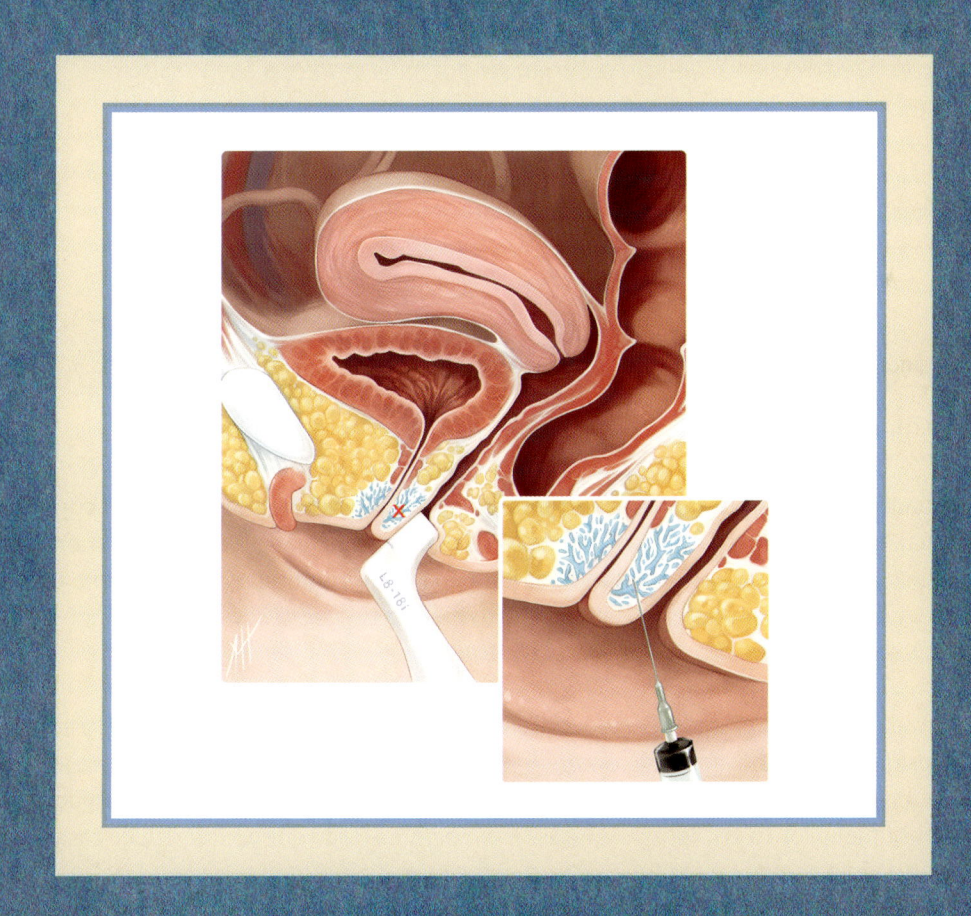

Pontos-Chave

- O tratamento da disfunção sexual feminina requer novas terapias que diretamente afetam a genitália feminina.

- Injeções especificamente aplicadas de plasma rico em plaquetas (PRP), o procedimento O-Shot®, são promissoras para a disfunção sexual feminina, líquen escleroso e incontinência urinária.

- Visto que a definição de "ponto G" por alguns autores pode ser nebulosa ou funcional, em vez de anatômica, e pelo fato de as descrições anatômicas ocasionalmente delinearem uma área diferente da que pretendemos para a localização da injeção, propusemos o nome "ponto O" para o local mais distal entre a uretra e a parede vaginal, como uma forma de definir inequivocamente um dos locais para a injeção de PRP.

- Houve um avanço no tratamento da disfunção sexual feminina, e os mesmos sistemas de análise utilizados para compreender a fisiopatologia de outros sistemas (como respiração e digestão) parecem ser fiáveis. Portanto, o termo "sistema orgásmico feminino" é proposto como um conceito útil.

- Ao passo que mais terapias sexuais eficazes são disponibilizadas, a ética de quem pode decidir quando "bom" é "bom o suficiente" poderia se tornar relevante.

Injeção de Plasma Rico em Plaquetas Autólogo para Disfunção Sexual Feminina

Aproximadamente 40% das mulheres apresentam distúrbios psicológicos causados por disfunção sexual feminina, embora apenas 14% das mulheres – ao longo de toda a vida – consultarão um médico sobre sexo.[1] O principal motivo para a falta de comunicação sobre sexo entre as mulheres e seus médicos pode ser o fato de que os médicos evitam a conversa, achando que são poucas as soluções; portanto, as conversas são fúteis.[1]

Até a década de 1980 os pesquisadores aconselhavam os urologistas a se tornarem "[psico]terapeutas primários" para tratar a disfunção erétil (ED), pois considerava-se que a "maioria dos casos de impotência adquirida" era "psicogênica"[2]. A FDA aprovou mais de 20 fármacos para ajudar os homens com a ED, após pesquisas terem demonstrado que a maioria dos casos de ED se origina não a partir de causas psicológicas, mas sim de distúrbios neurovasculares e endócrinos.[3] Ou as novas terapias que tratavam causas neurovasculares de ED facilitaram uma melhor compreensão da causa?[3]

Por outro lado, para mulheres, as terapias com fármacos de classe A para FSD atualmente incluem apenas testosterona de "curta duração" e um fármaco aprovado pela FDA para FSD, a flibanserina.[1,4]

Nenhum fármaco aprovado pela FDA para a FSD é diretamente direcionado para a genitália feminina.[1] A flibanserina afeta mulheres por meio da alteração dos níveis de serotonina e dopamina, sem um efeito direto sobre a genitália, colocando o fármaco na mesma classe que um antidepressivo. Além disso, nenhuma forma de testosterona para mulheres está atualmente aprovada pela FDA. Visto que o clitóris é anatômica e fisiologicamente análogo ao pênis,[5] e pela razão de os homens terem disfunção sexual secundária à patologia peniana (p. ex., decorrente de uma doença autoimune, circulação reduzida ou perda da sensação), então os tratamentos futuros para mulheres que podem diretamente tratar a patologia da genitália são plausíveis.

Pelo fato de os inibidores da fosfodiesterase (PDEIs) ajudarem os homens com a disfunção sexual, a mesma estratégia parece ser plausível para as mulheres. No entanto, em uma análise mais profunda dos benefícios que os PDEIs proporcionam aos homens, o efeito cruzado parece menos promissor com esta classe de fármacos. Embora os PDEIs aumentem a firmeza do pênis pela alteração da hemodinâmica, eles pouco fazem para corrigir a fisiopatologia necessária para o seu uso.[6] Este déficit promoveu uma necessidade de terapias que corrigem as causas primárias de disfunção erétil.[6] Além disso, o simples alcance do estado mecânico do corpo cavernoso rígido através da tumescência aumentada diretamente resolveria um problema para os homens (a necessidade de um pênis rígido o bastante para o intercurso sexual), mas no mínimo apenas secundariamente corrigiria a disfunção sexual feminina, pois um clitóris rígido não resolve nenhuma disfunção sexual feminina específica. Nem o corpo cavernoso rígido primariamente resolve as disfunções sexuais masculinas que são análogas àquelas encontradas em mulheres (libido diminuída, sensação reduzida, dor com o intercurso ou redução da capacidade de ter orgasmo). Todavia, mesmo corpos eretos não resolvendo diretamente qualquer disfunção sexual feminina específica, a ideia mostrou-se promissora em alguns estudos, embora tenham demonstrado "aumentos significativos nos efeitos colaterais, quando comparado ao placebo".[7] Além disso, embora o tratamento da FSD frequentemente necessite do uso de modalidades psicológicas e endócrinas, a extensão daquela ideia – de que terapias diretamente afetando a genitália feminina oferecem pouco benefício – parece limitadora e improvável. Por exemplo, uma mulher não pode desfrutar do benefício de um fármaco direcionado ao cérebro se ela possui tecido cicatricial proveniente de uma episiotomia ou do líquen escleroso, dor causada por sensibilidade do assoalho pélvico ou anorgasmia por causa da diabetes com comprometimento neurovascular do clitóris. Portanto, mais terapias de classe A (fármacos e procedimentos) para mulheres, direcionadas à patologia da genitália feminina, são necessárias.

Orgasmos: mais e mais Intensos

Um subgrupo de mulheres com FSD (1 de 20) possui distúrbio orgásmico feminino: dificuldade em alcançar ou total incapacidade de ter um orgasmo.[1] O tratamento bem-sucedido do distúrbio orgásmico não apenas melhora o prazer sexual de uma mulher, como também pode melhorar seu vínculo emocional, sua saúde mental e seus relacionamentos.[4]

Embora a terapia com testosterona possa facilitar o orgasmo feminino (parcialmente por manter a integridade da rede de fibras nervosas vaginais e volume muscular, ao mesmo tempo em que aumenta o fluxo sanguíneo genital e a mucificação), as mulheres que não podem usar testosterona ou que já tenham níveis normais do hormônio possuem somente a psicoterapia como seu tratamento de classe A.[1,8-10] Todas as estratégias farmacológicas, incluindo flibanserina e testosterona, são para utilização não descrita na bula – não aprovada pela FDA – para o tratamento de distúrbio orgásmico feminino.

Os medicamentos fornecem poucas opções para a melhora do orgasmo feminino; portanto, os procedimentos disponíveis são considerados. Gel à base de ácido hialurônico (HA) e colágeno foram injetados no ponto G para intensificar o orgasmo nas mulheres, facilitando o aumento de pressão no ponto G durante o intercurso sexual; porém estas terapias não foram projetadas para tratar disfunção sexual (apenas para melhorar a função normal) e não são conhecidas por propagar o reparo do tecido.[11,12] Além disso, pelo fato de a erosão, obstrução urinária e embolia pulmonar serem riscos em mulheres sendo submetidas ao aumento por HA do ponto G, o American College of Obstetrics and Gynecology publicou um documento de posição para desencorajar os médicos a fornecer o procedimento.[13-15]

De modo similar, a FDA aprovou os cristais de hidroxiapatita de cálcio (*Coaptite*) para injeção próximo da uretra para o alívio da incontinência urinária de esforço, porém este uso implica em um risco de formação de granuloma de corpo estranho, resultando em erosão ou obstrução e necessitando de correção cirúrgica em cerca de 1 em cada 40 mulheres.[16,17] Embora seja aprovado pela FDA para incontinência urinária, o *Coaptite* não é indicado nem recomendado como um tratamento da FSD.[18]

A ideia de injetar material próximo da uretra para melhorar a função sexual ou para deter a incontinência urinária tem sido debatida por mais de uma década. O desafio tem sido encontrar um material que forneça benefícios terapêuticos sem efeitos colaterais.[19]

Um tratamento novo e interessante envolve o uso de PRP para melhorar a função sexual feminina.[20] Ao contrário dos materiais sintéticos mencionados anteriormente, o PRP demonstrou ausência de efeitos colaterais graves e eficácia em múltiplos estudos realizados para o tratamento de feridas em tecidos moles e lesão articular, bem como para cirurgias ortopédica e dentária, e uma variedade de procedimentos estéticos.[21-23] Células-tronco pluripotentes expostas ao PRP são ativadas e se desenvolvem em um novo tecido – nervo, colágeno e vasos sanguíneos.[24-26] Além disso, a literatura médica contém muitos artigos demonstrando a segurança do PRP, sem relatos de formação de granulomas, infecção ou outros efeitos colaterais graves quando o equipamento laboratorial usado tenha sido aprovado pela FDA para a preparação de PRP para uso no corpo.[26,27] O PRP também é usado para tratar tecido cicatricial e para restaurar tecido atrofiado; a possibilidade de causar cicatrizes pelo uso de PRP é teoricamente impossível.[28,29] Pelo fato de o PRP ser aquoso, ele flui facilmente através de uma agulha de pequeno calibre (para o conforto da paciente apenas com anestesia local) e é uniformemente distribuído (o que previne a necessidade do posicionamento meticuloso da agulha necessário para a injeção de gel de HA ou uma pasta de cristais de hidroxiapatita de cálcio).[30]

Um estudo piloto foi conduzido para determinar os efeitos das injeções localizadas, especificamente posicionadas, de PRP para o tratamento de FSD, o procedimento O-Shot.[30] Tal como descrito neste capítulo, o procedimento realizado em consultório leva cerca de 15 minutos.

Primeiro, um anestésico local é aplicado no introito e clitóris. O sangue é, então, coletado do braço e processado à beira do leito para extrair PRP com o uso de um *kit* aprovado pela FDA de preparação de PRP para injeção nas áreas corporais selecionadas.[31,32] Com a mulher em uma posição de litotomia, 4 mL de seu PRP são ativados com 0,2 mL de cloreto de cálcio 10% e injetados no ponto O ("O-Spot") – o espaço entre a uretra e a parede vaginal, mais distalmente, na área das glândulas periuretrais (Figs. 15-1 e 15-2). Um mililitro (1cc/1mL) de PRP ativado é injetado no corpo cavernoso do clitóris, próximo da glande do clitóris.

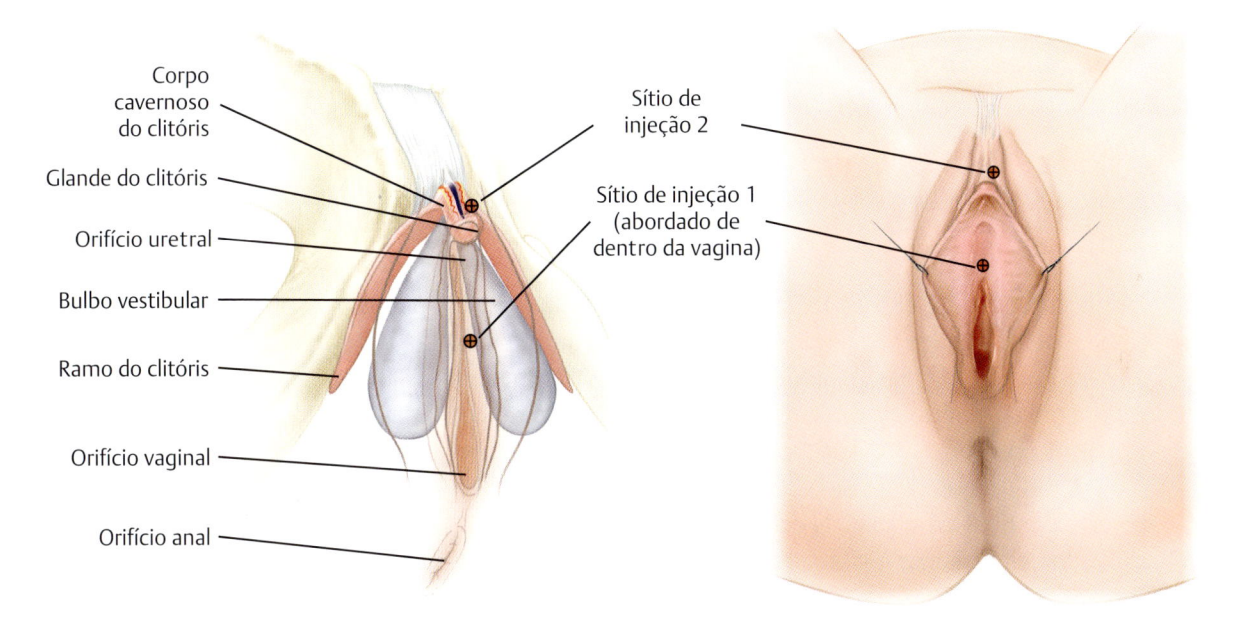

Fig. 15-1 Injeção de 4 mL de PRP no ponto O (*sítio de injeção 1*). O fluido preenche o tecido entre a uretra e a vagina. Injeção de 1 mL no corpo do corpo cavernoso (*sítio de injeção 2*). Ultrassonografia realizada durante os procedimentos demonstrou o líquido passando em todas as partes do clitóris e banhando totalmente as glândulas de Skene. Alterações imediatas no ângulo vesicoureteral foram observadas.

Fig. 15-2 Colocação endovaginal da sonda ultrassonográfica em taco de hockey de 18 MHz mostra um eco curvilíneo uretral, com músculo liso periuretral circunferencial e tecido areolar entre a uretra e a vagina na área do ponto O (X). As imagens ultrassonográficas durante e após o procedimento O-Shot demonstraram hidrodissecção da área pelo PRP injetado.

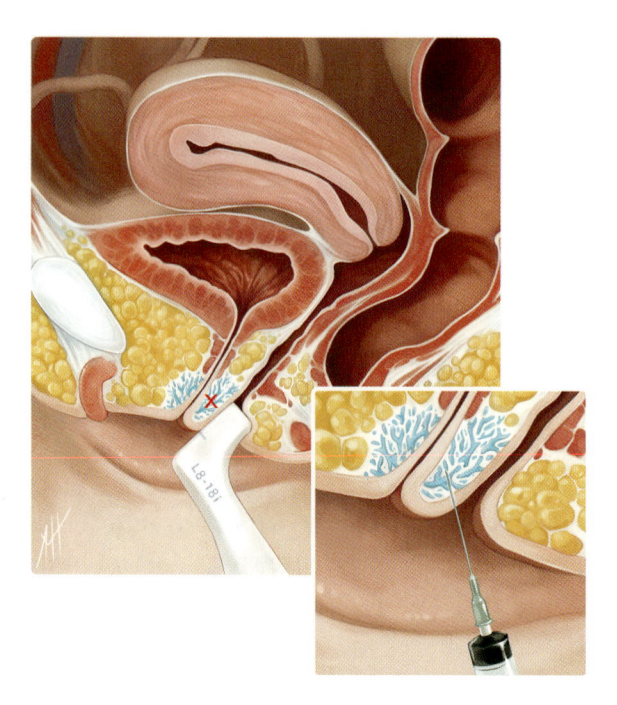

Em um estudo do procedimento O-Shot, após 12 a 16 semanas e apenas uma injeção, dois testes-padrão foram usados para medir os efeitos do procedimento: a Escala de Angústia Sexual Feminina-Revisada (FSDS-R) e o Índice de Função Sexual Feminina (FSFI).[32,33] O questionário FSDS-R mede o distúrbio sexualmente relacionado (um escore igual ou superior a 11 indica distúrbio).[33] O questionário FSFI mede a excitação, desejo, dor, orgasmo, satisfação e lubrificação.[34]

No mesmo estudo, 7 de 10 (70%) mulheres progrediram de *angustiadas* para *não angustiadas*, com escores relatados que diminuíram uma média de 10 pontos na FSDS-R, de uma média de 17 para 7 ($p = 0,04$).[30] Respostas no questionário FSFI foram medidas. Oito de 10 mulheres mostraram uma melhora estatisticamente significativa nas áreas de desejo, excitação, lubrificação e orgasmo, com uma média de melhora de 5,5. Satisfação, embora com uma tendência em direção à significância estatística, exibiu menor melhora, parcialmente por causa do aumento da libido da mulher além do nível do desejo do parceiro, em alguns casos, resultando em frustração e, portanto, menor melhora na satisfação, apesar da melhora em outras áreas.

A explicação para as melhoras acentuadas demonstradas pode ser multifatorial, como indicado por outros estudos de apoio recentes. Um desses estudos mostrou que mulheres que alcançam facilmente o orgasmo são mais prováveis do que as mulheres com distúrbio anorgásmico de demonstrar um clitóris maior e posicionado mais próximo da parede vaginal nos exames por MRI do clitóris.[35] Pelo fato de ter sido demonstrado que o PRP propaga tecido novo e saudável de múltiplos tipos celulares, o efeito do PRP sobre o corpo cavernoso do clitóris poderia ser o de aumentar a sensação por meio da melhora da saúde e função do tecido, possibilitando comunicação do clitóris com a parede vaginal. A relação da anatomia funcional com a produção de orgasmo é amplamente discutida,[5] e variações da técnica proposta poderiam mostrar maior eficácia e ajudar a definir mais detalhadamente os mecanismos envolvidos. Talvez, a injeção no clitóris de uma maior quantidade seria benéfica. Em alguns casos de dispareunia, injeções em pontos-gatilho do assoalho pélvico foram úteis, bem como múltiplas injeções de cicatrizes de episiotomia em combinação com a técnica descrita.

A melhora da função sexual em mulheres está correlacionada com o aumento do fluxo sanguíneo no clitóris.[36] Pelo fato de o fator de crescimento derivado do PRP, conhecido como *fator de crescimento endotelial vascular* (ou VEGF), reconhecidamente causar neovascularização, parte do efeito do procedimento O-Shot pode ser secundária ao aumento do fluxo sanguíneo no clitóris e no espaço periuretral.[37]

Injeção no ponto O pode causar proliferação e ativação das glândulas periuretrais, explicando o início da ejaculação com o aumento associado no orgasmo observado em algumas mulheres após o procedimento.[30]

A propósito, este método não usa células-tronco, apenas PRP. Alguns estudos combinam o PRP com as células-tronco sem diferenciar qual dos dois pode ser mais útil.[38] Embora terapias com células-tronco sejam promissoras, células-tronco mesenquimais são classificadas como uma droga pela FDA e requerem um nível adicional de despesa, tempo e vigilância. Alternativamente, células-tronco pluripotentes permanecem latentes no tecido nativo e são responsáveis pela cicatrização normal do tecido sem a necessidade de transferência de células-tronco, pois o PRP ativa as células-tronco mesenquimais e pericitos locais, ao mesmo tempo em que libera citocinas, que recrutam outras células regenerativas para a área.[37]

O procedimento O-Shot tem outras possíveis indicações. Em um recente estudo usando apenas PRP (sem células-tronco mesenquimais), esta mesma metodologia diminuiu a inflamação (determinada por dois dermopatologistas que permaneceram cegos à alocação do tratamento) e proporcionou uma melhora estatística dos sintomas de mulheres com líquen escleroso.[39] A vantagem da metodologia O-Shot com relação aos esteroides tópicos para tratamento do líquen escleroso pode incluir a resolução de cicatrizes secundárias ao líquen escleroso.[28,29] O PRP pode melhorar o sistema imune; portanto, o uso do O-Shot para tratar líquen escleroso pode reduzir o risco de neoplasia que ocorre quando o líquen escleroso é tratado com esteroides na presença de infecção pelo papilomavírus humano.[40,41]

Os nervos para a micção e resposta sexual podem ser melhorados pelo PRP se os efeitos do PRP na vagina refletirem aqueles observados em outros tecidos em prévios estudos.[42] Desse modo, este procedimento é promissor para o tratamento da incontinência urinária de esforço e incontinência de urgência.

O procedimento O-Shot também pode melhorar o desfecho quando combinado à terapia por radiofrequência ou *laser* aplicada à parede vaginal na mesma maneira que o PRP melhora o desfecho e acelera a recuperação após a terapia a *laser* da face, como demonstrado nos estudos estéticos.[43]

Possíveis contraindicações ao procedimento, em geral, incluem condições que interferem com a cicatrização da ferida e poderiam negativamente afetar o desfecho: tabagismo, altas doses de corticosteroides e trombocitopenia significativa. Gravidez e distúrbios psicológicos são contraindicações relativas. Terapia antiplaquetária crônica foi considerada uma contraindicação relativa, mas estudos sugeriram desfechos positivos mesmo na presença destas terapias.[44] O procedimento O-Shot não possui contraindicações absolutas, pois utiliza plasma autólogo; não existem relatos de efeitos colaterais graves com o uso isolado de PRP em mais de 8.000 artigos publicados. A injeção por um médico de volumes maiores do que os sugeridos no ponto O resultou em um caso de obstrução por extravasamento, que se resolveu sem sequelas. Equimose, hipersexualidade e disúria leve foram os únicos efeitos colaterais observados até agora.

O Sistema Orgásmico Feminino: Chegou o Momento

Um *sistema* consiste em elementos interligados formando todo o complexo com respeito às suas finalidades.[45] Ao considerar uma terapia específica para disfunção sexual, seja com fármacos direcionados ao cérebro, psicoterapia, terapias hormonais ou terapias locais, a aplicação da análise dos sistemas pode ser útil.[46] Se o sistema respiratório, sistema circulatório e sistema renal podem ser mais bem compreendidos e pesquisados, e as pacientes tratadas de forma mais adequada com o uso de análise dos sistemas, então as pacientes podem-se beneficiar de um processo similar aplicado ao orgasmo e excitação feminina.[47,48]

O sistema reprodutivo compartilha componentes com o sistema orgásmico, então porque a redundância? Excitação e orgasmo proporcionam prazer e laços emocionais, mas nem sempre resultam em gravidez (a finalidade do sistema reprodutivo), e gravidez pode ocorrer sem excitação ou orgasmo (a finalidade do sistema orgásmico). Desta forma, propomos que definindo os componentes necessários para o prazer sexual e orgasmo, e mapeando as interações destes componentes usando a análise dos sistemas, poderia ajudar a superar o déficit de pensar sobre estes sistemas de forma compartimental. Mesmo quando a função normal é analisada, considerar a excitação e o orgasmo como o resultado de um sistema operacional encoraja estratégias mais eficazes para otimizar o desfecho.

Não muito tempo atrás, o clitóris não era ilustrado em *Gray's Anatomia*, e uma análise detalhada dos hormônios não estava disponível; a função das glândulas de Skene não era conhecida, e a vagina era provavelmente considerada apenas como um canal de parto e um recipiente para um pênis; a alta incidência de FSD não era reconhecida, e a ideia de um sistema orgásmico não era necessária. Mas com o conhecimento mais profundo veio a necessidade de uma organização mais criteriosa das ideias. Por exemplo, o uso de uma análise dos sistemas evita o foco restrito que resulta em tentativas de aliviar a dispareunia com a psicoterapia (quando um tratamento alternativo pode ter resolvido a dor) ou para aumentar a libido apenas com testosterona (para mulheres que sofreram abuso e aquelas em um relacionamento hostil). Análise dos sistemas encoraja as pacientes e médicos de múltiplas disciplinas a considerar o espectro total de terapias disponíveis e a cooperar mais estrategicamente no encontro da saúde e recuperação.

O sistema orgásmico feminino compreende pelo menos os seguintes componentes: (1) endócrino, (2) neurogênico, (3) vascular, (4) anatômico/mecânico, (5) farmacológico, (6) emocional e (7) relacional.[49]

Uma maior reflexão do sistema orgásmico feminino pelos pesquisadores é necessária para definir os componentes, como os componentes interagem e como essas interações podem ser otimizadas. Por exemplo, análise dos sistemas aplicada em recentes estudos anatômicos gerou a ideia do complexo clitóris-uretra-vagina como um descritor mais elegante do que o ponto G tradicional da anatomia responsável pela excitação.[50]

Como outro exemplo da lógica dos sistemas, exercícios aeróbicos realizados por mulheres tomando antidepressivos alteram a dopamina e a serotonina, resultando em uma melhoria da função sexual por aproximadamente 1 hora.[51] Atletas treinadas com alta capacidade aeróbica, comparadas a mulheres correspondentes sedentárias, demonstraram aumento do fluxo sanguíneo clitoriano associado à melhora da função sexual e relataram escores mais elevados no FSFI nos domínios de excitação e orgasmo.[52] Mapeamento das múltiplas alterações no sistema orgásmico feminino observadas com o treinamento físico de elite é útil para compreender como a análise dos sistemas facilita o planejamento de terapias específicas e futuras pesquisas. Também ajuda a compreender como o procedimento O-Shot pode- se encaixar neste plano de tratamento estruturado por sistemas.

A análise dos sistemas permite que os médicos aperfeiçoem um sistema que está funcionando "normalmente". Assim, as investigações em desenvolvimento apresentam uma questão importante: É ético ajudar uma mulher com função sexual normal a alcançar uma melhor função? Atualmente, considera-se antiético o fornecimento de hormônios de reforço muscular para pacientes com uma função normal. Existe um nível *normal* que torna antiético ajudar as mulheres a sentir mais prazer sexual? Especificamente, é ético que os médicos prescrevam aumento do prazer sexual e não apenas o tratamento da doença? Em caso negativo, então há uma linha que distingue doença do normal, e quem deve traçar essa linha: o médico ou cada mulher?

Visto pelo ponto de vista dos sistemas, o O-Shot não é uma poção mágica para curar todos os males, mas apenas uma forma de potencialmente promover um tecido vaginal mais saudável e mais funcional – nem mais, nem menos. Todas as outras ferramentas comprovadas ainda se aplicam.

À medida que mais terapias são desenvolvidas, a análise dos sistemas e as questões éticas se tornarão mais importantes ao tratamento de FSD.

Referências

1. American College of Obstetricians and Gynecologists Committee on Practice Bulletins-Gynecology. ACOG Practice Bulletin No. 119: Female sexual dysfunction. Obstet Gynecol 117:996, 2011.
2. Finkle AL. Sexual impotency: current knowledge and treatment I. Urology/sexuality clinic. Urology 16:449, 1980.
3. Basu A, Ryder RE. New treatment options for erectile dysfunction in patients with diabetes mellitus. Drugs 64:2667, 2004.

4. Coast RM, Brody S. Anxious and avoidant attachment, vibrator use, anal sex, and impaired vaginal orgasm. J Sex Med 8:2493, 2011.
5. Puppo V. Anatomy and physiology of the clitoris, vestibular bulbs, and labia minora with a review of the female orgasm and the prevention of female sexual dysfunction. Clin Anat 26:134, 2013.
6. Siroky MB, Azadzoi KM. Vasculogenic erectile dysfunction: newer therapeutic strategies. J Urol 170 (2 Pt 2):S24, 2003.
7. Gao L, Yang L, Qian S et al. Systematic review and meta-analysis of phosphodiesterase type 5 inhibitors for the treatment of female sexual dysfunction. Int J Gynaecol Obstet 133:139, 2016.
8. Davis S, Braunstein G. Efficacy and safety of testosterone in the management of hypoactive sexual desire disorder in postmenopausal women. J Sex Med 9:1134, 2012.
9. Nappi R, Cucinella L. Advances in pharmacotherapy for treating female sexual dysfunction. Expert Opin Pharmacother 16:875, 2015.
10. Trish A. Role of androgens in modulating male and female sexual function. Horm Mol Biol Clin Invest 4:521, 2011.
11. G-spot Amplification™. How does G-Shot work? Available at *http://thegshot.com/ patient-information/works/*.
12. G-Spot Amplification™. G-Shot may work for you. Available at *http://thegshot.com/ patientinformation/patient-profile/*.
13. Benshushan A, Brzezinski A, Shoshani O et al. Periurethral injection for the treatment of urinary incontinence. Obstet Gynecol Surv 53:383, 1998.
14. Park HJ, Jung KH, Kim SY et al. Hyaluronic acid pulmonary embolism: a critical consequence of an illegal cosmetic vaginal procedure. Thorax 65:360, 2010.
15. Committee on Gynecologic Practice, American College of Obstetricians and Gynecologists. ACOG Committee Opinion No. 378: Vaginal "rejuvenation" and cosmetic vaginal procedures. Obstet Gynecol 110:737, 2007.
16. Gafni-Kane A, Sand PK. Foreign-body granuloma after injection of calcium hydroxylapatite for type III stress urinary incontinence. Obstet Gynecol 118:418, 2011.
17. Alijotas-Reig J. Foreign-body granuloma after injection of calcium hydroxylapatite for treating urinary incontinence. Obstet Gynecol 118:1181, 2011.
18. U.S. Food and Drug Administration. Coaptite® — P040047. Premarket approval (PMA). Available at *http://www.accessdata.fda.gov/scripts/cdrh/cfdocs/cftopic/pma/pma.cfm?num=p040047*.
19. Gorton E, Stanton S, Monga A et al. Periurethral collagen injection: a long-term follow-up study. BJU Int 84:966, 1999.
20. Farmer M, Yoon H, Goldstein I. Future targets for female sexual dysfunction. J Sex Med 13:1147, 2016.
21. Kon E, Mandelbaum B, Buda R et al. Platelet-rich plasma intra-articular injection versus hyaluronic acid viscosupplementation as treatments for cartilage pathology: from early degeneration to osteoarthritis. Arthroscopy 27:1490, 2011.
22. Sclafani AP. Safety, efficacy, and utility of platelet-rich fibrin matrix in facial plastic surgery. Arch Facial Plast Surg 13:247, 2011.
23. Kakudo N, Minakata T, Mitsui T et al. Proliferation-promoting effect of platelet-rich plasma on human adipose-derived stem cells and human dermal fibroblasts. Plast Reconstr Surg 122:1352, 2008.
24. Azzena B, Mazzoleni F, Abatangelo G et al. Autologous platelet-rich plasma as an adipocyte in vivo delivery system: case report. Aesthetic Plast Surg 32:155, 2008.
25. Sclafani AP, McCormick SA. Induction of dermal collagenesis, angiogenesis, and adipogenesis in human skin by injection of platelet-rich fibrin matrix. Arch Facial Plast Surg 14:132, 2012.
26. Dhillon RS, Schwarz EM, Maloney MD. Platelet-rich plasma therapy—future or trend? Arthritis Res Ther 14:219, 2012.
27. Martínez-Zapata MJ, Martí-Carvajl A, Sola I et al. Efficacy and safety of the use of autologous plasma rich in platelets for tissue regeneration: a systematic review. Transfusion 49:44, 2009.
28. Eichler C, Najafpour M, Sauerwald A et al. Platelet-rich plasma in the treatment of subcutaneous venous access device scars: a head-to-head patient survey. Biomed Res Int 2015:630601, 2015.
29. Nofal E, Helmy A, Nofal A et al. Platelet-rich plasma versus CROSS technique with 100% trichloroacetic acid versus combined skin needling and platelet rich plasma in the treatment of atrophic acne scars: a comparative study. Dermal Surg 40:864, 2014.

30. Runels C, Melnick H, Debourbon E et al. A pilot study of the effect of localized injections of autologous platelet rich plasma (PRP) for the treatment of female sexual dysfunction. J Women's Health Care 3:169, 2014.
31. Platelet Rich Plasma PRP System. Regen Lab SA. Lausanne, Switzerland.
32. Magellan® Autologous Platelet Separator System. Arteriocyte Medical Systems. Hopkinton, MA. Available at www.arteriocyte.com/magellan-autologous-platelet-separator.html.
33. Derogatis LR, Rosen R, Leiblum S et al. The Female Sexual Distress Scale (FSDS): initial validation of a standardized scale for assessment of sexually related personal distress in women. J Sex Marital Ther 28:317, 2002.
34. Rosen R, Brown C, Heiman J et al. The Female Sexual Function Index (FSFI): a multidimensional self-report instrument for the assessment of female sexual function. J Sex Marital Ther 26:191, 2000.
35. Oakley SH, Vaccaro CM, Crisp CC et al. Clitoral size and location in relation to sexual function using pelvic MRI. J Sex Med 11:1013, 2014.
36. Gerritsen J, van der Made F, Bloemers J et al. The clitoral photoplethysmograph: a new way of assessing genital arousal in women. J Sex Med 6:1678, 2009.
37. Yang HS, Shin J, Bhang SH et al. Enhanced skin wound healing by a sustained release of growth factors contained in platelet-rich plasma. Exp Mol Med 43:622, 2011.
38. Casabona F, Priano V, Vallerino V et al. New surgical approach to lichen sclerosus of the vulva: the role of adipose-derived mesenchymal cells and platelet-rich plasma in tissue regeneration. Plast Reconstr Surg 126:210e, 2010.
39. King M, Toslon H, Runels C et al. Autologous platelet rich plasma (PRP) intradermal injections for the treatment of vulvar lichen sclerosus. J Lower Gen Tract Disease 19(Suppl 13):S25, 2015.
40. Cieslik-Bielecka A, Dohan Ehrenfest DM, Lubkowska A et al. Microbicidal properties of Leukocyte- and Platelet-Rich Plasma/Fibrin (L-PRP/L-PRF): new perspectives. J Biol Regul Homeost Agents 26 (2 Suppl 1):S43, 2012.
41. von Krogh G, Dahlman-Ghozlan K, Syrjänen S. Potential human papillomavirus reactivation following topical corticosteroid therapy of genital lichen sclerosus and erosive lichen planus. J Eur Acad Dermatol Venereol 16:130, 2002.
42. Takeuchi M, Kamei N, Shinomiya Ru et al. Human platelet-rich plasma promotes axon growth in brain-spinal cord coculture. Neuroreport 23:712, 2012.
43. Shin MK, Lee JH, Lee SJ et al. Platelet-rich plasma combined with fractional laser therapy for skin rejuvenation. Dermatol Surg 38:623, 2012.
44. Di Matteo B, Filardo G, Lo Presti M et al. Chronic anti-platelet therapy: a contraindication for platelet-rich plasma intra-articular injections? Eur Rev Med Pharmacol Sci 18(1 Suppl):S55, 2014.
45. The American Heritage Dictionary of the English Language, ed 5. Boston: Houghton Mifflin Harcourt Trade, 2011.
46. Cardinal-Fernández P, Nin N, Ruíz-Cabello J et al. Systems medicine: a new approach to clinical practice. Arch Bronconeumol 50:444, 2014.
47. He JC, Chuang PY, Ma'ayan A et al. Systems biology of kidney diseases. Kidney Int 81:22, 2012.
48. Runels C. Activate the Female Orgasm System: The Story of O-Shot®. San Bernardino, CA: CreateSpace, 2013.
49. Latif EZ, Diamond MP. Arriving at the diagnosis of female sexual dysfunction. Fertil Steril 100:898, 2013.
50. Jannini E, Buisson O, Rubio-Casillas A. Beyond the G-spot: clitourethrovaginal complex anatomy in female orgasm. Nat Rev Urol 11:531, 2014.
51. Lorenz TA, Meston CM. Exercise improves sexual function in women taking antidepressants: results from a randomized crossover trial. Depress Anxiety 31:188, 2014.
52. Karatas OF, Paltaci G, Ilerisoy Z et al. The evaluation of clitoral blood flow and sexual function in elite female athletes. J Sex Med 7:1185, 2010.

CAPÍTULO 16

Radiofrequência Transcutânea com Temperatura Controlada para Rejuvenescimento Vulvovaginal

Red Alinsod

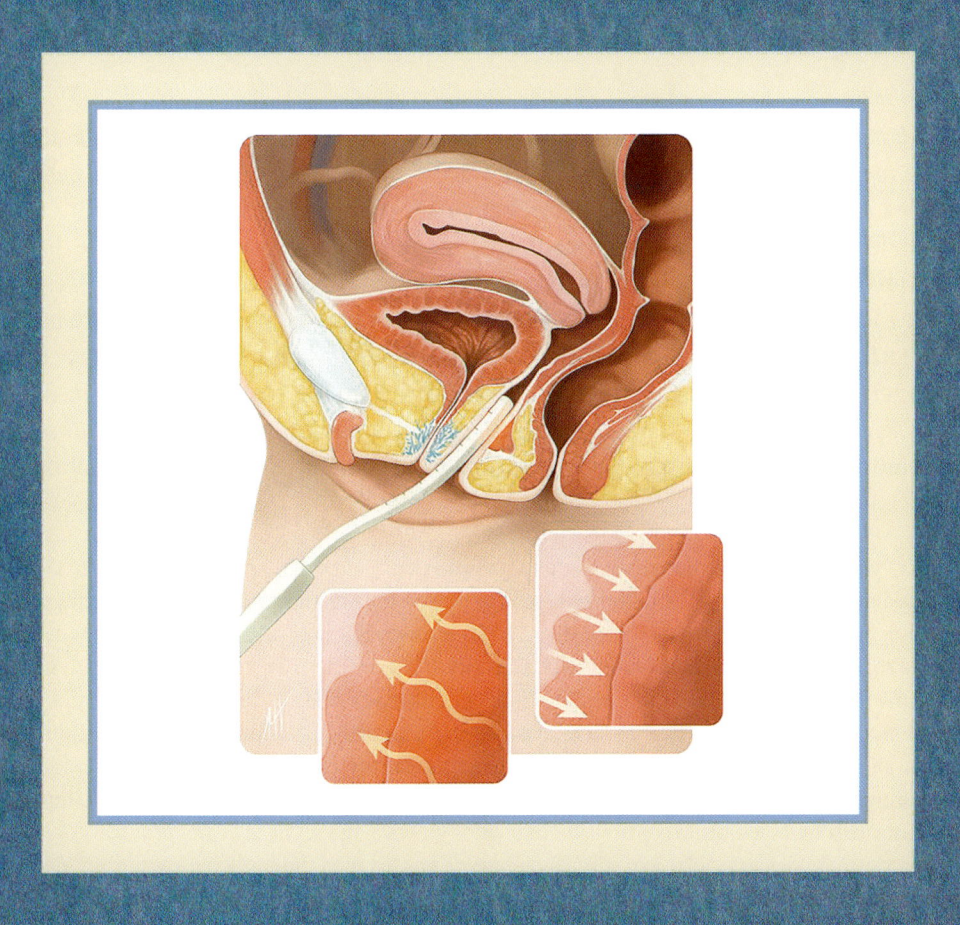

Pontos-Chave

- *Radiofrequência (RF) com temperatura controlada fortalece os tecidos vulvovaginais imediatamente e ao longo de um período de vários meses, e é eficaz para o estreitamento não cirúrgico da vulva e vagina.*

- *RF com temperatura controlada estimula a formação de novo colágeno e a neoangiogênese, resultando em uma melhora da sensibilidade e tônus cutâneo.*

- *Fortalecimento dos tecidos vaginais reduz a flacidez vaginal, incontinência de esforço, bexiga hiperativa, e também cistocele e retocele leve à moderada.*

- *RF com temperatura controlada resulta em melhora do fluxo sanguíneo vulvovaginal, o que normaliza a umidade vaginal e aumenta a sensibilidade geral dos tecidos do clitóris, vulva e vagina.*

- *Disfunção orgásmica pode ser auxiliada por tratamentos de RF com temperatura controlada.*

Entre o parto – geralmente múltiplos partos – e o decréscimo dos níveis de estrogênio decorrente da menopausa, a vagina sofre várias alterações que levam a uma gama bem definida de condições, que começam com flacidez, elasticidade reduzida, e incluem vaginite atrófica (resultando em irritação crônica e desconforto), incontinência urinária de esforço e diferentes manifestações de disfunção sexual. Qualquer uma ou todas essas condições podem estar presentes, e a idade de início pode variar. O tratamento destas condições é problemático por causa de dois fatores. Primeiro, as mulheres têm dificuldades em discutir estes problemas com seus clínicos gerais ou ginecologistas. Até recentemente, os costumes sociais eram responsáveis por uma visão obscura de debates abertos sobre a vagina, e a atitude da sociedade em relação a estas condições era de submissão. Segundo, o arsenal dos médicos tem sido pouco abrangente,

---

A primeira vez que utilizei radiofrequência foi para uma cirurgia labial de precisão, em 2005. O conceito para o uso intravaginal e vulvar de radiofrequência se tornou uma realidade, em 2009-2010, quando realizei os primeiros tratamentos por radiofrequência na área vulvovaginal para benefícios estéticos de retração tecidual. Em 2013, iniciei o desenvolvimento de ThermiVa (Thermi), um dispositivo específico destinado ao uso na vulva e vagina profunda para efeitos de fortalecimento da derme e estreitamento vaginal. A pesquisa clínica demonstrou que os tratamentos da mucosa vaginal e anal e o fortalecimento do tecido também ajudavam no alívio da incontinência de esforço, bexiga hiperativa, cistocele e retocele leve à moderada, disfunção orgásmica e incontinência fecal. Continuo a usar o dispositivo Thermi e a realizar estudos clínicos sobre os efeitos da RF com temperatura controlada nos tecidos vulvovaginais. ThermiVa é aprovado pela FDA para condições dermatológicas e ablação cirúrgica de nervos nos Estados Unidos. Exemplos de condições dermatológicas incluem pele flácida, pele seca e pele insensível. Atualmente, o ThermiVa não tem aprovação específica da FDA para estreitamento vaginal ou anal, atrofia vulvovaginal, incontinência de esforço, bexiga hiperativa, prolapso pélvico, incontinência fecal e disfunção orgânica. Recebo royalties da venda de geradores e eletrodos do ThermiVa.

sendo limitado à terapia hormonal, exercícios de Kegel para fortalecer o assoalho pélvico, o uso de cremes ou lubrificantes, e opções cirúrgicas mais invasivas.

Modalidades terapêuticas baseadas em energia têm sido aplicadas a este tecido do mesmo modo que na medicina estética, com a finalidade de causar desnaturação e contração do colágeno, estimulando a neocolagênese e a restauração feminina através da cascata de cicatrização com o aquecimento do tecido. Este efeito térmico induz a produção de fibroblastos e estimula a neocolagênese. Intuitivamente, a capacidade de fornecer mais energia causará um efeito mais profundo, até certo ponto. Energia direcionada não causa a sensação de dor na parede vaginal tão prontamente como causa na pele facial, tornando as terapias baseadas em energia mais toleráveis a energias mais elevadas, e sugerindo que a vagina pode ser uma região anatômica ideal para a renovação tecidual baseada em energia. Independente de qual termo é utilizado – rejuvenescimento, renovação, fortalecimento ou tratamento da flacidez – as finalidades e métodos básicos são similares.

Contração tecidual com o uso de energia de RF é uma modalidade terapêutica estabelecida na medicina estética.[1,2] Calor é gerado próximo ao eletrodo pela impedância à medida que a energia de RF se propaga pelo tecido, que pode ser calculada com o uso de uma equação que leva em conta a condutividade elétrica local e o nível de corrente gerada próximo do eletrodo (emissor de RF).[3] Este padrão específico de termogênese é, portanto, previsível e pode ser controlado mediante a modulação de energia para o próprio eletrodo. Foi demonstrado que o aquecimento tecidual terapeuticamente relevante ocorre dentro de um intervalo de temperatura reconhecido (40° a 45°C) para estimular de forma ideal a neocolagênese e a neoelastogênese, ao mesmo tempo em que minimiza o dano colateral à pele e estruturas teciduais adjacentes; portanto, durante a terapia, a energia de RF deve ser controlada no que se refere à temperatura do tecido para maximizar o fornecimento de energia, porém evitando o sobretratamento. Ao contrário de outros métodos reconhecidos baseados em energia, a RF é completamente não invasiva; portanto, a função da barreira cutânea é preservada, minimizando o tempo de cicatrização e o risco para a paciente. Visto que a RF não utiliza energia solar, a pigmentação cutânea não é um fator no tratamento. A energia de RF é especialmente adequada para o tecido naturalmente umedecido e bem hidratado, como aquele da parede vaginal e vulva.[4]

A terapia por radiofrequência transcutânea com temperatura controlada (TTCRF), nome comercial ThermiVa, emprega um eletrodo monopolar de RF e placa de retorno (para completar o circuito), entre os quais a corrente elétrica é passada.[3,4] Energia ao emissor de RF é automaticamente modulada por sensores térmicos e termopares integrados no dispositivo terapêutico para monitorar a temperatura do tecido local em tempo real. Portanto, as temperaturas- alvo podem ser rapidamente alcançadas de forma segura e mantidas por uma duração suficiente para a resposta tecidual terapêutica. O controle apropriado da temperatura do tecido tem um impacto positivo sobre o conforto da paciente durante o tratamento; o tratamento é muito confortável, e nenhuma anestesia é necessária.

Para aplicações vaginais,[4] a tecnologia TTCRF é confinada em uma haste terapêutica ( ) de aproximadamente 20 cm de comprimento e 1,5 cm de largura (cerca da largura de um dedo adulto), com uma curva S superficial direcionada ao centro, similar àquela de um dilatador de Hegar (Fig. 16-1). A haste terapêutica estreita tem a vantagem de reduzir um possível trauma potencial durante a inserção provocado por secura, sensibilidade e atrofia do tecido da parede vaginal. O emissor de RF (aproximadamente do tamanho de um selo postal) está localizado em uma das extremidades da ponta da haste.

Durante o tratamento, a paciente repousa confortavelmente na posição litotômica dorsal. A haste é inserida na vagina, com o emissor de RF apontado para o tecido na zona de tratamento; externamente, o emissor de RF é aplicado diretamente nas estruturas vulvares (a vulva pode ser raspada). As potenciais zonas de tratamento incluem a parede vaginal dorsal, ventral, esquerda e direita, e as estruturas vulvares. A haste é então passada sobre cada zona de tratamento continuamente, até que a temperatura- alvo tenha sido alcançada e mantida por 3 a 5 minutos ou mais (baseado na tolerância da paciente).

O tratamento é seguro o bastante para ser concentrado regionalmente, por exemplo, ao longo da fáscia pubocervical para o tratamento de incontinência urinária de esforço, ao redor do ponto G, capuz do clitóris e área clitoriana para tratamento da disfunção orgásmica. Nenhum protocolo pré-tratamento ou pós-tratamento é necessário; portanto, as pacientes podem retornar à atividade normal imediatamente após o tratamento e não precisam se abster de sexo.

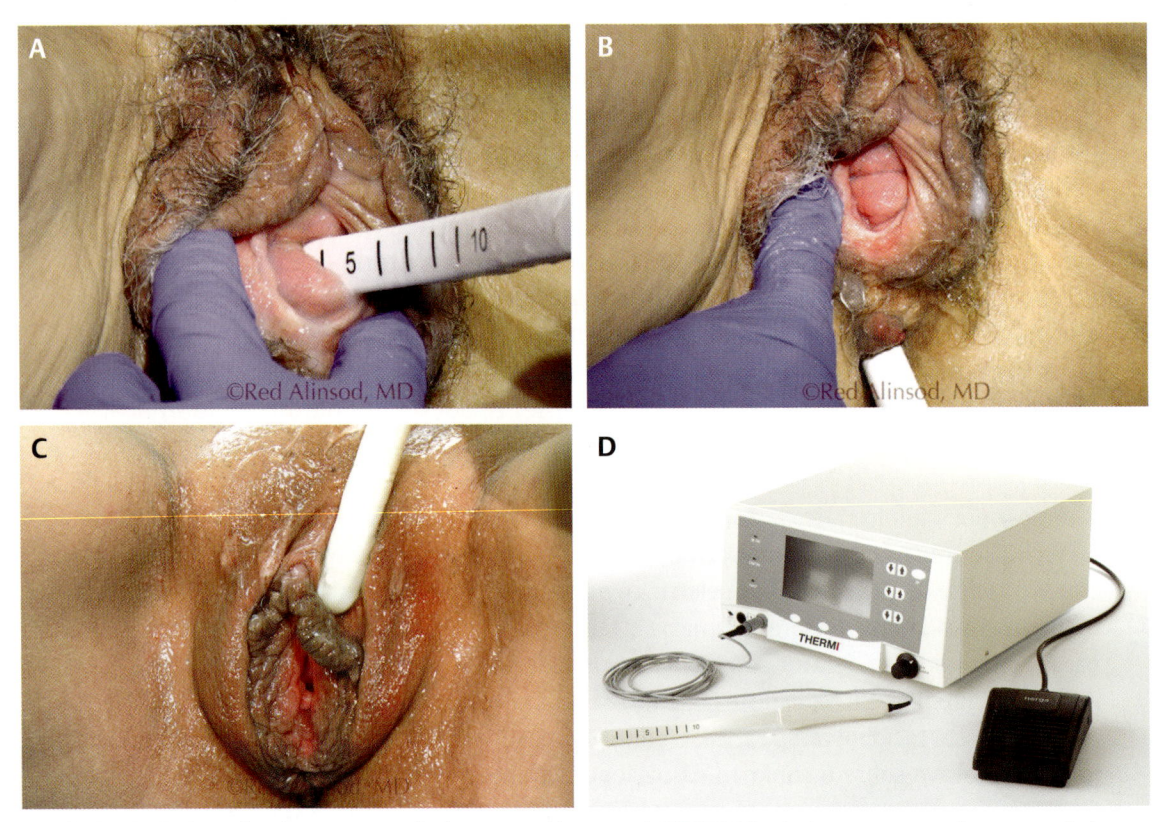

Fig. 16-1 **A e B,** Exemplos do uso transvaginal e transanal internos da TTCRF. A haste é pequena quando comparada à anatomia vaginal, possibilitando um tratamento confortável mesmo em casos mais extremos de atrofia da parede vaginal e vaginite atrófica. Tratamentos transanais para retocele, incontinência fecal, hemorroidas internas e flacidez anal estão atualmente sendo estudadas nos Estados Unidos e outros países. **C,** Exemplo de tratamento da vulva e capuz clitoriano. **D,** O ThermiVa Box é compacto, leve e facilmente transportável.

Um ciclo de tratamento típico inclui até três sessões, com um intervalo de 4 a 6 semanas entre os tratamentos a fim de conceder tempo para a remodelação do tecido. Tratamentos anuais de manutenção podem ser benéficos. Um ciclo completo de tratamento vulvovaginal com TTCRF tipicamente resulta em uma melhora estética da vulva, fortalecimento da mucosa vaginal e melhora na elasticidade do tecido. Melhora na qualidade do tecido e aumento do fluxo sanguíneo local resultam em um aumento na produção de lubrificação e transudato. Comunicação pessoal de uma publicação pendente, escrita pelos Drs. Gustavo Leibashoff e Pablo Gonzales, na Columbia, confirmou evidência histológica de que os tratamentos com TTCRF aumentam a produção de colágeno vulvar e vaginal e a neoangiogênese, bem como o espessamento das superfícies vulvar e vaginal, e melhora o índice de maturação. Este estudo demonstrou que a TTCRF é supostamente uma alternativa promissora para o tratamento de incontinência urinária de esforço leve à moderada, bem como de outros sintomas relacionados com a síndrome geniturinária da menopausa. Em colaboração com John Miklos e Robert Moore, o trabalho foi publicado.[5]

Potenciais efeitos adicionais podem incluir melhorias em condições relacionadas. Investigações iniciais demonstraram melhora de até 25% e superior a 33% da bexiga hiperativa com e sem incontinência, respectivamente[6]; redução de até 50% no tempo médio de alcance do orgasmo para pacientes com disfunção orgásmica e restauração do orgasmo para pacientes anorgásmicas[7]; aumento médio de 2,5 pontos na Escala de Satisfação Sexual e de 5 pontos no Questionário de Flacidez Vaginal, e redução ou eliminação da necessidade de lubrificantes para pacientes com vulvovaginite atrófica e dispareunia[8]; resolução de estenose vaginal grave[8] e melhora na incontinência urinária de esforço leve à moderada.[4,8,9] Em alguns casos, redução ou eliminação da terapia vaginal com estrogênio foi observada após a TTCRF.[4,8] Indícios casuais de tratamento bem-sucedido da cistocele (transvaginalmente) e retocele (usando TTCRF transvaginal e transanal) também foram relatados (Fig. 16-2). A TTCRF é muito promissora como uma modalidade não esteroidal, não farmacológica, não cirúrgica e não invasiva segura e eficaz, com potencial para diversas aplicações terapêuticas.

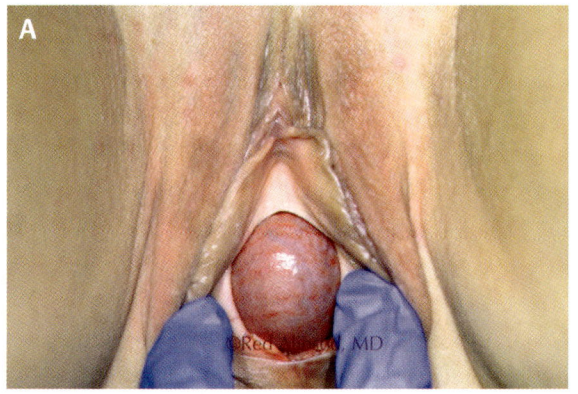

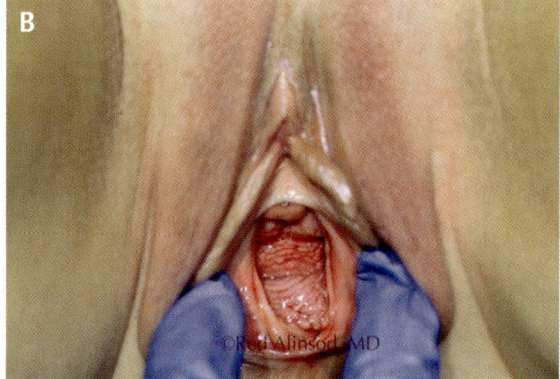

Fig. 16-2 Esta mulher menopáusica de 56 anos de idade apresentava pressão pélvica e um abaulamento vaginal, bem como uma bexiga hiperativa e incontinência de esforço. **A,** A cistocele é exibida na manobra de Valsalva máxima antes do tratamento. **B,** Um tratamento com TTCRF reduziu o abaulamento, a bexiga hiperativa e a incontinência, prevenindo a necessidade de reparo cirúrgico e medicamento anticolinérgico.

Resultados

Dois anos de estudos clínicos contínuos em nosso centro e múltiplos centros ao redor mundo demonstraram tratamentos excepcionalmente seguros com a RF com temperatura controlada. Em seu primeiro ano de lançamento nos Estados Unidos e no resto do mundo, mais de 10.000 mulheres foram tratadas com segurança com ThermiVa. Nenhuma bolha ou queimadura, ou eventos adversos graves foram relatados ou observados com milhares de tratamentos. Os tratamentos com ThermiVa são bem tolerados, e as taxas de satisfação são altas. Retração do tecido dos grandes lábios é frequentemente dramática e bastante evidente, embora a retração dos pequenos lábios seja mais modesta em aproximadamente 20%. Os efeitos do estreitamento vaginal podem ser significativos para a paciente e o parceiro, com aumento da umidade vaginal observado sem o uso de hormônios ou lubrificantes. Dispareunia pode ser reduzida ou eliminada. ThermiVa está se tornando um tratamento amplamente e rapidamente aceito para incontinência de esforço leve à moderada, bexiga hiperativa sem incontinência, cistocele e retocele leve

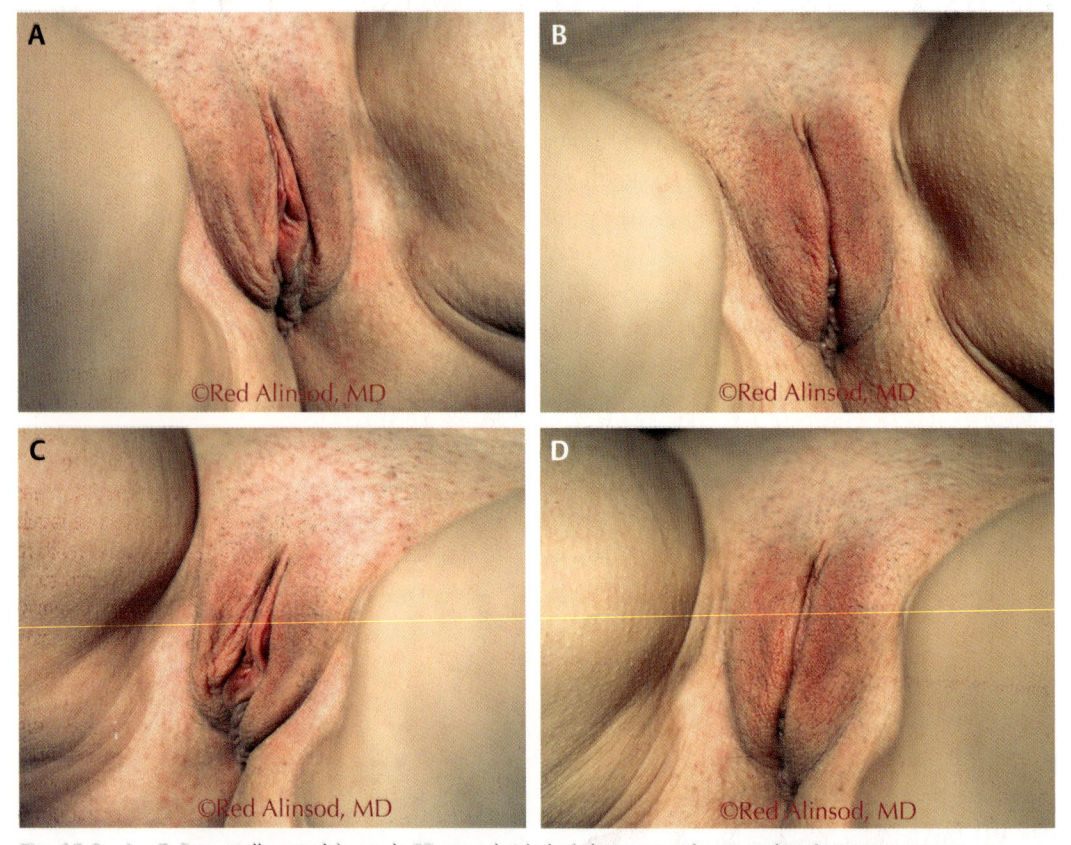

Fig. 16-3 **A e C,** Esta mulher multípara de 57 anos de idade é demonstrada antes de três tratamentos com TTCRF para atrofia e flacidez vulvovaginal, incontinência urinária de esforço e disfunção orgásmica. **B e D,** No pós-operatório, a resolução de seus sintomas é dramática.

à moderada e disfunção orgásmica; mais recentemente, foi utilizado como um novo tratamento para determinados tipos de incontinência fecal e flacidez anal. ThermiVa não possui aprovação específica da FDA para estas condições, visto que ainda estão sendo estudadas, mas é aprovado para condições dermatológicas e ablação cirúrgica de nervos, como já mencionado. ThermiVa não parece ser tão eficaz para incontinência de esforço grave, deficiência esfincteriana intrínseca, hiperatividade/instabilidade do detrusor e bexiga hiperativa com incontinência. Estudos atuais estão avaliando a eficácia do uso do ThermiVa em conjunto com o plasma rico em plaquetas. Os resultados de vários tratamentos são demonstrados nas Figuras 16-3 a 16-6.

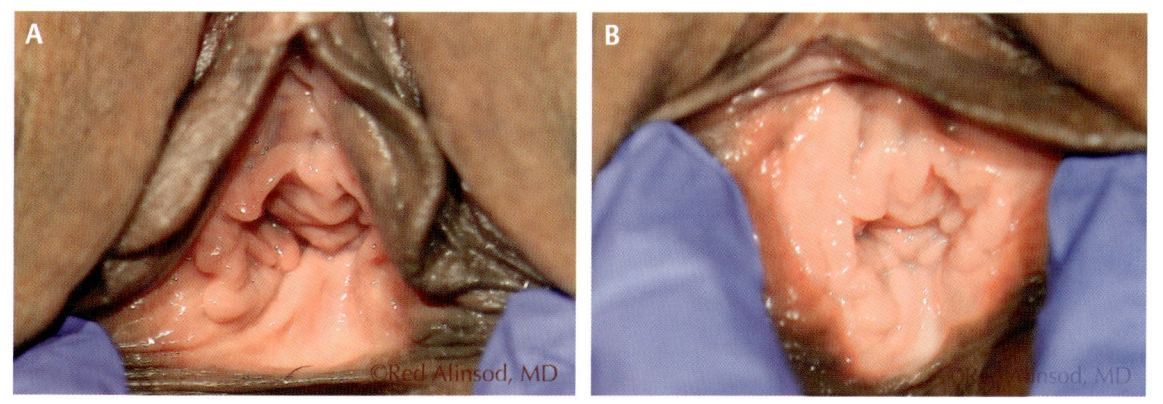

Fig. 16-4 **A,** Esta mulher pré-menopáusica multípara em seus 40 e poucos anos de idade tinha secura e flacidez vaginal. **B,** Após dois tratamentos com TTCRF, seu tecido é consideravelmente mais estreito e carnudo, com melhora visível no transudato.

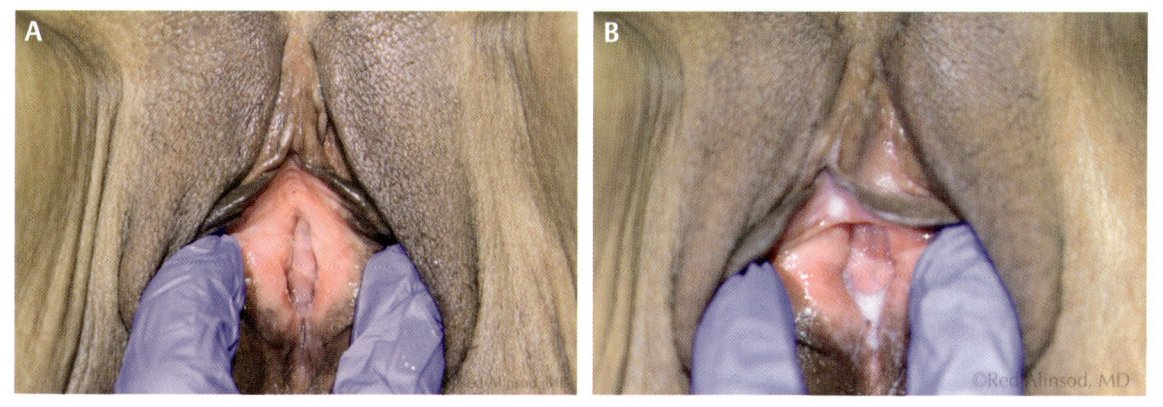

Fig. 16-5 **A,** Esta mulher menopáusica em seus 60 e poucos anos de idade tinha secura vaginal e dispareunia. **B,** Após dois tratamentos com TTCRF, seu tecido é notavelmente mais úmido e mais elástico.

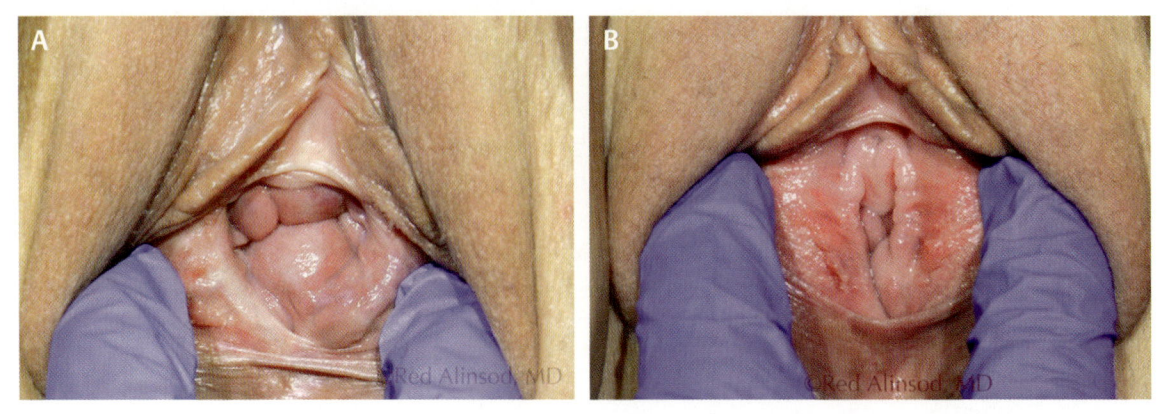

Fig. 16-6 A, Esta mulher menopáusica de 62 anos de idade apresentava flacidez vaginal, incontinência de esforço e uma retocele. **B,** Após três tratamentos com TTCRF, a redução de seu tecido é dramática, e seus sintomas se resolveram sem a necessidade de cirurgia.

Referências

1. Mulholland RS. Radio frequency energy for non-invasive and minimally invasive skin tightening. Clin Plast Surg 38:437, 2011.
2. Dunbar SW, Goldberg DJ. Radiofrequency in dermatology: an update. J Drugs Dermatol 14:1229, 2015.
3. Key DJ. Integration of thermal imaging with subsurface radiofrequency thermistor heating for the purpose of skin tightening and contour improvement: a retrospective review of clinical efficacy. J Drugs Dermatol 13:1485, 2014.
4. Alinsod RM. Temperature controlled radiofrequency for vulvovaginal laxity. Prime: Int J Aesthet Anti-Ageing Med 3:16, 2015.
5. Leibaschoff G, Izasa PG, Cardona JL et al. Transcutaneous temperature controlled radiofrequency (TTCRF) for the treatment of menopausal vaginal/genitourinary symptoms. Surg Technol Int 2016 Sept 10. [Epub ahead of print] 6. Alinsod RM. Transcutaneous temperature controlled radiofrequency for overactive bladder. Abstract accepted for presentation at the Forty-first Annual Meeting of the International Urogynecological Association, Cape Town, South Africa, Aug 2016.
7. Alinsod RM. Transcutaneous temperature controlled radiofrequency for orgasmic dysfunction. Lasers Surg Med 48:641, 2016.
8. Alinsod RM. Transcutaneous temperature controlled radiofrequency for atrophic vaginitis and dyspareunia. J Minim Invasive Gynecol 22:S226, 2015.
9. Magon N, Alinsod RM. ThermiVa: the revolutionary technology for vulvovaginal rejuvenation and noninvasive management of female SUI. J Obstet Gynaecol India 66:300, 2016.

CAPÍTULO 17

Laser de *Erbium* Fracionado para Rejuvenescimento Vaginal

Evgenii Leshunov

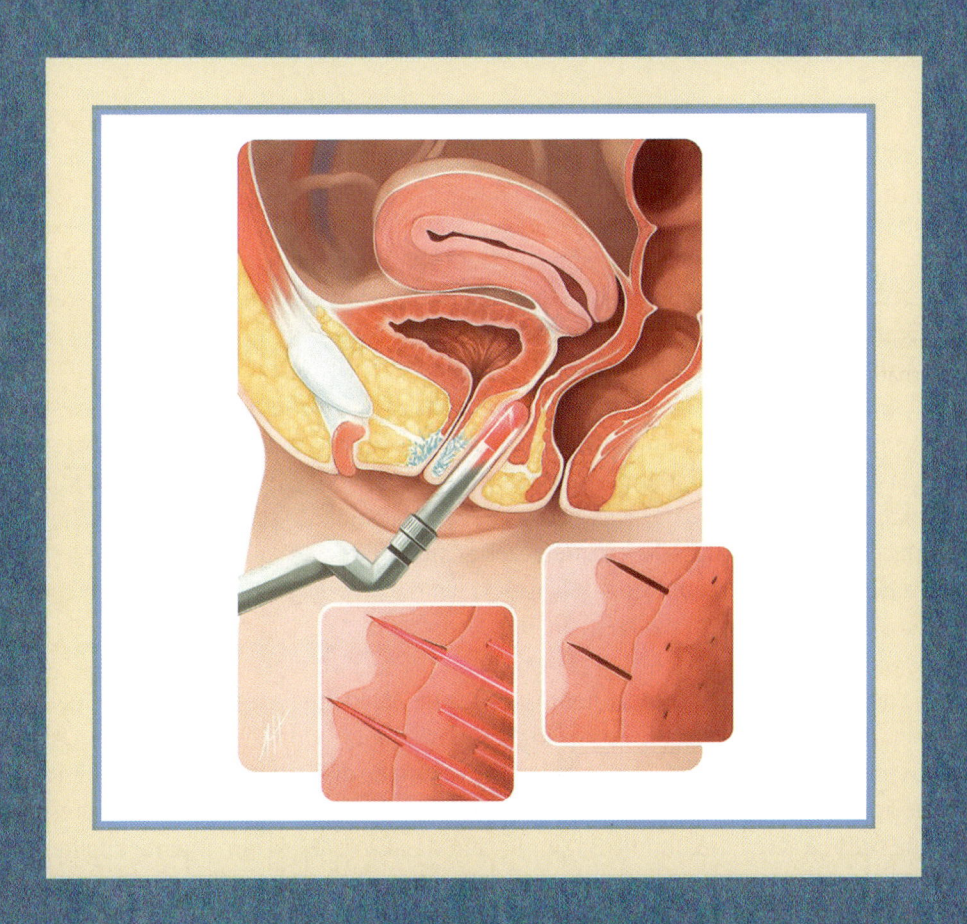

Pontos-Chave

- Er:YAG 2940 nm é um dos sistemas mais populares para rejuvenescimento vaginal a laser no mundo.

- Esta tecnologia tem sido utilizada para tratar a síndrome de relaxamento vaginal, incontinência urinária de esforço e atrofia vaginal.

- O rejuvenescimento vaginal fracionado é um procedimento ambulatorial simples que não requer anestesia.

- O período de reabilitação após o rejuvenescimento vaginal com o uso de um laser de Erbium é de 72 horas.

Sistemas de Er:YAG fracionado, combinados a um sistema de fornecimento ginecológico dirigido, recentemente se tornaram disponíveis comercialmente.

Os sistemas de Er:YAG oferecem uma abordagem não cirúrgica para o estreitamento vaginal. A tecnologia de laser de Erbium é utilizada para tratar flacidez vaginal, incontinência urinária de esforço, prolapso de órgãos pélvicos e atrofia vaginal. Os primeiros ensaios para o estreitamento com Erbium do canal vaginal começaram em 2008 e 2009.[1]

De 2010 a 2014, vários estudos clínicos envolvendo as quatro indicações foram conduzidos para comprovar a eficácia e segurança desta nova tecnologia. O laser infravermelho de Erbium (ER:YAG) possui um comprimento de onda de emissão de 2,94 μ e opera em modo pulsado. O principal mecanismo de ação da tecnologia a laser é a estimulação seletiva da síntese de colágeno submucoso (lâmina própria) e estimulação térmica do tecido mucoso. A reação de contração instantânea nas fibras colágenas e a aceleração da neocolagênese resultam na contração dos tecidos e no aumento de sua elasticidade.

A escolha do Er:YAG com seu comprimento de onda de 2.940 nm para este sistema ginecológico com sonda foi baseada no pico de absorção da água naquele comprimento de onda. Os tecidos humanos são um alvo adequado para este comprimento de onda, por causa de sua alta porcentagem de água, especialmente na área vaginal, onde as membranas mucosas estão presentes, e na lâmina própria (área da submucosa). Em razão da absorção extremamente alta de água, a energia do fóton incidente é quase totalmente suprimida nos primeiros micrometros de tecido,

---

Dr. Leshunov consults and presents at congresses for Asclepion Laser Technologies.

produzindo em parâmetros apropriados uma coluna muito controlada de estimulação térmica com um feixe extremamente estreito de coagulação secundária, conhecido como dano térmico residual.[2]

Colágeno é um componente importante das estruturas de suporte do assoalho pélvico – constitui mais de 80% do teor proteico da fáscia endopélvica. O colágeno fornece resistência à tração e integridade, e a elastina é responsável pela elasticidade e resistência do tecido conectivo do assoalho pélvico. A matriz extracelular da parede vaginal consiste em colágeno tipos I, III e V. A relação colágeno tipos I/ III determina as propriedades mecânicas da parede vaginal. Uma alteração na relação em direção ao colágeno III, que é mais frequentemente observado no prolapso vaginal e incontinência de esforço, pode reduzir de forma significativa a elasticidade da parede vaginal.

Colágeno tipo V é um componente importante das membranas basais. Alterações na condição deste colágeno são muito raras. A elastina ajuda a fornecer suporte ao assoalho pélvico. Com a idade, a elastina reduzida na matriz extracelular causa uma perda da função de suporte da submucosa da parede vaginal.[3]

O tecido pélvico de mulheres com incontinência urinária de esforço e prolapso de órgãos pélvicos mostra uma predisposição genética para remodelação anormal da matriz celular, que é modulada por hormônios reprodutivos, trauma, carga de estresse mecânico e envelhecimento. Esta remodelação progressiva contribui com a incontinência urinária de esforço e o prolapso de órgãos pélvicos, através da alteração da arquitetura normal dos tecidos e das propriedades mecânicas. A aplicação laser-mediada de pulsos de calor e mecânicos na fáscia endopélvica e no tecido do assoalho pélvico pode ser um método não cirúrgico eficaz para o tratamento de incontinência urinária feminina e outros distúrbios causados pela redução do suporte do assoalho pélvico.

Colágeno submetido à microlesão térmica e/ou mecânica (ablativa) apropriada é regenerado, resultando em maior elasticidade, fortalecimento na contração súbita de suas fibras, e contração e encolhimento do tecido irradiado.[4] O resultado é uma melhor resposta pelo tecido muscular no assoalho pélvico.

Dr. Rodolfo Milani conduziu um estudo piloto na University of Milano-Bicocca, San Gerardo Hospital, em Monza na Itália, para avaliar a segurança e eficácia de um novo protocolo de tratamento para rejuvenescimento vaginal usando Er:YAG. Quarenta e sete pacientes receberam tratamento para atrofia vaginal entre dezembro de 2015 e abril de 2016. A idade média das pacientes era de 55 anos. Cada 2 semanas, as pacientes eram submetidas a uma avaliação da atrofia vaginal (exame por espéculo e pH vaginal) e respondiam questionários sobre sintomas de atrofia e qualidade de vida (Escala de Qualidade de Vida de Utian [UQQL]).[5]

No exame inicial e após 6 semanas, um exame de Papanicolaou com um índice de maturação foi realizado, e uma amostra de biópsia vaginal cultivada. O sistema a laser utilizado foi o MCL31™ Er:YAG (Asclepion Laser Technologies), fornecendo um comprimento de onda de 2.940 nm (Fig. 17-1). Quando acoplado à sonda vaginal específica (Juliet™ Asclepion Laser

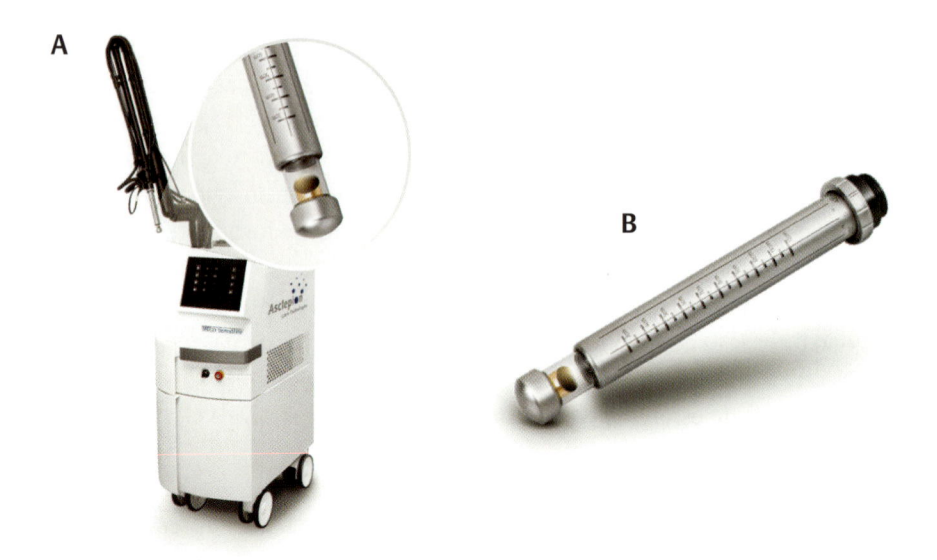

Fig. 17-1 **A,** MCL31 Dermablate (Er:YAG 2940 nm). **B,** Sonda vaginal Juliet.

Technologies), o laser pode ser operado no modo de múltiplos micropulsos (largura do pulso de 300 μs, número escolhido de trens de pulso) e no modo térmico de pulso longo (1.000 μs, pulso único). O protocolo exigia uma sessão de tratamento.

Biópsias por punção foram realizadas no exame inicial e no 7º dia pós-tratamento, fixadas em formalina, e preparadas de forma habitual para microscopia de luz com hematoxilina e eosina, e microscopia de dois fótons.

Todas as pacientes completaram o tratamento e a avaliação de 3 meses. Todas estavam cientes de uma sensação de aquecimento na vagina durante o tratamento. Nenhuma relatou efeitos adversos maiores ou duradouros após o tratamento.

Resultados

Todas as mulheres apresentaram uma redução significativa no pH vaginal, de 6,5 a 7 (± 0,3) para 4,5 (± 0,3). O pH é um dos meios mais importantes e sensíveis de avaliar o estado funcional da mucosa vaginal. Uma alteração no pH na direção da alcalinidade afeta a flora vaginal e reduz a função da barreira mucosa. O uso de luz *laser* altera as propriedades tróficas do tecido, aumenta a circulação sanguínea, lubrificação e o nível de glicosaminoglicanos, promovendo uma redução considerável do pH e restauração da biocenose vaginal normal.

Todas as pacientes relataram uma melhora subjetiva em todos os sintomas de atrofia vaginal.

O índice de maturação vaginal (VMI) aumentou: As células parabasais eram 100% na entrada e 33% após 6 semanas de tratamento, as células intermediárias mudaram de 0% para 40%, e as células superficiais mudaram de 0% para 27%. O VMI é uma relação obtida por meio de uma contagem celular aleatória dos três principais tipos celulares do epitélio escamoso vaginal: parabasal, intermediário e superficial. É registrado como porcentagens relativas destas células e escrito na forma de uma relação (% parabasal: % intermediário: % superficial).

O VMI supostamente exibe o efeito do estrogênio sobre a mucosa vaginal (não sobre o colo uterino). Células parabasais não são afetadas por estrogênio e progesterona, pois são células imaturas; células intermediárias são relativamente maduras, sendo afetadas pela progesterona; e células superficiais são as mais maduras, sendo afetadas pelo estrogênio. Uma grande porcentagem de células parabasais pode indicar falta de estrogênio que afeta os tecidos. Uma grande porcentagem de células superficiais indica que uma grande estimulação estrogênica ocorreu. Células intermediárias não têm valor aqui.

Os números do VMI são interpretados como segue: 49 ou menos indica um efeito estrogênico pequeno ou nulo; 50 a 64 indica um efeito estrogênico moderado; e 65 a 100 indica um ambiente estrogênico dominante, fértil (pré-menopausa).

Pelo fato de ser possível observar melhora no trofismo da mucosa e submucosa com o uso de Er:YAG, decidimos avaliar as mudanças deste índice antes e após o tratamento. Observamos uma melhora significativa no índice, que retornou aos níveis pré-menopáusicos após dois tratamentos a *laser*.

As pacientes relataram uma melhora significativa em suas escalas UQQL, incluindo o domínio sexual da escala.[5]

Os achados histológicos em geral exibiram evidência de um epitélio mais espesso e celular e uma lâmina própria mais compacta com uma disposição mais densa de tecido conectivo, como demonstrado nas Figuras 17-2 e 17-3.

Os resultados da análise histológica sugeriram estreitamento e fortalecimento da parede vaginal.

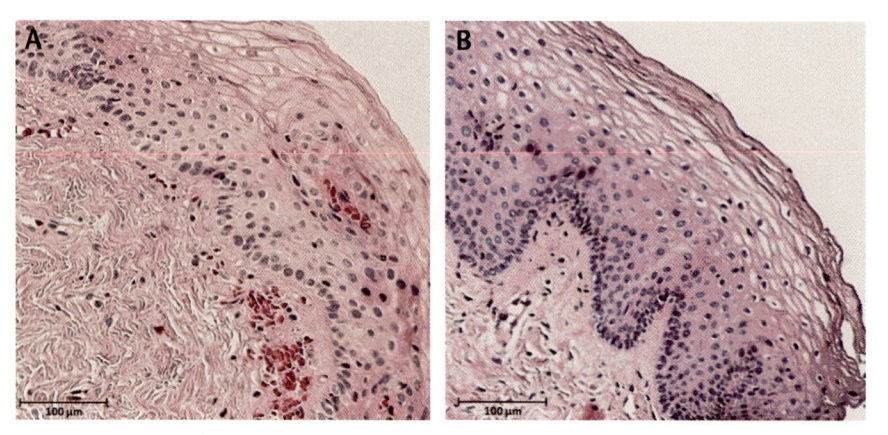

Fig. 17-2 Espécimes da parede vaginal coradas com hematoxilina-eosina. **A,** Amostra do exame inicial. **B,** Sete dias após o tratamento, há melhora da arquitetura da mucosa no epitélio e lâmina própria.

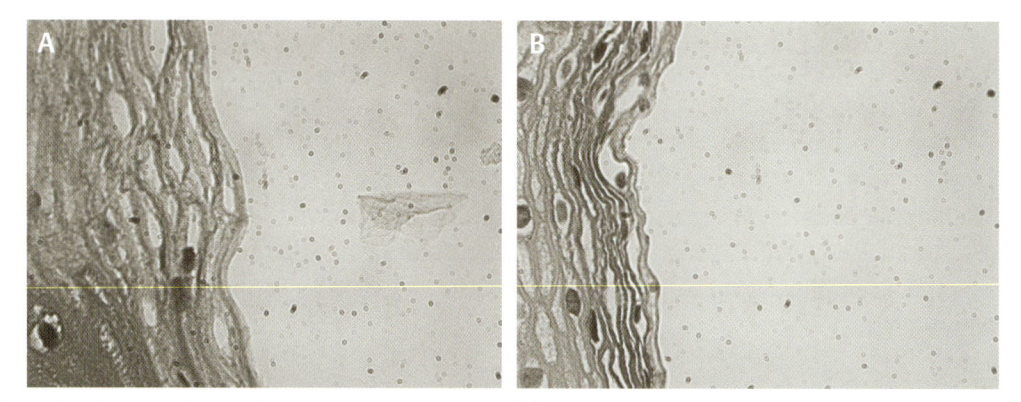

Fig. 17-3 Imagens da parede vaginal com microscopia de fótons. **A,** No exame inicial, o epitélio estava dividido, com poucos núcleos ou núcleos picnóticos. **B,** Sete dias após o tratamento, observa-se um epitélio em multicamadas e bem organizado, com núcleos presentes.

Conclusão

Os resultados preliminares de nosso estudo confirmam que um tratamento minimamente invasivo com *laser* de Er:YAG fracionado depulsos curto e longo é uma opção terapêutica eficaz, segura e confortável para o rejuvenescimento vaginal em pacientes com atrofia vaginal.

Todas as pacientes apresentaram uma melhora subjetiva em suas vidas sexuais decorrente de maior lubrificação vaginal, maior sensação durante o intercurso decorrente do estreitamento e maior elasticidade. Sintomas de incontinência são eliminados ou significativamente reduzidos.

Mudança na relação de diferentes tipos de colágeno e elastina aumenta as propriedades mecânicas, significativamente alterando a parede vaginal; especificamente, reduz sua elasticidade. Pelo fato de a parede vaginal anterior atuar como um suporte para a uretra e tecido lacunar muscular, perda da função leva à hipermobilidade do tecido da uretra e colo vesical, que se manifesta na forma de incontinência urinária de esforço (esforço provocado por alterações na pressão intra-abdominal).

O uso de energia a *laser* leva à remodelação da matriz extracelular e fibroblastos e ativação do tecido vaginal, aumentando as propriedades de suporte da parede vaginal. A maior elasticidade na parede vaginal é avaliada subjetivamente usando uma Escala Visual Analógica, não podendo ser avaliada objetivamente.

Referências

1. Vizintin Z, Rivera M, Fistoniæ I et al. Novel minimally invasive VSP Er:YAG laser treatments in gynecology. J Laser Health Acad 1:46, 2012.
2. Lee MS. Treatment of vaginal relaxation syndrome with an erbium:YAG laser using 90° and 360° scanning scopes: a pilot study & short-term results. Laser Ther 23:129, 2014.
3. Meijerink AM. Tissue composition of the vaginal wall in women with pelvic organ prolapse. Gynecol Obstet Invest 75:21, 2013.
4. Bezmenko AA, Schmidt AA, Koval AA et al. Morphological substantiation of applying the Er:YAG laser for the treatment of stress urinary incontinence in women. J Obstet Women Dis 3:88, 2014.
5. Utian quality of life scale (UQOL). Available at http://www.menopause.org/docs/default-documentlibrary/uqol.pdf?sfvrsn=2.

CRÉDITOS

Capítulo 1
Fig. 1-10   De Georgiou CA, Benatar M, Dumas P, et al. A cadaveric study of the arterial blood supply of the labia minora. Plast Reconstr Surg 136:167, 2015.

Capítulo 3
Fig. 3-1   De Gorney M, Martello J. Patient selection criteria. Clin Plast Surg 26:37, 1999.

Capítulo 4
Figs. 4-1, 4-3, 4-5, e 4-13   De Hamori CA. Postoperative clitoral hood deformity after labiaplasty. Aesthet Surg J 2013;33(7)1030-1036, com permissão de Oxford University Press.

Figs. 4-4 e 4-8   De Hamori CA. Aesthetic surgery of the female genitalia: labiaplasty and beyond. Plast Reconstr Surg 134:661, 2014.

Capítulo 14
Fig. 14-2   De Ostrzenski A. G-spot anatomy: a new discovery. J Sex Med 9:1355, 2012.

Capítulo 17
Fig. 17-1   ©2016 Asclepion Laser Technologies, Jena–Germany. Todos os direitos reservados.

Figs. 17-2 e 17-3   Cortesia de University of Milano-Bicocca, San Gerardo Hospital, Monza, Italy – Department of Obstetrics and Gynecology, Chief Prof. Rodolfo Milani.

ÍNDICE REMISSIVO

Números acompanhados por um *f* em itálico ou **t** em negrito
indicam figuras e quadros, respectivamente.

A
Abertura vaginal
　afastamento da, 157
Ácido azelaico, 208
　produção, 208
　propriedades químicas, 208
Ácido hialurônico
　definição, 134
　estrutura do, 134
　uso na ginecologia, 134
Ácido láctico, 207
　ação, 207
　grupo, 207
Ácido mandélico, 208
　propriedades, 208
Aderências cirúrgicas, 188
　modificadas, 190
Alinsod
　incisão de, 68
Alprazolam, 103
Anestesia
　local tumescente (TLA), 167
Ânus
　músculo elevador do
　　plicatura do, 174
Assimetria labial, 16
Atrofia vulvovaginal, 231

B
Banco Nacional de Dados Estatísticos em Cirurgia
　Plástica, 24
Banwell
　classificação de, *15f, 16f,* 152
Barbie
　vagina de, *61f*
Biópsia
　por punção, 260

Borda
　desbaste da
　　complicações do, 154
Buck
　fáscia de, 93, 104
Bupivacaína, 167

C
Camper
　fáscia de, 135
Cerclagem
　técnica de, 198
Cicatriz
　hipertrofia da, 160
　visibilidade da, 156
Cirurgia bariátrica
　grandes lábios na, 76
Cirurgia estética genital feminina
　aspectos psicológicos e costumes sociais na, 23
　　aumento da labioplastia
　　　influências sociais, 25
　　　visão não ocidental, 26
　　　visão ocidental, 26
　　principais diferenças entre a cirurgia estética
　　　genital
　　　e a mutilação genital feminina, 29
　　ramificações psicológicas, 27
　　　mutilação genital feminina
　　　e valores culturais, 28
　complicações da, 143
　　redução dos pequenos lábios, 145
　　　alargamento da cicatriz, 149
　　　deiscência da borda, 149
　　　equimoses e hematomas, 147
　consentimento informado e
　　responsabilidade na, 31

questões médico-legais básicas, 32
   inerentes, 33
Cistos gordurosos, 123
Clareamento vulvar
   agentes químicos utilizados para, 207
      ácido azelaico, 208
      ácido láctico, 207
      ácido mandélico, 208
   dermoeletroporação para, 211
   precauções de segurança, 209
   resultados, 210
   técnicas de, 208
      g-pell, 208
      laser fracionado de CO, 209
      peeling químico, 208
Classificação de Benwell, *15f, 16f*
Classificação de Motakef, *13f*
Clitóris, 8
   capuz do, 48
      ampliado, 48
      técnicas de redução do, 89
         avaliação da paciente, 96
            deformidade, 96
            indicações e contraindicações, 90, 95, 96
               considerações gerais, 90
               questões anatômicas, 91
         planejamento e preparação
           pré-operatória, 97
         problemas e complicações, 111
         resultados e desfechos, 110
         técnica cirúrgica, 98
            anestesia, antibióticos e marcações, 103
            breve histórico, 98
            cuidados pós-operatórios, 110
            modificações das marcações, 108
            posicionamento do paciente, 104
            procedimentos auxiliares, 110
   corpo do, 8
   estruturas do, *93f*
   frênulo do, *91f*
   inervação do, 93
   localização do, 8
Clitoromegalia, 97, 98, *98f*
Clitoropexia, 90
Colágeno
   tipos de, 259
Coleman
   técnica de, 155
Colles
   fáscia de, 135
Colpoperineoplastia, 163, 164
   exemplo de, 177
   indicação de, 164
   técnica de, 172
Curativo Telfa, 188

D
Deformidade
   avaliação clínica da, 96, 186
   em forma de pênis, 154
Dermoeletroporação
   para clareamento vulvovaginal, 211
      administração de substâncias transdérmicas
         sem agulhas, 212
      estudos de, 213
      tratamento por, 214
Desiral Plus
   injeções de, 140
      efeitos negativos do tratamento com, **140t**
Disfunção sexual feminina
   plasma rico em plaquetas autólogo para
      injeção de, 238
Dispareunia, 72
Dopamina, 239

E
Eletrocautério, 68
Eletroporação
   tecnologia usada na terapia gênica, 211
      definição, 211
      transdérmica, 212
Enxerto
   de gordura
      autólogo, *117f*
Epinefrina, 54, 167
Erbium
   laser de
      para rejuvenescimento vaginal, 257
         resultados, 261
Er:YAG
   sistema de, 258
Escala de satisfação sexual, 253
Espaço retovaginal
   incisão do, 169

F
Fáscia de Buck, 93
Fáscia de Camper, 135
Fáscia de Colles, 135
Fáscia de Scarpa, 135
Fechamento
   perineal, 170
   vaginal, 170
Fenestrações, 150
Flacidez cutânea
   dos grandes lábios, 76
Foley
   cateter de, 174
Funil
   variante em, 47

Futuras possibilidades
   e avanços, 221
      ponto G, 222
      rejuvenescimento vaginal
         a *laser*, 232
         por radiofrequência, 233
      tratamento, 226
      vaginoplastia, 231

G

Genitália feminina
   anatomia e classificação da, 3, *5f*
      implicações no tratamento cirúrgico, 3
         classificação, 12
            das variantes anatômicas, 14
         documentação, 14
            da anatomia, 20
         embriologia, 10
         ideais estéticos, 20
         inervação, 12
         para cirurgiões, 5
         suprimento sanguíneo, 10
Gerald
   pinça dente de rato, 191
Goodman
   técnica de, 188, 189
G-pell
   técnica de clareamento, 208
Gordura
   injetando nos grandes lábios, 118, *119f*

H

Hemostasia, 55
Hidrodissecção
   com V-plastia reversa, 94
Hidroxiapatita
   de cálcio 240
Himenoplastia, 28, 181
   abordagem para a, 183
   avaliação da paciente, 186
   avaliação dos resultados, 201
   cirurgia eletiva *versus* reconstrutiva, 184
   complicação, 202
   considerações éticas e culturais, 183
   considerações gerais, 182
   definição, 202
   indicações e contraindicações, 185
   planejamento e preparação pré-operatória, 186
   problemas e complicações, 202
   resultados e desfechos, 201
   técnicas cirúrgicas, 187
      aderências, 188
         cirúrgicas modificadas
            minha técnica, 190
      anestesias, antibióticos e marcações, 188
      apenas com sutura, 189
      cuidados pós-operatórios, 200
      de cerclagem, 198
      do retalho, 188
      membranas e reservatórios artificiais, 190
      posicionamento da paciente, 188
      procedimentos auxiliares, 200
      reduções luminais, 188
Himenorrafia, 182
Hiperpigmentação vulvar
   causas de, 206
   estética ideal, 207
   frequência, 207
   ocorrência, 206
Hipertrofia labial
   tipos de, 13
Hipotonia, 128

I

Ibuprofeno
   no tratamento da perineoplastia, 176
Ideais estéticos, 20
   conceito de, 20
Incisão
   do espaço retovaginal, 169
   do retalho vaginal, 169
      estendida, 172
   perineal, 168
Índice de função sexual feminina, 234
Infecções
   bacterianas, 178
   fúngicas, 178
Infibulação, 28
   definição, 28
   ocorrência, 28
Introito vaginal, 13

K

Kegel
   exercícios de, 251

L

Labioplastia
   a *laser*, 61
   aumento da, 25
      complicações, 155
   dos grandes lábios
      cirurgia de redução dos, 75
         avaliação da paciente, 78
         indicações e contraindicações, 77
         planejamento e preparação pré-operatória, 78
         técnica cirúrgica, 78
            anestesia, 78

cuidados pós-operatórios, 83
marcações, 79
posicionamento da paciente, 79
problemas e complicações, 86
procedimentos auxiliares, 83
resultados e desfechos, 84
em cunha estendida, *44f*
com liberação da forquilha posterior, 56
com redução do capuz do clitóris
em V invertido, 57
excisional, 67
por RF, 61
radical, 82
Lábios
grandes, 6, *10f*
aumento dos, 114
com preenchedores, 125
definição de, 6
formação dos, 6
labioplastia dos, 75
lipoenxertia dos, 140
suprimento sanguíneo para os, 10
tecido do, 6
vazios, *7f*
pequenos, 9, *10f*
alongamento radial dos, 42
técnica em cunha, 42
aparência e formato dos, 9
atróficos, *45f*
cirurgia de redução dos
ressecção linear curvilínea, 59
definição de, 9
espessados, 44
excesso de, *43f*
hipertrofia unilateral dos, *44f*
labioplastia por radiofrequência, 64
localização dos, 9
morfologia dos, 15
origem, 16, *17f*
suprimento sanguíneo para os, 10
Laser
fracionado de CO, 209
rejuvenescimento vaginal a, 163
laser de *erbium* fracionado para, 257
Lidocaína
na himenoplastia, 191
Linfangite, 140
Lipoaspiração, 80
Lipoenxertia
aumento dos grandes lábios vaginais com, 113
anatomia, 115
avaliação clínica e planejamento, 116
indicações e contraindicações, 115
por que realizar o aumento?

problemas e complicações, 122
resultados e desfechos, 120
técnica cirúrgica, 116
cuidados pós-operatórios, 119
injetando gordura, 118
marcações, 116
remoção do enxerto de gordura, 116
complicações da, 155
Lipomodelagem, 116
Litotomia, 78
posição de, 78, 104

M
Macroplastique, 228, 230
aplicação de, 230
Monte púbico, 6, 115
anatomia do, 6
definição, 6
Motakef
classificação de, *13f*
Músculo
elevador do ânus
plicatura do, 174
Mutilação
genital feminina, 28

N
Nervo
pudendo, 12
Nódulo
perineal, 132

O
O-Shot®, 237
injeção de plasma, 238
orgasmos: intensos, 239
sistema orgásmico feminino, 244

P
Peeling químico, 208
técnica de clareamento, 208
Pênis
deformidade em forma de, 154
prepúcio do, 90
função do, 93
Períneo
superficial, 137
Perineoplastia e vaginoplastia, 161
avaliação da paciente, 165
definição de, 163
histórico, 164
indicações e contraindicações, 164
planejamento e preparação pré-operatória, 166

problemas e complicações, 178
   intraoperatórias, 178
   pós-operatórias, 178
resultados e desfechos, 176
técnica cirúrgica, 166
   anestesia, 166, 168
   colpoperineoplastia, 172
   cuidados perioperatórios, 167
   cuidados pós-operatórios, 175
   fechamento perineal, 170
   fechamento vaginal, 170
   incisão
      do espaço retovaginal, 169
      do retalho vaginal, 169
      estendida do retalho vaginal, 172
      perineal, 168
   marcações, 167
   plicatura do músculo elevador do ânus, 174
Pinça
   dente de rato Gerald, 191
Plicatura
   do músculo elevador do ânus, 174
Ponto G, 222
   anamnese e exame físico, 226
   anatomia do, 224
   aumento transvaginal *versus* transuretral do, 228
   autodescoberta do, 227
   histórico, 222
   mulheres que não têm orgasmos pelo, 227
   mulheres que têm, 227
   tipos de orgasmo, 223
Preenchedores
   aumento dos grandes lábios vaginais com, 125
      anatomia e histologia, 126
      avaliação da paciente, 130
      efeitos negativos, **140t**
      indicações e contraindicações, 129
      planejamento e preparação pré-operatórios, 130
      problemas e complicações, 140
      resultados e desfechos, 137
      técnica cirúrgica, 130
         anestesia, 130
         marcações, 131
         materiais, 133
         posicionamento da paciente, 132
Procedimentos auxiliares, 205
   dermoeletroporação para clareamento vulvovaginal, 211
   técnica de clareamento vulvar, 206
Progestina
   terapia com, 138
Protrusão labial, 14

Q
Questionário de flacidez vaginal, 253

R
Radiofrequência
   labioplastia por, 64
   transcutânea
      com temperatura controlada
         para rejuvenescimento vulvovaginal, 249
            resultados, 254
Redução labial
   técnica cirúrgica em cunha, 16, 41
      avaliação da paciente, 51
      indicações e contraindicações, 42
      planejamento e preparação pré-operatórios, 51
      problemas e complicações, 58
      resultados e desfechos, 56
      técnica cirúrgica, 52
         anestesia, 54
         cuidados, 55
         posicionamento, 54
Reduções luminais, 188
Região labioclitoriana, 18
Rejuvenescimento vaginal, 163
   a *laser*, 163, 232
      de *erbium* fracionado, 257
      vantagem, 233
   por radiofrequência, 233, 249
Remodelação
   dos grandes lábios
      princípios da, 128
Ressecção em cunha
   agressiva, 152
Ressecção linear curvilínea
   cirurgia de redução dos pequenos lábios, 59
      técnica de Alinsod, 64
         anestesia, 65
         avaliação da paciente, 64
         cuidados pós-operatórios, 69
         indicações e contraindicações, 64
         marcações, 66
         planejamento e preparação
            pré-operatórios, 65
         posicionamento, 67
         problemas e complicações, 72
         resultados e desfechos, 70
Ressecção linear esculpida, 80
Ressecção tipo Chevron, 100
Retalho vaginal
   incisão do, 169
   técnica do, 188
Ropivacaína, 167

S
Scarpa
   fáscia de, 135
Serotonina, 239

Silicone
  de uso médico, 228
Sistema de classificação do estado físico, 165
Sistema orgásmico feminino, 244
Sonda
  ultrassonográfica
    em taco de *hockey*, 242f
Sulco
  genitocrural, 132
Sutura
  aproximação por, 200
  métodos de, 189

T
Técnica
  de zigue-zague, 63
Telfa
  curativo, 188

U
Uretra
  obstrução da, 230
Uretrite, 178

V
Vagina de Barbie, 61f
Vagina híbrida, 62
Vagina perfeita
  documentário, 25
Vaginoplastia, 161, 231

Valium, 65
Vaporização
  direta, 80
Variantes anatômicas
  de pregas duplas, 48
  documentação e classificação das, 14
  em funil, 47
  ondulada, 46
Vaselina
  curativo de, 179
Virgindade
  restauração da, 164
Vulvite
  crônica, 126

W
Whipple, 223

X
Xilocaína
  injeção de, 130, 136
    para aumento dos grandes lábios, 130

Z
Zetaplastia
  de 90 graus, 63
Zigue-zague
  técnica de, 63
Zona
  de excisão perineal, 168